Krzysztof Boczkowski

Geschlechtsanomalien des Menschen

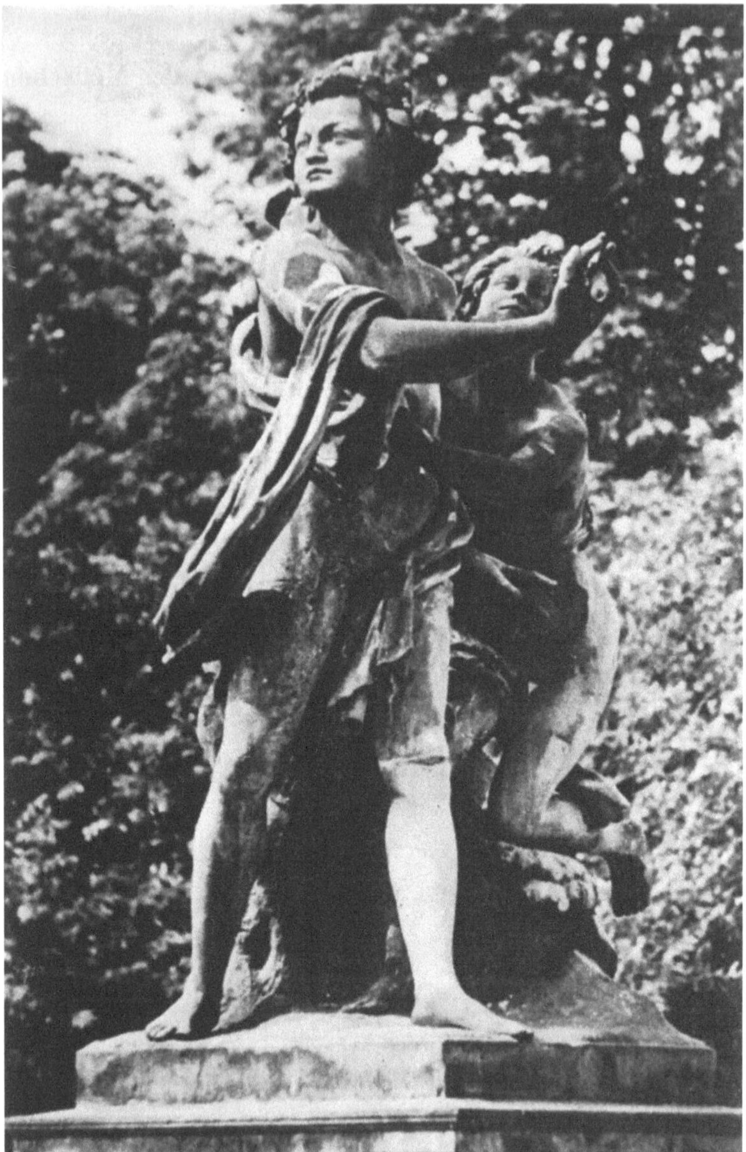

Abb. 1. Skulptur eines Hermaphroditen vor dem Königspalast in Warschau-Łazienki. Hermaphroditos, der Sohn von Hermes und Aphrodite, wurde von den Göttern mit seiner Geliebten, der Nymphe Salmakis, zu einem Wesen vereinigt.

Krzysztof Boczkowski

Geschlechtsanomalien des Menschen

Autorisierte Übersetzung

In deutscher Sprache herausgegeben

von

Prof. Dr. rer. nat. habil. Regine Witkowski

Mit 88 Abbildungen und 10 Tabellen

Akademie-Verlag · Berlin

1985

Originaltitel: Krzysztof Boczkowski
Interseksualizm

Aus dem Polnischen übersetzt von
Dipl.-med. Gundula Göhring

Erschienen im Akademie-Verlag · Berlin, DDR-1086 Berlin,
Leipziger Straße 3—4

Lizenznummer: 202 · 100/472/85
Printed in the German Democratic Republic
Gesamtherstellung: VEB Druckhaus „Maxim Gorki", 7400 Altenburg
Lektor: Christiane Grunow
Einband: Michael Schmidt
LSV 2865, 1325
Bestellnummer: 763 418 2 (6866)
03200

Vorwort zur deutschsprachigen Ausgabe

Das Problem der Intersexualität beim Menschen geht sowohl die Genetik als auch die Embryologie, Biochemie, Psychologie und weitere Fachgebiete an. Seine Bearbeitung muß von der Kenntnis der Vorgänge bei der Geschlechtsdetermination und -differenzierung und deren genetischen Grundlagen ausgehen.
Die vorliegende Monografie umfaßt eigene Untersuchungsergebnisse sowie Angaben aus dem internationalen Schrifttum. Sie enthält mehr als der Titel „Intersexualität" der 1. Auflage, da sie Syndrome, zu deren Symptomatik Störungen der Geschlechtsdetermination und -differenzierung gehören, einbezieht.
Große Verdienste bei der Klärung der entsprechenden Grundlagen haben zwei Polen deutscher Herkunft, an deren Leistungen wir hier erinnern wollen: Franciszek Neugebauer und der Biologe Waclaw Baehr.
Franciszek Neugebauer wurde 1856 in Kalisz geboren. Sein Vater Ludvik war Professor für Gynäkologie in Warschau. Nach Beendigung seines Medizinstudiums in Warschau und Dorpat begann Neugebauer 1887 als Assistent in der Gynäkologischen Klinik des Heilig-Geist-Krankenhauses in Warschau zu arbeiten. Er übernahm 1897 die Leitung der von ihm gegründeten gynäkologischen Abteilung des Evangelischen Krankenhauses in Warschau und arbeitete dort bis zu seinem Tode.
Die Arbeiten Neugebauers waren in den medizinischen Zentren Europas und Amerikas gut bekannt, und sein häufiges Auftreten auf medizinischen Kongressen ermöglichte ihm persönliche Kontakte zu vielen hervorragenden Persönlichkeiten seiner Zeit. Neugebauer war Mitglied der Warschauer Medizinischen Gesellschaft, der Warschauer Wissenschaftlichen Gesellschaft und zahlreicher ausländischer Gesellschaften, wie z. B. der Pariser Ärzteakademie, der Pathologischen Gesellschaft in Brüssel, der Belgischen Königlichen Akademie der Wissenschaften u. a. Die meisten wissenschaftlichen Publikationen Neugebauers galten dem Hermaphroditismus und angeborenen Anomalien des Beckens. Sie waren vorwiegend in polnischer oder in deutscher Sprache abgefaßt. In seinen Arbeiten über den Hermaphroditismus

stellte er kritische Literaturübersichten zusammen und sammelte umfangreiches Patientenmaterial (Abb. 2). Er beschrieb Fälle von männlichem und weiblichem Pseudohermaphroditismus, echtem Hermaphroditismus, Kryptorchismus und Anomalien der äußeren Geschlechtsorgane. Er wies auf den hohen Prozentsatz von Gonadentumoren bei Patienten mit männlichem Pseudo-

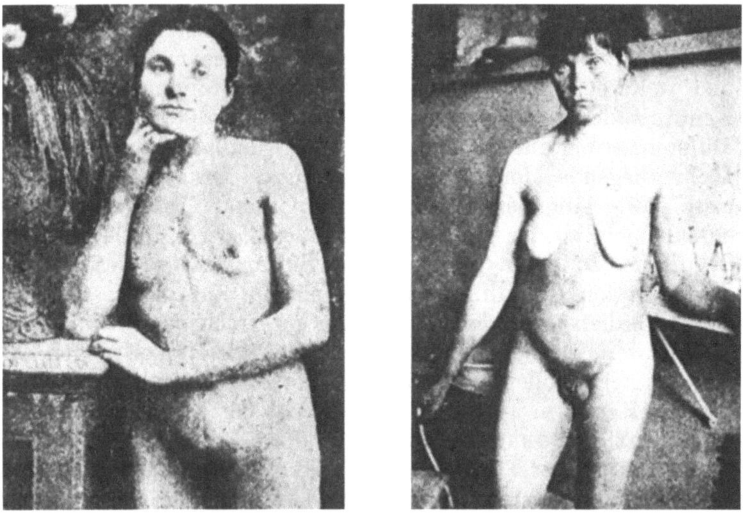

Abb. 2a und b. Patientenfotos von männlichen Hermaphroditen aus Publikationen NEUGEBAUERS. Bemerkenswert der „malerische" Hintergrund der Fotos.

hermaphroditismus hin. Die Patienten kamen zu ihm aus allen Teilen Polens und dem Ausland. NEUGEBAUER legte besonderen Wert auf genaue Diagnosen und hob hervor, daß die sekundären Geschlechtsmerkmale oft nicht mit der Histologie der Gonaden übereinstimmen. Die Zusammenstellungen NEUGEBAUERS enthalten das umfangreichste und am besten bearbeitete Material über Hermaphroditismus der modernen Medizin und bilden bis zum heutigen Tag eine wesentliche Informationsquelle über Störungen der Geschlechtsentwicklung beim Menschen.
Waclaw Bruno BAEHR (1873—1939) wurde in Makowlane in der Wojewodschaft Bialystok geboren. Die Schule und Universität schloß er in Petersburg ab. 1903 ging er nach Deutschland, wo er am Zoologischen Institut der Tübinger Universität zunächst auf zytologischem Gebiet arbeitete. 1905—1906 war er an der

Sorbonne in Paris tätig. Die in Tübingen durchgeführten aufwendigen Arbeiten am *Bacillus rossi* weckten in BAEHR das große Interesse an der Problematik der Geschlechtsdetermination und der chromosomalen Vererbungstheorie des amerikanischen Genetikers Thomas Hunt MORGAN.
1908 entdeckten BAEHR und MORGAN unabhängig voneinander Unterschiede zwischen den Chromosomensätzen männlicher und weiblicher Gameten einiger Insekten. BAEHR fand sie bei *Aphis saliceti*, MORGAN bei *Phylloxera caryaecaulis*. BAEHR schloß diese Arbeit im Labor von Prof. T. BOVERY am Zoologischen Institut der Universität Würzburg ab, wo er von 1907 bis 1909 arbeitete. Nach BAEHRS Auffassung ist „die Abhängigkeit von Merkmalen des einen oder anderen Geschlechts von der Anwesenheit oder Nichtanwesenheit eines bestimmten Chromosoms der beste Beweis dafür, daß die Chromosomen Träger der Gene sind und somit die chromosomale Vererbungstheorie richtig ist."
Die Arbeiten von MORGAN und BAEHR widerlegten die damals vorherrschende Auffassung HERTWIGS, daß die Geschlechtsdifferenzierung von der sogenannten Kern-Plasma-Relation abhängt. Nach HERTWIG sollten Eizellen mit einem im Verhältnis zum Zytoplasma kleinen Zellkern der Ursprung für Weibchen sein, solche mit größeren Kernen dagegen für Männchen.
1911 verteidigt BAEHR an der Petersburger Universität seine Promotion über die Theorie der chromosomalen Vererbung. Von 1911 bis 1913 arbeitet er in dem berühmten genetischen Labor von Prof. v. BREGOIRE in Lovain. 1920 kehrt er nochmals dahin zurück und arbeitet an der Meiose bei *Saccocitus major*. 1922 wurde er auf den Lehrstuhl für Zytologie an der Warschauer Universität berufen.
Die Entdeckung der Geschlechtsvererbung bei der Blattlaus, der Nachweis der Abhängigkeit des Geschlechts von der Chromosomenzahl und somit die Untermauerung der chromosomalen Vererbungstheorie stellen BAEHR in eine Reihe mit den besten Genetikern seiner Zeit. Sein Schaffen wurde von bedeutenden Genetikern gewürdigt und in Anerkennung seiner Leistungen wurde er in die Genetische Gesellschaft der USA aufgenommen. 1927 wurde er Mitglied der Biologischen Gesellschaft in Paris und 1929 korrespondierendes Mitglied der Polnischen Akademie der Wissenschaften. *Krzysztof Boczkowski*

Für die Hilfe und Unterstützung bei der Vorbereitung der vorliegenden Monografie danke ich Frau Prof. Dr. Regine WITKOWSKI, Herrn Prof. Dr. Alfred GROPP † sowie Herrn Prof. Dr. Ulrich WOLF.

Vorwort der Herausgeberin

Menschen, die in ihrer physisch-sexuellen Entwicklung nicht der Norm entsprechen, galten seit dem Altertum als Kuriosa. Sie bildeten eine Minderheit, deren Existenz und Probleme — soziologisch und medizinisch miß- oder nicht verstanden — nach Möglichkeit verborgen blieben. Psychischen Geschlechtsdeviationen gegenüber haben unterschiedliche Kulturen unterschiedliche Grade von Intoleranz entwickelt. Noch oder gerade in den letzten Jahrhunderten galten Homosexuelle als Auszustoßende, Kriminelle oder Psychopathen.

Es waren besonders die medizinischen Forschungen der letzten 30 Jahre, die mit der Aufklärung endokrinologischer, genetischer und anatomischer Grundlagen der Intersexualität und Dissexualität ein ätiopathogenetisches Verständnis schufen, das nicht nur auf ärztlichem, sondern auch auf soziologischem und juristischem Gebiet den Betroffenen eine adäquate Stellung in der Gesellschaft ermöglichte. Die Lächerlichkeit und die abergläubischen Vorurteile, denen sie sich noch immer ausgesetzt sehen, müssen genauso abgebaut werden wie falsche Ansichten über medizinische Behandlungsbedürftigkeit und -methoden. Das vorliegende Buch entspricht diesem Anliegen. Es entstand aus dem Engagement und den Erfahrungen des Autors, der sich seit mehr als 20 Jahren an der modernen internationalen Erforschung der Intersexualitätsformen des Menschen, ihrer Ursachen und ihrer Therapie erfolgreich beteiligt. Die Herausgabe der 3. Auflage in deutscher Sprache lag nahe, da die Probleme der Intersexualität und Sexualdeviationen mit Abnahme der Dunkelziffer, über die Medizin und Psychologie hinaus, auch in der Soziologie und anderen Gesellschaftswissenschaften deutlicher, aber auch mit Hilfe neuer Erkenntnisse besser als bisher lösbar werden.

Regine Witkowski

Inhalt

Syndrome

Symptomatologie und Therapie

Einleitung

Intersexualität entsteht durch fehlerhafte Geschlechtsentwicklung und bedeutet das Nebeneinanderbestehen von männlichen und weiblichen Geschlechtsmerkmalen bei einem Individuum oder die Existenz von Zwischenformen. Eine gestörte Geschlechtsentwicklung, die zur Intersexualität führt, kann durch Störungen der Geschlechtsdetermination oder -differenzierung bedingt sein.
Die **Geschlechtsentwicklung** basiert auf zwei Komponenten, der Geschlechtsdetermination und der Geschlechtsdifferenzierung. Die Determination steht meist mit Existenz, Unwirksamkeit oder Fehlen des Y-Chromosoms, die Differenzierung mit Existenz, Unwirksamkeit oder Fehlen embryonaler Hoden im Zusammenhang (MÜLLER and SCHINDLER 1983). Die Geschlechtsentwicklung vollzieht sich also beim Menschen in Abhängigkeit von Faktoren, die aktiv in männlicher Richtung wirken. Fehlen diese Faktoren, erfolgt die Entwicklung passiv in weiblicher Richtung. Bereits der ontogenetisch erste Mechanismus der Geschlechtsdetermination hängt vom männlich determinierenden Y-Chromosom ab. Ist es vorhanden, erfolgt die Geschlechtsdetermination normalerweise in männlicher Richtung und die primären undifferenzierten Gonadenanlagen entwickeln sich zu Testes. Ein Fehlen dieses Chromosoms bedingt die Entwicklung von Ovarien.
Das Problem der **Klassifizierung** der einzelnen Formen der Intersexualität ist noch nicht zufriedenstellend gelöst. Von den vielen Einteilungsprinzipien ist keines allgemein anerkannt. Die Einteilungskriterien haben sich in Abhängigkeit vom biologisch-medizinischen Wissensstand und neuen wissenschaftlichen Erkenntnissen geändert. Es drängt sich zwangsläufig die Frage auf, ob eine solche Einteilung überhaupt notwendig ist. Sie ist entschieden zu bejahen. Eine Klassifizierung erweist sich nicht nur bei der wissenschaftlichen Bearbeitung des Materials als hilfreich, sondern auch im klinischen Alltag des Gynäkologen, Genetikers, Urologen, Pädiaters, Internisten usw. als unerläßlich. Sie dient also sowohl als sinnvolles Schema zur Beschreibung der einzelnen Fälle von Intersexualität sowie auch als Leitfaden für klinische Diagnose und Therapie.

Ursprünglich war das Einteilungskriterium für die Intersexualitätsformen der Bau der inneren und äußeren Genitalorgane, später das histologische Bild der Gonaden. Im Zuge der Entwicklung zytogenetischer Untersuchungsmethoden gingen einige Autoren dazu über, ihrer Klassifizierung den Karyotyp zugrunde zu legen. Diese Versuche mußten allerdings scheitern, da sie sich als zu theoretisch und in der Klinik als wenig praktikabel erwiesen. Schließlich kann als einziges Kriterium einer Klassifikation nur die Ätiologie dienen. Da diese aber gegenwärtig vielfach noch unklar bleibt, erweist sich eine solche Einteilung als unvollständig. Außerdem kann der selbe ätiologische Faktor je nach Einwirkungszeit und -organ während der Embryonalentwicklung und in Abhängigkeit von Umweltbedingungen verschiedene klinische Bilder hervorrufen. Zum Beispiel sollen ionisierende Strahlen in der frühen Embryonalentwicklung den Verlust eines X-Chromosoms bewirken oder aber auch die Gonadenanlage zerstören. Im ersten Fall würde ein Mosaik 45,X/46,XX und damit ein Turner-Syndrom entstehen, im zweiten Fall eine reine Gonadendysgenesie.
Es dürfte daher sinnvoll sein, die Intersexualitätsformen nach ätiopathogenetischen Gesichtspunkten zu ordnen, d. h. neben der Ursache auch die Pathogenese mit zu berücksichtigen. Eine entsprechende Klassifizierung liegt der vorliegenden Monographie zugrunde. Bei den Ursachen lassen sich zwei Gruppen erkennen: genetische und teratogene. Die genetisch bedingten Krankheiten entstehen entweder durch Chromosomenaberrationen oder durch Genmutationen, wobei erstere meist sporadisch, letztere häufig auch familiär auftreten. Da einige Syndrome in ihren Ursachen heterogen oder unbekannt sind, können sie in der Klassifikation sowohl unter den exogen als auch unter den genetisch bedingten Defekten erscheinen, wie z. B. der Pseudohermaphroditismus masculinus oder die Reine Gonadendysgenesie.

1. Genetische Geschlechtsdetermination

1870 stellte Gregor Mendel die Behauptung auf, daß die Geschlechtsdetermination genetisch bedingt und mit der Segregation der Vererbungselemente verbunden sei. Ähnlich wie andere Entdeckungen Mendels geriet diese Hypothese in Vergessenheit. Erst mit der Wiederentdeckung der Mendelschen Gesetze 1900 konnte das Problem der genetischen Geschlechtsdetermination erneut aufgegriffen werden.
Zu Beginn des 20. Jahrhunderts stellte Morgan die chromosomale Vererbungstheorie auf und wies nach, daß die Erbanlagen mit den Chromosomen übertragen werden. 1908 fanden Baehr und Morgan unterschiedliche Chromosomensätze bei männlichen und weiblichen Insektengameten; Baehr bei der Blattlaus *Aphis saliceti* und Morgan bei *Phylloxera caryaecaulis*. Die geschlechtsdeterminierenden Gene können sich sowohl auf den Autosomen als auch auf den Gonosomen befinden. Die Gonosomen sind aus einem Autosomenpaar entstanden, das im Laufe der Evolution für die Geschlechtsdetermination verantwortliche Gene auf sich vereint und sich morphologisch differenziert hat. Bei den einzelnen Tiergruppen sind die Wechselwirkungen von Gonosomen und Autosomen bei der Geschlechtsdetermination unterschiedlich.
Bereits zu Beginn des 20. Jahrhunderts erbrachten umfangreiche Untersuchungen über die Geschlechtsdetermination beim Menschen erste Erkenntnisse über die Rolle von Autosomen und Gonosomen. Die Entdeckung der Parthenogenese bei Bienen durch Jan Dzierzon (1845) führte zur Erklärung des Mechanismus der Geschlechtsdetermination dieser Insekten. Dzierzon fand bei befruchteten Bienenköniginnen zwei Arten von Eiern: Aus den unbefruchteten entstehen parthenogenetisch Drohnen, aus den befruchteten Arbeitsbienen und Königinnen. Die Hypothese Dzierzons war 50 Jahre lang Gegenstand heftiger Diskussionen bis sie schließlich doch anerkannt und bestätigt wurde.
Bei den Hautflüglern (*Hymenoptera*), wie den Wespen oder Bienen, die sich sowohl durch geschlechtliche Fortpflanzung als auch durch Parthenogenese vermehren, besitzen die Männchen einen haploiden (n) und die Weibchen einen diploiden (2n) Chromo-

somensatz. Die Männchen entstehen parthenogenetisch aus unbefruchteten Eiern, die Weibchen aus den befruchteten:

Eizelle n ohne Spermium = n: Männchen
Eizelle n + Spermium n = 2n: Weibchen

Es gibt hierzu zwei Interpretationsmöglichkeiten:

1. Die männliche Entwicklung erfolgt passiv, die weibliche dagegen aktiv und benötigt das vollständige genetische Material (jeweils beide Allele):
2. Der haploide Chromosomensatz bedingt die männliche Entwicklung, Diploidie (jeweils beide Allele) die weibliche.

Anhand seiner Untersuchungen an *Drosophila* postulierte BRIDGES (1921, 1939) eine Abhängigkeit des Geschlechts vom Verhältnis der Anzahl der X-Chromosomen zur Anzahl der haploiden Autosomensätze, wobei die X-Chromosomen in weiblicher und die Autosomen in männlicher Richtung wirken (Tab. 1–1). Durch Vergleiche zwischen Art und Anzahl der Chromosomen stellte BRIDGES fest, daß das Y-Chromosom bei *Drosophila* keinen Einfluß auf die Geschlechtsdetermination hat. Beträgt das Verhältnis von haploiden Autosomensätzen zu X-Chromosomen 1, z. B. 2A : 2X, ergibt sich eine weibliche Entwicklung, ein Verhältnis von 0,5, z. B. 2A : 1X oder 2A : 1X + Y, ergibt eine männliche Entwicklung. Das Y-Chromosom ist zur vollständigen Entwicklung der Testes notwendig; denn *Drosophila*-Männchen ohne Y-Chromosomen sind unfruchtbar.

Tabelle 1–1

Zusammenhang von Gonosomen und Autosomen mit der Geschlechtsentwicklung bei *Drosophila*

Autosomen und Geschlechtschromosomen	Geschlechtsentwicklung
2A + XY	männliches Individuum
2A + X	männliches infertiles Individuum
2A + XX	weibliches Individuum
2A + XXX	super-female
3A + XXX	triploides weibliches Individuum
3A + XX	Intersex

1.1. Genetische Geschlechtsdetermination bei Wirbeltieren

Die chromosomale Steuerung der Geschlechtsdetermination gilt auch für die niederen Wirbeltiere mit Ausnahme einiger zwittriger Fische. Die Gonosomen der Fische und Lurche stehen noch am Anfang der Differenzierung, wobei die beiden Geschlechtschromosomen fast homolog sind (OHNO 1967). Im Verlauf der Evolution sammeln sich mit der Geschlechtsdetermination in Zusammenhang stehende Gene auf diesem Chromosomenpaar. Gleichzeitig entwickeln sich die beiden homologen Chromosomen morphologisch auseinander. Dadurch unterbleibt zunehmend ein Crossing over, was die funktionelle Unterschiedlichkeit noch mehr stabilisiert, Das Geschlecht mit zwei gleichen Gonosomen wird als homogametisch bezeichnet, da es nur im Hinblick auf das Gonosom gleiche Gameten bildet, während im heterogametischen Geschlecht sowohl Gameten mit einem X- als auch solche mit einem Y-Chromosom entstehen. Bei Wirbeltieren, bei denen das weibliche Geschlecht das heterogametische ist, wird das nur bei diesem Geschlecht vorkommende Chromosom mit dem Buchstaben W und das Chromosomenpaar des männlichen Geschlechts mit ZZ bezeichnet. 1932 schlug WINGE eine einfachere Terminologie vor, die die Gonosomen hier analog denen bei Säugetieren X und Y nennen sollte. Danach wurde also das homogametische männliche Geschlecht anstatt mit ZZ mit XX und das heterogametische anstatt mit ZW mit XY bezeichnet. Diese Terminologie fand aber keine allgemeine Anerkennung.

Gelingt bei einer bestimmten Spezies die zytologische Differenzierung nicht, gibt es drei Methoden, das hetero- vom homogametischen Geschlecht zu unterscheiden: 1. Über die Erbgangsanalyse gonosomaler Merkmale und 2. durch Rückkreuzung über die Nachkommenschaft eines Hermaphroditen oder Pseudohermaphroditen.

Dazu paart man ein solches Individuum mit männlichen und weiblichen Partnern. WITSCHI (1914) z. B. kreuzte einen Frosch (*Rana temporaria*), der sowohl Ei- als auch Samenzellen bildete, mit normalen weiblichen Individuen. Die gesamte Nachkommenschaft erwies sich als weiblich. Eine Paarung mit normalen männlichen Individuen dagegen ergab 50% männliche und 50% weibliche Nachkommen, so wie bei der Kreuzung normaler männlicher mit weiblichen Individuen. Daraus zog WITSCHI den Schluß, daß bei *Rana temporaria* die Männchen heterogametisch XY und die Weibchen eben sowie der untersuchte Hermaphrodit homogametisch sind. GALLIEN (1954) kreuzte ein Männchen von *Pleurodeles*

waltlii, das durch Östradiolgaben funktionell in ein Weibchen umgewandelt worden war, mit einem normalen Weibchen und erhielt 100% männliche Nachkommen. Daraus folgerte er, daß bei dieser Gattung von Schwanzlurchen das männliche Geschlecht das homogametische ist. Sie bildet eine Ausnahme innerhalb der Schwanzlurche, bei denen sonst die Männchen heterogametisch sind.
Bei den Fröschen wie bei den Fischen ist die Situation wahrscheinlich von Art zu Art unterschiedlich; bei *Xenopus* sind die Weibchen mit Sicherheit heterogametisch (BEATTY, 1970).
Kriechtiere und Vögel sind ebenfalls im weiblichen Geschlecht heterogametisch, die Säugetiere im männlichen.

FREDGA (1970) unterscheidet bei den Wirbeltieren fünf Hauptgruppen der chromosomalen Geschlechtsdetermination:

1. Mit den Gonosomen XX/XY
   1.1. X-Chromosomen durchschnittlicher Größe, kleines Y-Chromosom
   1.2. großes X-Chromosom, kleines Y-Chromosom
   1.3. großes X-Chromosom; großes Y-Chromosom
      1.3.1. End- zu End-Assoziation des X- und Y-Chromosoms während der männlichen Meiose.
      1.3.2. Bildung von Chiasmata zwischen X- und Y-Chromosom während der männlichen Meiose
2. Mit den Gonosomen XX/XY_1Y_2
3. Mit den Gonosomen $X_1X_1X_2X_2/X_1X_2Y$
4. Mit Gonosomenmosaiken und XX/XY-Determination
5. Mit komplizierten bzw. anderen Determinationsmechanismen.

Alle aufgeführten Gruppen haben eine Gemeinsamkeit: Das Y-Chromosom kennzeichnet das männliche Geschlecht und fehlt beim weiblichen.

1.2. Genetische Geschlechtsdetermination bei Säugetieren

Das Y-Chromosom ist geschlechtsbestimmend (Abb. 1–1, 1–2). Dieses Prinzip gilt mit Ausnahme einiger Beuteltiere (z. B. Känguruhs) für alle Säugetiere. Das Größenverhältnis von X-Chromosom zu den Autosomen ist bei der Mehrzahl der Plazentalier konstant a : 20, d. h. die Länge des X-Chromosoms beträgt etwa 5% des haploiden weiblichen Chromosomensatzes.
Es lassen sich das euchromatische X-Chromosom, das heterochromatische Y- und das heterochromatische X-Chromosom

unterscheiden. Sowohl zum männlichen als auch zum weiblichen Karyotyp gehört ein euchromatisches X-Chromosom. Jedes weitere X-Chromosom ist heterochromatisch, weitgehend genetisch in-

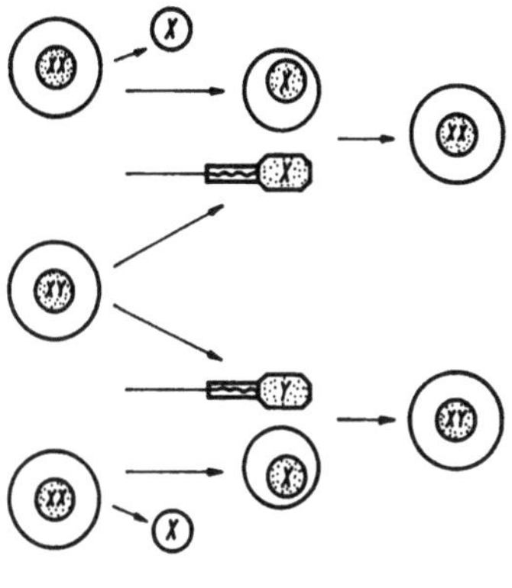

Abb. 1–1. Schema der genetischen Geschlechtsdetermination bei den Säugetieren. Das Geschlecht wird im Moment der Befruchtung in Abhängigkeit vom Gonosom (X- oder Y-Chromosom) des Spermiums festgelegt.

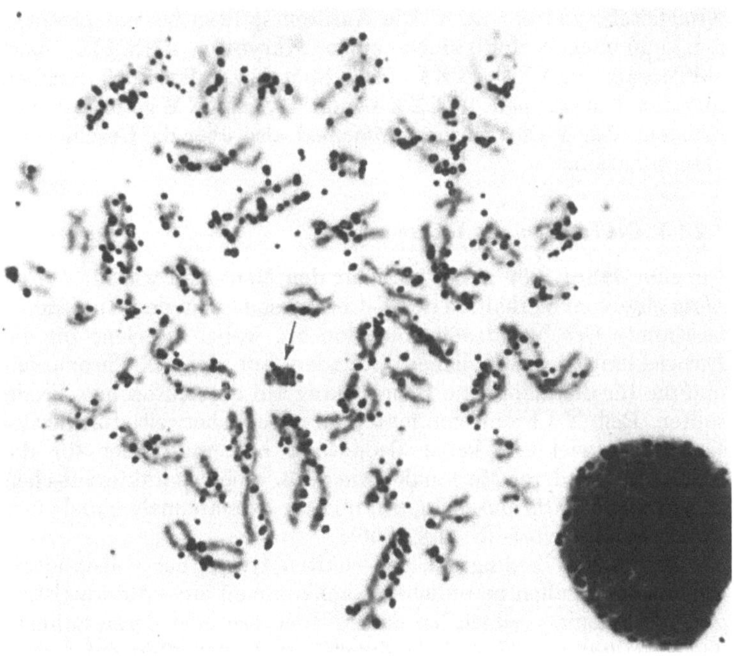

Abb. 1–2. Autoradiografischer Nachweis der späten Replikation des langen Armes des Y-Chromosoms (Pfeil).

aktiv und liegt im Interphasekern als X-Chromatin vor. Ob die genetische Information für die Differenzierung der primären Gonadenanlagen zu Ovarien ausschließlich auf dem X-Chromosom oder zusätzlich auf einem bzw. mehreren der Autosomen liegt, ist noch unklar. Auf jeden Fall bedürfen die Entwicklung der Ovarien sowie die vollständige Oogenese beim Menschen eines euchromatischen und eines heterochromatischen X-Chromosoms. Die Differenzierung zu Testes vollzieht sich unter Beteiligung des Y-Chromosoms, wobei offensichtlich auch die Autosomen eine Rolle spielen, da bei 46,XX-Männern auch ohne Y-Chromosom eine testikuläre Entwicklung einsetzt.

1.2.1. Das Y-Chromosom des Menschen

Die entscheidende Bedeutung des Y-Chromosoms für die Geschlechtsdetermination wiesen 1959 Jacobs und Strong sowie Ford und Mitarb. anhand zytogenetischer Untersuchungen beim Klinefelter-Syndrom nach. Die Autoren stellten bei entsprechenden männlichen Individuen einen Karyotyp 47,XXY, bzw. ein Mosaik 46,XX/47,XXY fest. Später wurden auch Knaben mit den Karyotypen 48,XXXY und 49,XXXXY gefunden. Die Existenz des Y-Chromosoms entschied also über die Geschlechtsdetermination.

1.2.1.1. Die Funktion des Y-Chromosoms

Bis zum Jahre 1959 nahm man für den Menschen wie für *Drosophila* eine vom Verhältnis der X-Chromosomen zu den Autosomen bestimmte Geschlechtsdetermination an, wobei die Gene für die Entwicklung der weiblichen Gonaden auf dem X-Chromosom und die für die männliche Entwicklung auf den Autosomen liegen sollten. Dem Y-Chromosom maß man fälschlicherweise für die Geschlechtsentwicklung keine Bedeutung bei, wohl aber für die Ausbildung anderer Merkmale, wie z. B. einer charakteristischen Behaarung der Ohrmuscheln, bestimmter Zahnanomalien und einer Form der Ichthyosis (Stern 1956).
Y-chromosomal bedingte Eigenschaften treten bei vollständiger Penetranz bei allen männlichen Nachkommen eines Merkmalsträgers auf; niemals jedoch bei dessen Töchtern oder deren Söhnen. Sie verhalten sich also „holandrisch“, d. h. betreffen nur männliche Individuen. Ein Locus auf dem Y-Chromosom muß durch Untersuchungen mehrerer Sippen oder anhand eines sehr umfang-

reichen Stammbaums gesichert werden, sonst besteht die Gefahr einer Verwechslung mit einem dominanten Gen mit auf das männliche Geschlecht begrenzter Manifestation.

1.2.1.2. Größe und Form des Y-Chromosoms

Das Y-Chromosom ist ein kleines akrozentrisches, in seiner Größe den Chromosomen 21-22 ähnliches Chromosom. Es unterscheidet sich von diesen (G-Gruppe) morphologisch nur ungenau dadurch, daß es meist etwas länger ist und nie Satelliten besitzt. Sein kurzer Arm ist normalerweise kürzer als der der Chromosomen in der G-Gruppe. Die Chromatiden des langen Arms liegen in charakteristischer Weise parallel nebeneinander, während sie bei den Chromosomen 21 und 22 vom Zentromer aus auseinanderspreizen.

Das Zentromer des Y-Chromosoms zeichnet sich nicht so deutlich ab wie in den Chromosomen 21 und 22. Der distale Teil des langen Arms ist oft schwach gefärbt, so daß er wie verschleiert erscheint. Mit der Banding-Technik, nach Behandlung mit SSC-Lösung (Natriumchlorid-Natriumzitrat-Puffer) oder Trypsin, zeigt der distale Teil meistens eine andere Farbintensität. Es handelt sich dabei um eine spezielle Art des Heterochromatins, das relativ spät repliziert.

Für die Untersuchung des Y-Chromosoms erwies sich die Fluochromierung als wesentlicher Fortschritt. Durch die besonders intensive Fluoreszenz eines unterschiedlich langen distalen Teils des langen Arms ließ sich das Y-Chromosom sicher identifizieren (Abb. 1–3). Ein Zusammenhang zwischen der Länge dieses Abschnittes und phänotypischen Merkmalen besteht dabei nicht.

Im Interphasenkern stellt sich das Y-Chromosom als kleines besonders hell fluoreszierendes Pünktchen dar, das in Analogie zum X-Chromatin als Y-Chromatin bezeichnet wird (Abb. 1–4). Der Anteil der Zellen, in denen fluoreszenzmikroskopisch ein Y-Chromatin-Partikel erkennbar ist, schwankt und steht nicht in einem direkten Zusammenhang mit Testisfunktion und Androgenspiegel (Schwinger und Boczkowski 1973).

Eine Beziehung zwischen Gesamtlänge des Y-Chromosoms und extragenitalen Merkmalen ließ sich ebenfalls nicht sichern. Entsprechende widersprüchliche Mitteilungen überprüften Nielsen und Friedrich (1972). Sie bestimmten bei 104 männlichen Neugeborenen und 407 männlichen Kriminellen die Größe des Y-Chromosoms. Die durchschnittliche Länge des Y-Chromosoms übertraf bei den Kriminellen deutlich die der Neugeborenen ($P < 0{,}001$).

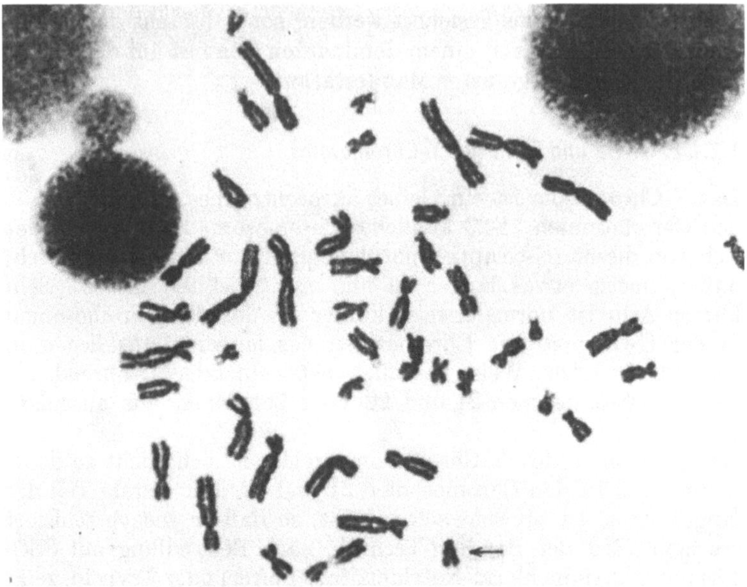

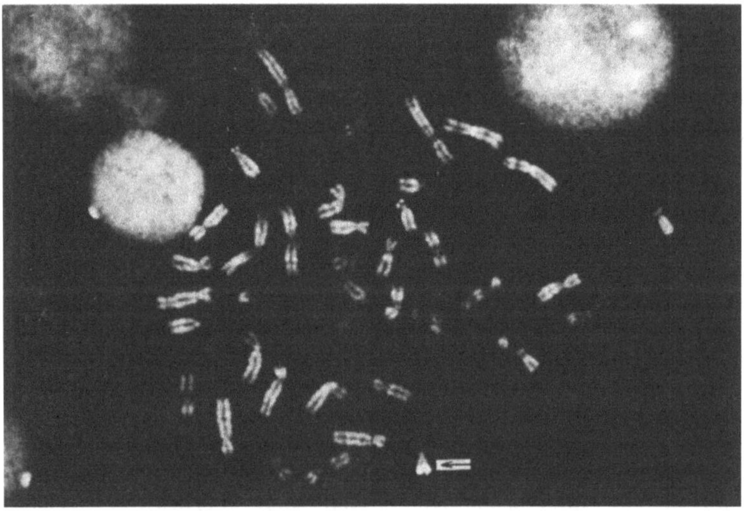

Abb. 1–3. a: Y-Chromosom in der Zelle eines Mannes (Pfeil). b: Mit Fluoreszenztechnik deutlich sichtbares Y-Chromatin, entspricht einem großen Teil des langen Armes des Y-Chromosoms (MIKKELSEN).

Dieses Ergebnis weist zunächst auf eine Korrelation zwischen der Länge des Y-Chromosoms und dem Risiko eines kriminellen Verhaltens hin und entspricht den Erfahrungen bei Männern mit 2 Y-Chromosomen, konnte jedoch von anderen Autoren nicht bestätigt werden.

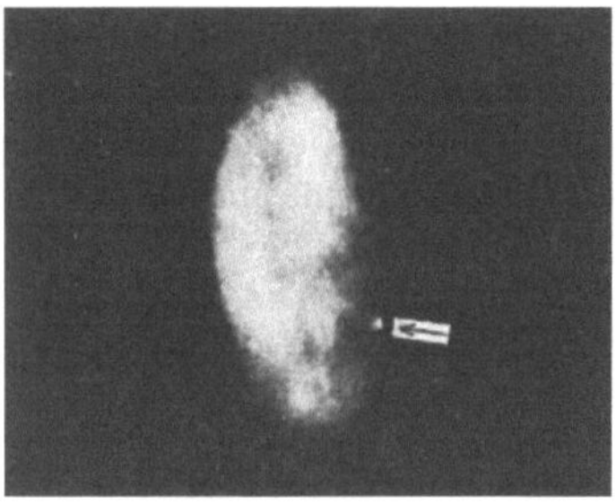

Abb. 1–4. Y-Chromatin (Pfeil) in einer Haarwurzelzelle eines Patienten mit dem Karyotyp 46,XY (SCHWINGER und BOCZKOWSKI).

1.2.1.3. Personen mit strukturellen Aberrationen des Y-Chromosoms

Informationen über **Y-chromosomale Genorte** sind von Patienten mit strukturellen Aberrationen des Y-Chromosoms zu erwarten. Folgende Fälle erwiesen sich in diesem Zusammenhang als interessant:

Patienten mit dem Karyotyp 46,X,i(Yq), (Isochromosom des langen Arms des Y-Chromosoms):

1966 beschrieben JACOBS und ROSS zwei Frauen mit einem zusätzlichen metazentrischen Chromosom, das in der Größe dem Chromosom 16 entsprach. Es wurde als Isochromosom des langen Arms des Y-Chromosoms interpretiert. Zytogenetische Untersuchungen männlicher Verwandter einer der Frauen erbrachten ein normales Y-Chromosom, dessen langer Arm größenmäßig den Armen des Extrachromosoms entsprach.

Fall 1: 34 jährige Frau, 155 cm groß, keine Menstruation, infantile Geschlechtsmerkmale, hypoplastischer Uterus und Streak-Gonaden. **Fall 2:** 64 jährige Frau, 163 cm groß, primäre Amenorrhoe, infantile Geschlechtsmerkmale, Laparoskopie und histologische Untersuchung der Gonaden nicht durchgeführt.

Da bei beiden Patientinnen mit Isochromosomen Yq keine Sexualentwicklung in männlicher Richtung stattgefunden hatte, vermuteten JACOBS und ROSS die entsprechende genetische Information auf dem kurzen Arm des Y-Chromosoms.

Die genauere Lokalisation des Gens ergab sich aus der Untersuchung anderer struktureller Aberrationen des Y-Chromosoms.
Patienten mit dem Mosaik 45,X/46,X,idic(Yq), (dizentrisches ISD-Chromosom des langen Arms des Y-Chromosoms):

Solche Fälle wurden erstmalig von McIlree und Mitarb. (1966), Jacobs (1969) sowie Angell und Mitarb. (1970) beschrieben. Der Patient von McIlree und Mitarb. (1966) war ein normal entwickelter, wegen Infertilität untersuchter Mann ohne somatische Anomalien. Bei dem von Jacobs (1966) zitierten Fall handelte es sich um einen männlichen Pseudohermaphroditen im Alter von 3 Jahren, bei dem sowohl Elemente der Müllerschen als auch der Wolffschen Gänge erhalten waren. Die Hoden befanden sich im Inguinalkanal. Angell und Mitarb. (1970) beschrieben 2 Fälle.

Fall 1: 14 jähriges Mädchen, 138 cm groß, primäre Amenorrhoe, für das Turner-Syndrom typische somatische Anomalien. Die Laparotomie ergab einen infantilen Uterus und aplastische Gonaden, in der rechten Gonade fand sich ein einzelnes steriles Samenkanälchen. **Fall 2:** 36 jährige Patientin, 148 cm groß, untersucht wegen primärer Amenorrhoe und Minderwuchs, somatische Anomalien wie beim Turner-Syndrom. Die Laparotomie ergab einen kleinen Uterus, links keine Gonade und rechts eine Streak-Gonade. Phänotypisch bilden die oben angeführten Fälle ein breites Spektrum vom phänotypisch infertilen Mann bis zum Turner-Syndrom. Die Gonaden sind aplastisch, dysgenetisch oder morphologisch normale Testes.

Die Fälle mit Mosaik X/X,idic(Yq) lassen auf Grund der 45,X-Zellinie keine Schlußfolgerungen über die Bedeutung eines dizentrischen Y-Chromosoms für die Erhaltung männlicher Gonaden zu. Auch Fälle mit dem Mosaik 45,X/46,XY bilden phänotypisch ein breites Spektrum vom Turner-Syndrom mit aplastischen Gonaden über Gonadendysgenesie und männlichen Pseudohermaphroditismus bis zu klinisch normalen aber infertilen Männern (Kjessler 1966; Starkmann und Jaffe 1967).
Da Fälle mit den Mosaiken X/X,idic(Yq) und X/XY einander ähnlich sind, muß der kurze Arm zur männlichen Gonadendifferenzierung ausreichen, die genetische Information für die Gonadendifferenzierung in männlicher Richtung also auf dem kurzen Arm des Y-Chromosoms liegen. Dieser Schluß wird durch die Tatsache bestätigt, daß sich in Gegenwart des kurzen Arms des Y-Chromosoms nie Ovarien entwickeln.

1.2.1.4. Das HY-Antigen

1955 entdeckten EICHWALD und SILMSER bei männlichen Mäusen ein mit dem Y-Chromosom in Beziehung stehendes Gewebeantigen, das **HY-Antigen** (Abb. 1-5). Man fand es später auch bei anderen Säugetieren einschließlich des Menschen (WACHTEL u. Mitarb. 1974). WACHTEL u. Mitarb. (1975) erkannten als erste einen Zusammenhang zwischen HY-Antigen und Geschlechtsdetermination.

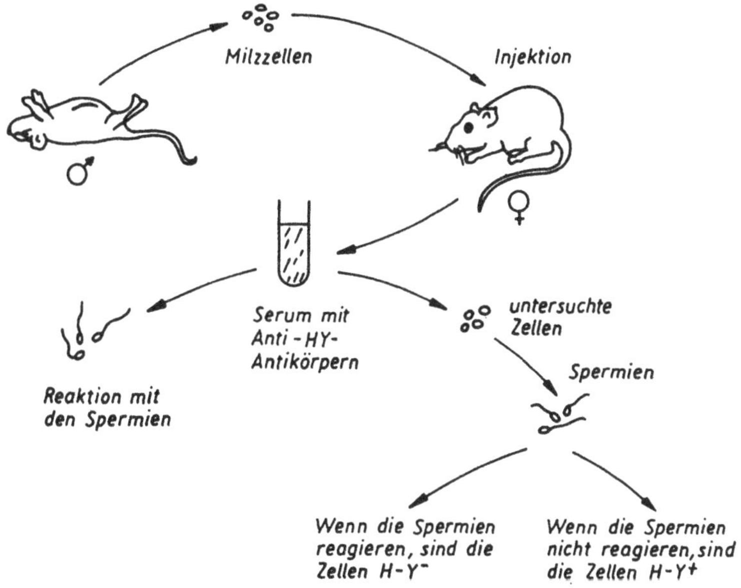

Abb. 1-5. Gewinnung von HY-Serum, mit dem das Antigen nachgewiesen wird: Milzzellen einer männlichen Maus werden einer weiblichen Maus der gleichen Linie injiziert. Das Serum des Weibchens bildet Antikörper gegen das HY-Antigen, erkennbar an einer starken Reaktion mit Spermazellen. In somatischen Zellen (untersuchte Zellen) wird das HY-Antigen indirekt nachgewiesen, indem ihre Fähigkeit zur Bindung von Antikörpern eines Serums, das bereits nicht mehr mit Spermazellen reagiert, überprüft wird (nach SUTTON 1980).

In Gegenwart des HY-Antigens entwickeln sich Testes auch bei Individuen ohne Y-Chromosom. Umgekehrt läßt sich das HY bei fast allen Individuen mit testikulären Strukturen, also Testes oder Ovotestes, nachweisen. Männer mit Anorchie bilden nur scheinbar eine Ausnahme. Sie sind HY-positiv und weisen einen normal männlichen Habitus aber keine Testes auf. Hier hat offensichtlich zunächst eine Geschlechtsdetermination und -entwicklung in männlicher Richtung, postnatal jedoch eine Rückbildung der Testes stattgefunden. Pränatal müssen testikuläre Androgene voll gewirkt haben. Nur so lassen sich der unauffällige männliche Habitus und das männliche Sexualverhalten erklären (DÖRNER 1972).

Tabelle 1–2

Beziehungen zwischen der Determination der Gonaden in männlicher Richtung und HY-Antigen

1. Testikuläres Gewebe und HY-Antigen vorhanden
   - Normale Männer 46,XY
   - Klinefelter-Syndrom 47,XXY
   - XX-Männer 46,XX
   - Männer mit den Mosaiken 45,X/46,XY oder 46,XX/46,XY
   - Echter Hermaphroditismus 46,XX
   - Männlicher Hermaphroditismus 46,XY
   - Syndrom der Nichtansprechbarkeit auf Androgene 46,XY
2. Kein testikuläres Gewebe; HY-Antigen vorhanden
   - Anorchie
   - Agonadismus
   - Reine Gonadendysgenesie 46,XY (HY-positive Form)
3. Kein testikuläres Gewebe und kein HY-Antigen
   - Normale Frauen 46,XX
   - Reine Gonadendysgenesie 46,XX
   - Reine Gonadendysgenesie 46,XY (HY-negative Form)
   - Turner-Syndrom 45,X
   - Gonadendysgenesie 46,XXp- oder 46,X,i(Xq)

Bei reiner Gonadendysgenesie mit dem Karyotyp 46,XY läßt sich das HY nur in einem Teil der Fälle nachweisen (Tab. 1–2). Dazu gehören nichtfamiliäre Fälle unterschiedlicher Ätiologie, bei denen es zur Rückentwicklung der Testes während der frühen Embryonalentwicklung gekommen ist. Bei familiärer reiner Gonadendysgenesie konnte kein HY nachgewiesen werden. Hier muß eine monogen bedingte Störung der Gonadendifferenzierung in männlicher Richtung vorliegen, die bereits die Synthese des HY mit betrifft.

Das HY ist ein Zelloberflächenantigen. Die Auffassung von WACHTEL u. Mitarb. (1975) und OHNO (1976), daß es direkt auf die primären Gonadenanlagen wirkt, wurde inzwischen durch weitere Untersuchungen bestätigt (BÜHLER 1981, HASELTINE und OHNO 1981, MÜLLER und SCHINDLER 1983). Zunächst vermutete man einen HY-Rezeptor nur in den Urkeimzellen des Mannes. Später stellte sich aber heraus, daß dieser sowohl in den somatischen als auch in den 23,Y- wie in den 23,X-Keimzellen existiert. Der spezifische Rezeptor in den männlichen und weiblichen Keimzellen steht jedoch nicht wie der in den somatischen 46,XY-Zellen mit den β_2-Mikroglobulinen in Verbindung. Es haben also sowohl die 46,XY- als auch die 46,XX-Zellen der primären Gonadenanlagen die Fähigkeit, das die männliche Geschlechtsentwicklung determinierende Antigen zu binden. Die Differenzierung der primären Gonadenanlagen zu Testes setzt HY produzierende Zellen voraus. Als solche haben sich die Sertoli-Zellen erwiesen (WOLF 1980, 1981). Das HY-Antigen induziert dann die Differenzierung der Urkeimzellen in männliche Richtung, und diese Zellen wiederum beeinflussen durch direkten Kontakt mit dem Blastem die Entwicklung der primären Gonadenanlagen zu Testes.
Die Untersuchungen am HY-Antigen sind noch nicht abgeschlossen. Es gibt vor allem Schwierigkeiten bei der quantitativen Bestimmung. Das hängt mit schwer abzugrenzenden positiven und negativen Testergebnissen bei der Prüfung der Anti-HY-Seren mit Spermien und dem niedrigen Titer dieser Seren zusammen. Deshalb ist es auch unsicher, ob es sich immer um das gleiche Antigen handelt oder ob es Varianten gibt. Mit diesen Fragen befassen sich zwei international führende Arbeitsgruppen mit teilweise abweichenden Untersuchungsergebnissen, die deutsche Gruppe um U. WOLF (1983) und die amerikanische um WACHTEL (1983; GOODFELLOW und ANDREWS 1983).
Nach WACHTEL und Mitarb. (1975) und KOO und Mitarb. (1977) liegt das HY-Gen auf dem proximalen Teil des kurzen Arms oder in der Zentromerregion des Y-Chromosoms. Nach WOLF (1983) enthält das Y-Chromosom jedoch nicht das Strukturgen, sondern nur eine genetische Information für die Regulation eines autosomalen HY-Gens, da auch Individuen ohne Y-Chromosom das Antigen besitzen können, wie z. B. Frauen mit dem Karyotyp 46,X,i(Xq) oder 46,X,del(Xp). Diesen Frauen fehlt der kurze Arm des euchromatischen X-Chromosoms, auf dem sich folglich ein Repressor für das Strukturgen des HY befinden muß, der normalerweise über den Locus auf den Y-Chromo-som wirkt (BOCZKOWSKI, 1971).

1.2.2. Das X-Chromosom des Menschen

Morphologisch gehört das **X-Chromosom** zu den submetazentrischen Chromosomen der C-Gruppe (Denver Klassifikation 1960). Es hat etwa die Größe der Chromosomen 8-10 (BISHOP und Mitarb. 1965). Seinem Gengehalt nach ist es das am besten bekannte Chromosom des Menschen. McKUSICK stellte bereits 1978 über 200 Merkmale zusammen, die nachweislich oder höchstwahrscheinlich mit dem X-Chromosom zusammenhängen. Strukturelle Aberrationen dieses Chromosoms ermöglichen eine genauere Lokalisierung bzw. Kartierung der Gene (MILLER et al. 1978, MILLER and SINISCALCO 1982).

1.2.2.1. Das heterochromatische X-Chromosom

Die Erscheinung des „**Sexchromatins**" in weiblichen Zellen ließ von Anfang an (BARR und BERTRAM, 1949) einen Zusammenhang mit den beiden X-Chromosomen vermuten (Abb. 1–6, 1–7). Nach der Hypothese von LYON (1962, 1966) wird in der frühen Embryonalentwicklung eines der beiden X-Chromosomen der weiblichen Zelle inaktiviert und als heterochromatischer Partikel an der Kernmembran in Gestalt des X-Chromatins abgelagert. Im normalen weiblichen Chromosomensatz bleibt also nur ein X-Chromosom aktiv. Ob es sich dabei um das ursprünglich vom Vater oder das von der Mutter stammende handelt, ist von Zelle zu Zelle

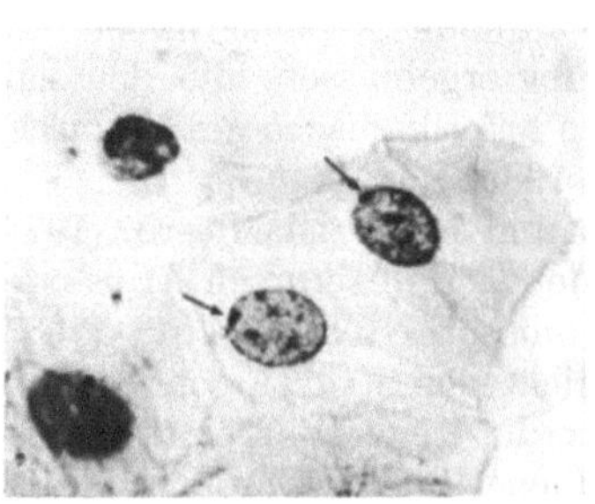

6a

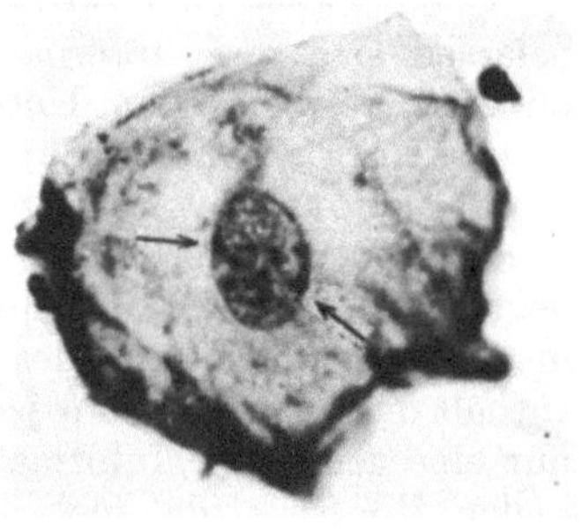

6b

Abb. 1–6. a: X-Chromatin in Zellkernen (der Kernmembran anliegend) vom Mundschleimhautepithel einer Frau mit dem Karyotyp 46,XX. b: Zwei X-Chromatin-Partikel im Zellenkern einer Frau mit dem Karyotyp 47,XXX.

verschieden. Die Inaktivierung tritt etwa am 12.—16. Entwicklungstag in den Embryonalzellen irreversibel ein. Auf diese Weise entsteht im weiblichen Organismus ein Mosaik aus zwei Typen

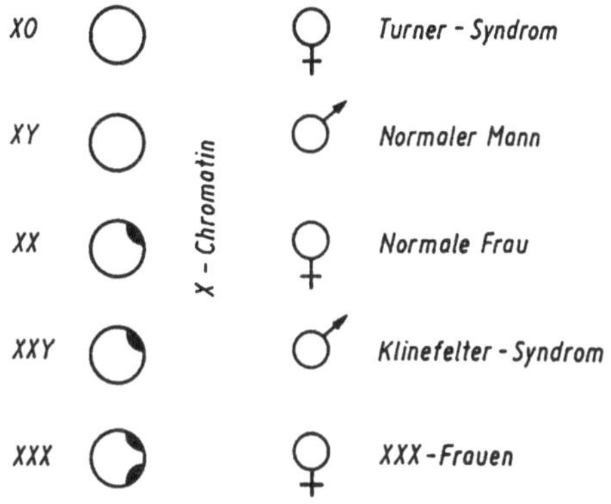

Abb. 1–7. Zusammenhang zwischen X-Chromosomen und X-Chromatin.

von Zellen, die sich in ihren aktiven X-Chromosomen unterscheiden (Abb. 1–8). Die Inaktivierung kommt wahrscheinlich durch Methylierung der DNA zustande (Riggs 1975, Sager u. Kitchin 1975). Offensichtlich wird ein Teil des kurzen Arms des X-Chromosoms nicht inaktiviert (Goodfellow u. Andrews 1982). Außerdem nimmt man an, daß es sich primär nicht um eine Inaktivierung eines X-Chromosoms handelt, sondern um die Aktivierung eines der beiden ursprünglich inaktiven X-Chromosomen, und daß die Voraussetzungen für eine solche Aktivierung nur für ein X-Chromosom pro Zelle gegeben sind (Lyon 1974).
Die Lyon-Hypothese gilt heute allgemein als bestätigt. Die sich aus ihr ergebenden Schlußfolgerungen sind im folgenden zusammengefaßt:

1. Jedes inaktive X-Chromosom stellt sich als ein X-Chromatin-Partikel dar. Bei Individuen mit zusätzlichen X-Chromosomen — Karyotyp 47,XXX oder 48,XXXX — findet man mehrere solcher Partikel und zwar jeweils eines weniger als X-Chromosomen in der Zelle vorhanden sind, z. B. beim Karyotyp 49, XXXXY bis zu 3 X-Chromatin-Partikel.
2. Da die normale Frau 2 X-Chromosomen besitzt, der Mann dagegen nur eins, müßte ohne Inaktivierung im weiblichen Geschlecht im Vergleich zum männlichen die doppelte Dosis X-chromosomaler Genprodukte, z. B. von antihämophilem

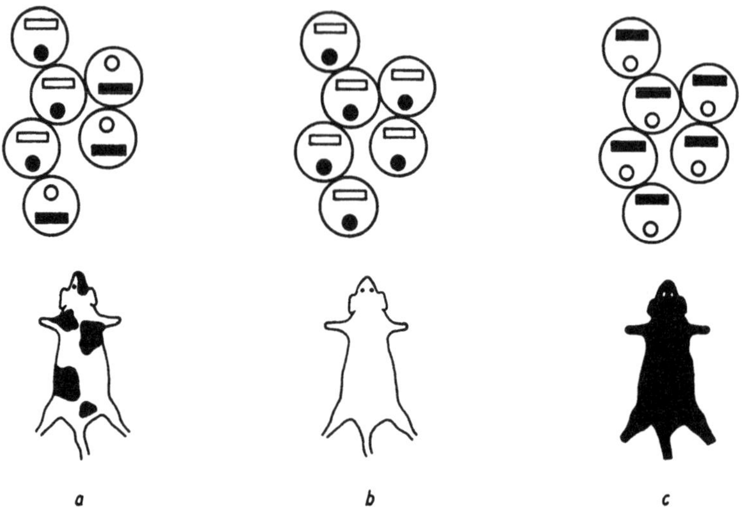

Abb. 1–8. Versuchsanordnung von LYON u. Mitarb. a: Durch die zufällige Inaktivierung eines der beiden X-Chromosomen (väterlicher oder mütterlicher Herkunft) haben die Mäuse ein gescheektes Fell; b und c: Ohne Inaktivierung bzw. bei Inaktivierung nur des väterlichen oder mütterlichen X-Chromosoms wäre das Fell einfarbig (Modif. nach LYON u. Mitarb. Cytogenetics 3, 306, 1964).

Globulin oder Glukose-6-Phosphatdehydrogenase synthetisiert werden. Tatsächlich besteht jedoch durch die „Lyonisierung" kein Unterschied in der Quantität X-chromosomaler Genprodukte zwischen den Geschlechtern.

3. Bei weiblichen Individuen, die hinsichtlich ihres aktiven X-Chromosoms zwei unterschiedliche Zellpopulationen, Xpat (paternal) und Xmat (maternal), besitzen, manifestieren sich X-chromosomal rezessive Merkmale im heterozygoten Zustand nicht, wie z. B. Hämophilie oder Farbenblindheit. Scheinbar entspricht das dem Zustand bei Heterozygotie autosomal rezessiver Gene, tatsächlich ergeben sich aus dem Mosaik-Status jedoch bestimmte Besonderheiten (s. u.).

In Zellen mit zwei X-Chromosomen repliziert das inaktive später als die anderen Chromosomen. Das gleiche gilt für weitere, zusätzliche X-Chromosomen, z. B. bei den Karyotypen 47,XXX oder 49,XXXXY. Bei Deletionen des X-Chromosoms kann das X-Chromatin abnormal klein, bei großen X-Chromosomen (Isochromosomen des langen Armes des X-Chromosoms) auffällig groß sein. Sowohl für die theoretische als auch für die medizinische Genetik ist es wichtig zu wissen, daß meistens das aberrante X-Chromosom inaktiv und spätreplizierend, also das Äquivalent des X-Chromatins ist. LINDSTEN (1963) hat nachgewiesen, daß das vom Isochromosom des langen Armes des X-Chromosoms gebildete X-Chromatin nicht nur größer ist, sondern auch mehr DNA enthält als das von normalen X-Chromosomen stammende. Man sollte allerdings keinen allzu gravierenden Größenzuwachs des X-Chromatins bei Isochromosomen des langen Armes des X-Chromosoms erwarten. MULDAL u. Mitarb. (1963) fanden eine Vergrößerung von 20% gegenüber normalen X-Chromosomen.

1.2.2.2. Patientinnen mit strukturell aberrantem X-Chromosom

JACOBS (1969) postuliert im Ergebnis ihrer Untersuchungen an Fällen mit strukturellen Aberrationen des X-Chromosoms eine Gleichwertigkeit der Gene auf dem langen und dem kurzen Arm des X-Chromosoms für die funktionelle Entwicklung der Ovarien, da sowohl bei Frauen mit dem Karyotyp 46,X,Xp- (Deletion des

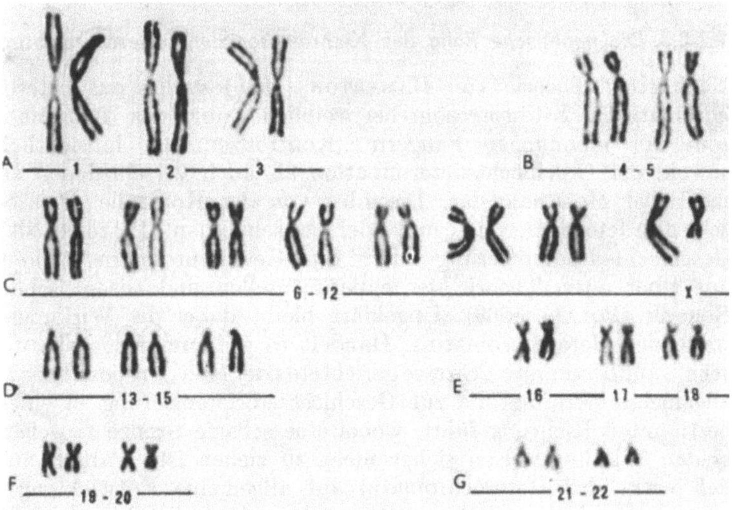

Abb. 1–9. Karyotyp 46,XX, del(Xq) — bei einer Patientin mit Turner-Stigmata. Sichtbare Deletion des langen Arms eines der beiden X-Chromosomen.

kurzen Armes des X-Chromosoms) als auch bei Frauen mit 46,X,Xq- (Deletion des langen Armes des X-Chromosoms) keine normalen Ovarien vorhanden sind. Die Autorin nimmt außerdem an, daß die für das normale Größenwachstum und bestimmte somatische Merkmale verantwortlichen Gene auf dem kurzen Arm des X-Chromosoms liegen müssen und daß für eine normale somatische Entwicklung die kurzen Arme beider X-Chromosomen notwendig sind. Sie stützt ihre Behauptung auf Beobachtungen von Frauen mit dem Karyotyp 46,X,i(Xp) (Isochromosom des kurzen Armes des X-Chromosoms), bei denen keine somatischen Anomalien auftreten. Der von Bocian u. Mitarb. (1971) veröffentlichte Fall eines Turner-Syndroms mit dem Karyotyp 46,X,Xq- sowie die von ihnen gegebene Literaturübersicht sprechen jedoch für das Auftreten von typischen Symptomen des Turner-Syndroms sowohl beim Karyotyp 46,X,Xq- als auch bei 46,X,Xp-. Auf eine solche Erscheinung wird auch in einer Arbeit von Boczkowski u. Mikkelsen (1973) hingewiesen (Abb. 1–9).
Die Schwierigkeiten bei der Festlegung bestimmter Genorte für die somatische Entwicklung berechtigen noch nicht zur Annahme einer „en-block-Wirkung" des X-chromosomalen Heterochromatins.

1.2.2.3. Die genetische Rolle des X-chromosomalen Heterochromatins

Nach einer Theorie von Hamerton (1968) stellen das heterochromatische X-Chromosom bei weiblichen und das Y-Chromosom bei männlichen Säugern „Kontrollzentren" hinsichtlich sowohl der Geschlechtsdetermination als auch verschiedener somatischer Merkmale dar. Die Idee von der Kontrolle der Geschlechtsdeterminierung und der wesentlichen Prozesse der Geschlechtsdifferenzierung durch das Heterochromatin stammt aus einer alten Theorie der experimentellen und theoretischen Genetik (Polani 1969). Ungeklärt bleibt dabei die Wirkungsweise des Heterochromatins. Handelt es sich um eine „spezifische", auf bestimmte Prozesse gerichtete oder eine „unspezifische", allgemeine Wirkung, die zur Geschlechtsdifferenzierung in einer bestimmten Richtung führt, wobei eine scharfe Grenze zwischen beiden Wirkungsweisen sicher nicht zu ziehen ist. Wahrscheinlich wirkt das Heterochromatin auf allgemeine Entwicklungsprozesse der frühen Embryonalentwicklung, wie Wachstum, Zellteilungsrhythmus und Zellstoffwechsel. Die quantitative Wirkung des X- und Y-chromosomalen Heterochromatins auf den Phänotyp wurde beim Menschen mit einigen Eigenschaften in

Zusammenhang gebracht, wie z. B. Intelligenz, Papillarmuster der Fingerbeeren und Größenwachstum. Nach POLANI (1969) bewirkt jedes zusätzliche X-Chromosom eine Verringerung der Papillarleistenzahl der Fingerbeeren (Total-ridge-count) um 20 Leisten. Die Beziehungen zwischen Geschlechtschromosomen und Wachstum sind nicht ganz klar. Sicher hat das Y-Chromosom einen Einfluß auf die Körperendgröße.

Literatur

ANGELL R., GIANNELLI F., POLANI P. E.: Three dicentric Y chromosomes. Ann. Hum. Genet., Lond., 34, 39, 1970.

BARR, M. L., BERTRAM, E.: A morphological distinction between neurons of the male and female and the behaviour of the nucleolar satellite during accelerated nucleoprotein synthesis. Nature **163**, 676, 1949.

BEATTY R. A.: Genetic basis for the determination of sex. Phil. Trans. Roy. Sek. Lond., B. **295**, 3, 1970.

BISHOP A., LESSE M., BLANK C. E.: The relative length and arm ratio of the human late-replicating X chromosome. J. Med. Genet., **2**, 93, 1965.

BOCIAN M., KROMPOTIC E., SZEGO K., ROSENTHAL I. M.: Somatic stigmata of Turner's syndrome in a patient with 46,XXq-. J. Med. Gen., **8**, 358, 1971.

BOCZKOWSKI K.: Sex determination and gonadal differentiation in man. Clin. Genet., **2**, 379, 1971.

BOCZKOWSKI K., MIKKELSEN M.: Fluorescence and autoradiographic studies in patients with Turner's syndrome and 46,XXp- and 46,XXq-karyotypes. J. Med. Genet., **10**, 350, 1973.

BRIDGES C. B.: Triploid intersexes in Drosphila melanogaster. Science **54** 252, 1921.

BRIDGES C. B.: Cytological and genetic basis of sex. In: Sex and Internal Secretion. 2. Aufl. Balliere London **1939**.

BÜHLER E. M.: H-Y-Antigen und Geschlechtsentwicklung. Schweiz. Rundschau Med., **70**, 229, 1981.

Denver Study Group: A proposed standard system of nomenclature of human mitotic chromosomes. Lancet, **1**, 1063, 1960.

DÖRNER G.: Sexualabhängige Gehirndifferenzierung und Sexualität. Fischer-Verl. Jena 1972.

EICHWALD E. J., SILMSER C. R.: Communication. Transplant. Bull **2** (1955) 148.

FREDGA K.: Unusual sex chromosome inheritance in mammals. Phil. Trans. Roy. Soc., Lond., B. **259**, 15, 1970.

GALLTEN L.: Hormones sexuelles et differentiation du sexe chez les Amphibiens. Rev. Suisse Zool. **61**, 349, 1954.

GOODFELLOW P. N., ANDREWS P. W.: Sexual differentiation and H-Y antigen. Nature, **295**, 11, 1982.

HAMERTON J. L.: Significance of sex chromosome derived heterochromatin in mammals. Nature, **219**, 910, 1968.

HASELTINE F. P., OHNO S.: Mechanisms of gonadal differentation. Science, **211**, 1272, 1981.

JACOBS P. A.: Structural abnormalities of the sex chromosomes. Brit. med. Bull., **25**, 94, 1969.

JACOBS P. A., ROSS A.: Structural abnormalities of the Y chromosome in man. Nature, 210, 352, 1966.

JACOBS P. .A, STRONG J. A.: A case of human intersexuality having a possible XXY sex-determining mechanism. Nature, Lond., **183**, 302, 1959.

KJESSLER B.: Karyotype, Meiosis and Spermatogenesis in a Sample of Men Attending an Infertility Clinic. S. Karger, Basel, New York 1966.

KOO G. C., WACHTEL S. S., KRUPEN–BROWN K., MITTL L. R., BREG R., GENEL M., ROSENTHAL I. M., BORGAONKAR D. S., MILLER D. A., TANTRAVAHI R., SCHRECK R. R., ERLANGER B. F. MILLER O. J.: Mapping the locus of the H-Y gene on the human Y chromosome. Science, **198**, 940, 1977.

LINDSTEN J.: The Nature and Origin of X-chromosome Aberrations in Turner's Syndrome. Almquist and Wiksells, Uppsala 1963.

LYON M. F.: Sex chromatin and gene action in the mammalian X-chromosome. Am. J. Hum. Genet., **14**, 135, 1962.

LYON M. F.: Sex chromatin and gene action in the X-chromosome of mammals. In: Sex Chromatin. Ed. MOORE K. L. W. B. Saunders Comp., London 1966.

LYON M. F.: Mechanisms and evolutionary origins of variable X-chromosome activity in mammals. Proc. Roy. Soc. Lond. B. **187**, 243, 1974.

MCILREE M. E., PRICE W. H., COURT BROWN W. M., TULLOCH W. S., NEWSAM J. E., MACLEAN N.: Chromosome studies on testicular cells from 50 subfertile men. Lancet, **2**, 69, 1966.

MCKUSICK V. A.: Mendelian Inheritance in Man. Catalogs of Autosomal Dominant, Autosomal Recessive, and X-linked Phenotypes. The Johns Hopkins Press, Baltimore and London 1978. Fifth Edit.

MILLER O. J., SANGER R., SINISCALCO M.: Report of the committee on the genetic constitution of the X and Y chromosomes. Human Gene Mapping. 4. Cytogenet. Cell Genet., **22**, 124, 1978.

MILLER O. J., SINISCALCO M.: Report of the committee on the genetic constitution of the X and Y chromosomes. Human Gene Mapping 6. Cytogenet. Cell Genet. **32**, 179, 1982.

MULDAL S., C. GILBERT C. W., LAJTHA L. G., LINDSTEN, JA., ROWLEY J., FRACCARO M.: Triated thymidine incorporation in an isochromosome for the long arm of the X chromosome in man. Lancet 1963/I 861.

MÜLLER U., SCHINDLER H.: Testicular differentiation — a developmental cascade. Morphogenetic effects of H-Y antigen and testosterone in the male mammalian gonad. Differentiation, Supplement. **23**, 99—103, 1983.

NIELSEN J., FRIEDRICH U.: Length of the Y chromosomes in criminal males. Clin. Genet., **3**, 281, 1972.

OHNO S.: Major regulatory genes for mammalian sexual development. Cell, **7**, 315, 1976.

OHNO S.: Sex Chromosomes and Sex-linked Genes. Springer-Verlag Berlin, Heidelberg, New York **1967**.

OHNO S.: Major Sex-determining Genes. Springer-Verlag Berlin, Heidelberg, New York 1979.

POLANI P. E.: Abnormal sex chromosomes and mental disorder. Nature, **223**, 680, 1969.

RIGGS A. D.: X inactivation, differentiation, and DNA methylation. Cytogenet. Cell. Genet., **14**, 9, 1975.

SAGER R., KITCHIN R.: Selective silencing of eukaryotic DNA. Science, **179**, 426, 1975.

SCHWINGER E., BOCZKOWSKI K.: Frequency and morphology of the Y-body in patients with female or ambisexual phenotype. Clin. Genet., **4**, 447, 1973.

STARKMAN M. N., JAFFE R. B.: Chromosome aberrations in XO/XY mosaic individuals and their fathers. Am. J. Obstet. Gynec., **99**, 1056, 1967.

STERN C.: The problem of complete Y-linkage in man. Am. J. Hum. Genet., **9**, 150, 1956.

SUTTON H. E.: An Introduction To Human Genetics. Saunders College Philadelphia 1980.

WACHTEL S. S.: H-Y Antigen and the Biology of Sex Determination. Grune and Stratton, New York, London, 1983.

WACHTEL S. S., KOO G. C., BREG W. R., ELIAS S., BOYSE E. A., MILLER O. J.: Expression of H-Y antigen in human males with 2Y chromosomes. New Engl. J. Med., **293**, 1070, 1975.

WACHTEL S. S., KOO G. C., ZUCKERMAN E. E., HAMMERLING U., SCHWID M. P., BOYSE E. A.: Serological cross reactivity between H-Y (male) antigen of mouse and man. Proc. Natl. Acad. Sci., USA, **71**, 1215, 1974.

WACHTEL S. S., OHNO S., KOO G. C., BOYSE E. A.: Possible role for H-Y antigen in the primary determination of sex. Nature, **257**, 235, 1975.

WITSCHI E.: Experimentelle Untersuchungen über die Entwicklungsgeschichte der Keimzellen von Rana temporaria. Arch. Mikrosk. Anal. **85**, 9, 1914.

WOLF U.: Studies on HY antigen in disorders of sexual development. Actualites gynecologiques onzieme serie. Masson, Paris, New York, 1980.

WOLF U.: Genetics of Primary Gonadal Differentation. In: Oligozoospermia: Recent Progress in Andrology. Ed. G. FRAESE et al. Raven Press, New York 1981.

WOLF U.: X-linked genes and gonadal differentiation. Differentiation, Supplement. **23**, 104–106, 1983.

2. Gonadenentwicklung bei Wirbeltieren

Der Gonadenentwicklung liegen folgende Prinzipien zugrunde:

1. Das Gonosom des homogametischen Geschlechts (X- bzw. Z-Chromosom) ist größer als das die Gonadenentwicklung bestimmende (Y- bzw. W-Chromosom).
2. Die Gonaden des heterogametischen Geschlechts, die Testes bei den Säugetieren und die Ovarien bei den Vögeln, dominieren und spielen die aktive Rolle bei der Geschlechtsentwicklung. Folglich wirkt das induzierende Gonosom (Y- bzw. W-Chromosom) geschlechtsbestimmend.
3. Die inneren und äußeren Sexualorgane entwickeln sich ohne Y- bzw. W-Chromosom in Richtung des homogametischen Geschlechtes, also entgegen dem der dominierenden Gonade. Entsprechend erfolgt die Entwicklung der Sexualorgane bei Menschen mit Gonadendefekten immer in weiblicher Richtung. Daraus erklärt sich, warum bei fast allen Formen von Intersexualität testikuläre Strukturen oder vollkommen dysgenetische Gonaden vorliegen. Ovarien kommen nur beim Adrenogenitalen Syndrom vor, bei dem die intersexuelle Entwicklung durch hormonelle Synthesestörungen in den Nebennieren und nicht in den Ovarien bedingt ist.
4. Die Hormonsekretion der dominierenden Gonade determiniert die für das jeweilige Geschlecht charakteristische Funktion des Hypothalamus, der die Gonadotropinausschüttung der Hypophyse steuert. Die Differenzierung des Hypothalamus der Säugetiere in männlicher Richtung erfolgt durch Einwirkung von Androgenen, die die Testes produzieren. Fehlen diese Hormone in einer jeweils artspezifischen kritischen Phase, bildet sich in der Hypophyse irreversibel der weibliche Sekretionstyp heraus.

2.1. Hermaphroditismus bei Wirbeltieren

Bei den Wirbeltieren besteht Zweigeschlechtigkeit. Dieses zweigeschlechtige System ist relativ einförmig im Vergleich zu der Vielfalt bei manchen anderen Lebewesen. Bei dem Pilz *Schizo-*

phyllum commune gibt es z. B. 400000 Kreuzungstypen, d. h. unterschiedliche Geschlechter. Die zweigeschlechtige Differenzierung der Wirbeltiere ist normalerweise vollständig, ein Individuum ist entweder männlich oder weiblich. Bei Auftreten von Merkmalen beider Geschlechter bei einem Individuum spricht man von **Hermaphroditismus** (Zwittrigkeit) oder Pseudohermaphroditismus.
Bei den höheren Wirbeltieren bedeutet das Fehlentwicklungen der inneren und/oder äußeren Sexualorgane. Die Potenz zur zwittrigen Entwicklung resultiert aus deren gemeinsamen Anlagen.

2.1.1. Fische

Unter den Wirbeltieren weisen die Fische die größte Vielfalt bei der Geschlechtsdifferenzierung auf. Im Unterschied zu den höheren Wirbeltieren existiert der Hermaphroditismus bei ihnen als physiologischer Zustand. Es lassen sich fünf Formen unterscheiden:

Synchroner Hermaphroditismus:

Ein Individuum kann gleichzeitig weiblich und männlich funktionsfähig sein. Es reifen gleichzeitig Spermien und Eizellen.

Funktionell alternierender Hermaphroditismus:

Die männliche und weibliche Funktion eines Individuums wechselt im Laufe des Lebens mehrmals.

Protandrischer Hermaphroditismus:

Das zuerst der Funktion nach männliche Individuum wird später weiblich.

Protogyner Hermaphroditismus:

Das zuerst der Funktion nach weibliche Individuum wird später männlich.

Rudimentärer Hermaphroditismus:

Rudimentäre gegengeschlechtige Eigenschaften bei einem ansonsten nur weiblichen oder nur männlichen Individuum. Diese Art des Hermaphroditismus kann vorübergehend sein oder das ganze Leben andauern.

2.1.2. Amphibien

Die Untersuchungen an Amphibien, die vor allem von Witschi (1914) durchgeführt wurden, bilden die Grundlagen für unsere heutigen Kenntnisse der Gonadenentwicklung bei den Wirbeltieren. Am besten untersucht ist der Frosch (*Rana*). Die Gonaden der Kaulquappen bestehen aus zwei Komponenten: Rinde und Mark. Beide entstehen aus dem vom Mesoderm abstammenden Mesonephros. Der Reproduktionstrakt der Lurche bleibt auch später noch mit dem vom Mesonephros abgeleiteten Ausscheidungssystem der Niere verbunden.
Den männlichen Tieren dienen die Nierenkanäle sowohl als Harn- als auch als Samenleiter.
Bei dem experimentellen Verschmelzen zweier Embryonen und Anlegen eines gemeinsamen Kreislaufs vor der Geschlechtsdifferenzierung (Abb. 2–1) erfolgt eine Geschlechtsumkehrung fast nur bei weiblichen Tieren und zwar in Abhängigkeit vom Abstand der primären Gonadenanlagen. Bei geringem Abstand vollzieht sich eine vollständige Umwandlung zu männlichen Gonaden, bei größerem Abstand bleibt die Maskulinisierung unvollständig oder gar nicht erkennbar.
Gonadentransplantationen von männlichen in weibliche Tiere und umgekehrt bewirken eine gegenseitige Beeinflussung, indem sich sowohl Spender- als auch Empfängergonaden zu Ovotestes entwickeln, histologisch mit ovariellem und testikulärem Gewebe.
Auch durch Geschlechtshormongaben bei Larven kommt es zur Geschlechtsumwandlung entsprechend dem gewählten Hormon. Man kann dabei die Hormone injizieren oder die Kaulquappen über eine längere Zeit in einer Hormonsuspension schwimmen lassen. Eine Geschlechtsumwandlung durch Hormongaben im Embryonalstadium gelingt auch bei anderen Wirbeltieren außer den Säugetieren. Bei letzteren bietet die Plazenta offenbar einen Schutz gegen die Hormonwirkung.

2.1.3. Vögel

Bereits Aristoteles berichtete über ein Huhn, das aussah wie ein Hahn und sich so auch benahm, sowie über einen Hahn, der Eier legte. Jahrhundertelang hielt sich der Glaube, daß ein Hahn Eier legen kann, und die sagenhafte geflügelte Schlange sollte aus eben so einem Ei geschlüpft sein. Bekanntlich handelt es sich hier um ein Fabeltier mit tödlichem Blick, das auch in den polnischen Sagen eine Rolle spielt.

1474 wurde in Basel Gericht über einen Hahn gehalten, der ein Ei gelegt hatte. Weil er vom Teufel besessen sei, wurde er zum Tode auf dem Scheiterhaufen verurteilt. Die eierlegenden Hähne beschäftigten die Inquisition und wissenschaftliche Autoritäten immer wieder. Den ersten Versuch, dieses Problem wissenschaftlich zu erklären, unternahm 1654 BARTHOLIN, der auf Befehl Friedrichs III. in Kopenhagen ein von einem alten Hahn gelegtes Ei sezierte.

Bei Vögeln wurde Intersexualität nicht nur zuerst beschrieben, sondern wahrscheinlich auch erstmalig experimentell erzeugt. 1771 transplantierte HUNTER Testes von Hähnen auf Hühner und erzeugte bei diesen damit männliche Eigenschaften. Allerdings veröffentlichte er seine Arbeiten nicht, es ist lediglich in zeitgenössischen Berichten davon die Rede. Die ersten wissenschaftlichen Untersuchungen über den Einfluß hormoneller Substanzen verdanken wir BERTHOLD, der 1848 sechs Hähnen die Hoden entfernte, wobei er zweien davon je einen Hoden wieder in die Bauchhöhle implantierte. Bei diesen beiden Vögeln traten keine Hormonmangelsymptome auf wie bei den vier kastrierten Hähnen. Die Hodenimplantation in die Bauchhöhle verhinderte demnach einen Hormonmangel. Der Einfluß in das Blut abgegebener Faktoren auf somatische Merkmale des Organismus war also schon viel eher bekannt als die Bezeichnung „Hormone“.

Bei den Vögeln sind die Weibchen heterogametisch (ZW) und die Männchen homogametisch (ZZ). Trotzdem haben die weiblichen Zellen wie bei den Säugetieren Barr-Körper (X-Chromatin) (KOSIN und ISHIZATI, 1959). Nach OHNO u. Mitarb. (1960) unterliegt bei den Vögeln das einzelne Z-Chromosom der Heteropyknose. Unabhängig von der Richtigkeit dieser Interpretation beweist das Vorkommen von Barr-Körpern bei heterogametischen weiblichen Individuen, daß diese nicht nur aus den überzähligen Gonosomen entstehen.

Bei den Vögeln entwickeln sich die inneren Geschlechtsorgane asymmetrisch. Die Rinde der linken Gonadenanlage ist stärker entwickelt als das Mark, die der rechten atrophisch. Im Gegensatz zu anderen Wirbeltieren dominieren bei Vögeln die Ovarien über die Testes.

2.1.4. Säugetiere

Die modernen Untersuchungen zur Geschlechtsdifferenzierung und zum Hermaphroditismus bei Säugetieren begannen 1916, als Lillie sowie Keller u. Tandler ihre Arbeiten über die **Freemartins** veröffentlichten (Abb. 2-2). Die von diesen Autoren vorgeschlagene Erklärung der Erscheinung bildete die Grundlage für eine endokrinologische Betrachtungsweise der Geschlechtsdifferenzierung. Freemartins sind Rinderzüchtern seit Jahrhunderten bekannt. Die erste genaue anatomische Beschreibung stammt von Hunter aus dem 18. Jahrhundert. Bei einem Freemartin (Zwicke) handelt es sich um ein genetisch weibliches Kalb, das als Zwilling eines normalen männlichen Kälbchens geboren wurde. Es hat weibliche äußere Sexualorgane und Milchdrüsen. In einigen Fällen besteht allerdings eine deutliche Klitorishypertrophie. Die inneren Sexualorgane eines solchen Kalbes tragen Merkmale beider Geschlechter. Die männlichen Geschlechtsgänge sind gewöhnlich gut entwickelt, die weiblichen schwach, rudimentär oder nicht erkennbar. Die dysgenetischen Gonaden befinden sich in der Bauchhöhle. Sie sind kleiner als normal, steril und zeigen histologisch teilweise testikuläre Strukturen.

Nach Lillie (1916) sowie Keller und Tandler (1916) wird ein Freemartin immer als Zwilling eines männlichen, niemals eines weiblichen Kälbchens geboren. Außerdem entwickelt sich ein Freemartin nur, wenn zwischen den Placentae beider Zwillinge Anastomosen bestehen. Ausmaß und Zeitpunkt der Entstehung der Anastomosen korrelieren mit dem Grad der Maskulinisierung.

In diesem „Experiment der Natur" kommt es zur Vermischung des Blutes beider Feten vor und während der Zeit der Gonadendifferenzierung. Bereits 1916 hielten die genannten Autoren das Freemartin für ein ursprünglich weibliches, durch den hormonellen Einfluß des Zwillingsbruders verändertes Tier. Diese Interpretation fand in den 50er Jahren durch die Ergebnisse von X-Chromatin-Untersuchungen ihre Bestätigung. Beim Menschen tritt diese Erscheinung wahrscheinlich deshalb nicht auf, weil zwischen den Placentae zweieiiger Zwillinge, auch wenn sie noch so nahe beieinanderliegen, keine Anastomosen entstehen.

Die Pathogenese der Freemartins ist bis heute insofern noch nicht völlig klar, als die dabei wirksamen Hormone bzw. die entsprechenden Stoffe noch nicht identifiziert werden konnten (Jost 1970). Androgengaben in hohen Dosen an trächtige Kühe verabreicht,

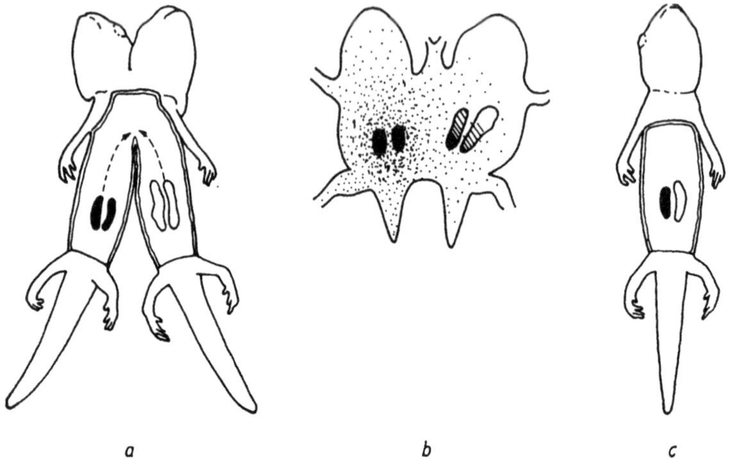
a
b
c

1

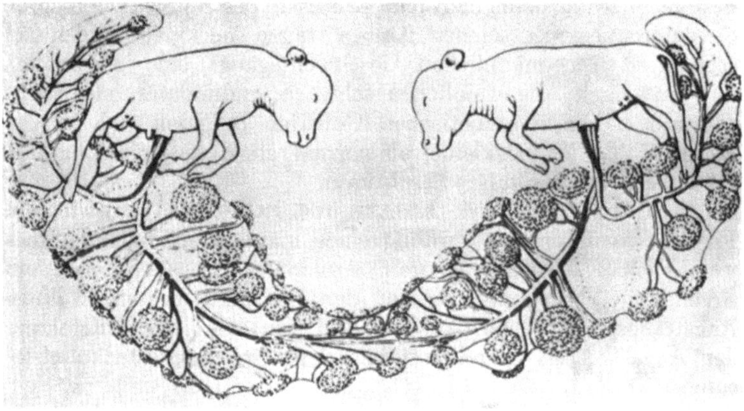

2

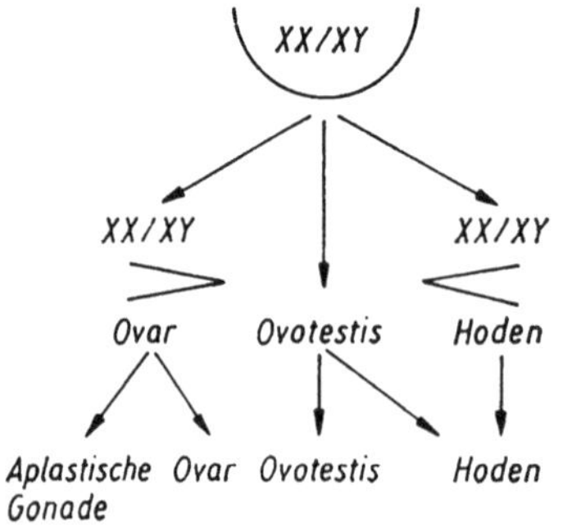
XX/XY
XX/XY
XX/XY
Ovar
Ovotestis
Hoden
Aplastische Gonade
Ovar
Ovotestis
Hoden

3

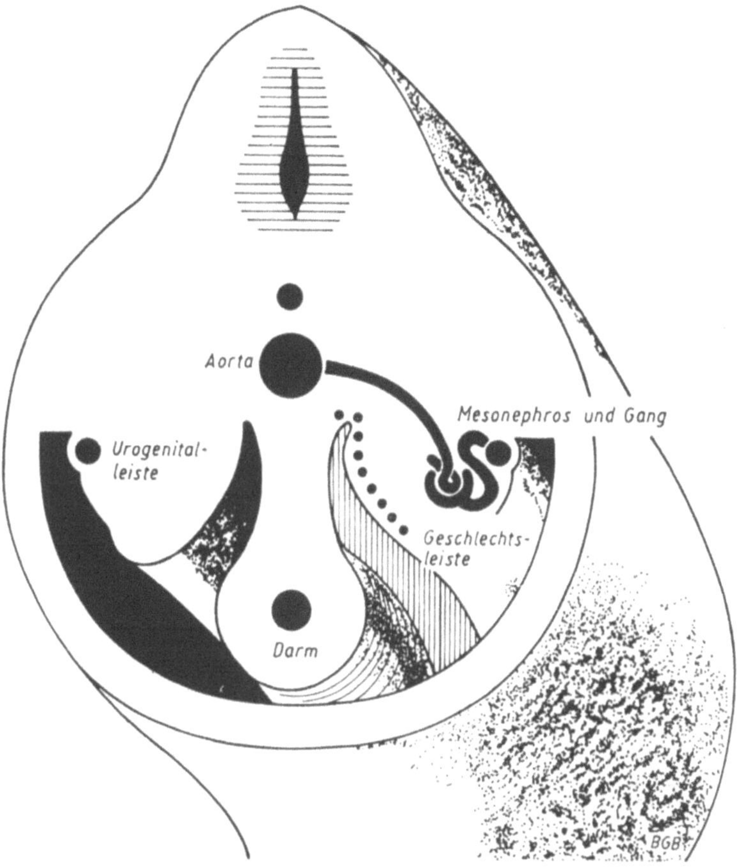

Abb. 2–1. Versuchsanordnung zur Untersuchung wechselseitiger Beeinflussung männlicher und weiblicher Gonaden bei den Amphibien. a: Bei großer Entfernung der Gonaden voneinander bleibt der gegenseitige Einfluß gering; b: Ein geringer Abstand der Gonaden bedingt eine deutliche wechselseitige Beeinflussung; c: Ergebnis einer Gonadentransplantation, bei der die männliche und weibliche Gonade eng nebeneinander zu liegen kommen (nach WITSCHI 1961, in R. K. BURNS, Sex and Internal Secretion. The Williams and Wilkins Co., Baltimore 1961).

Abb. 2–2. Rinder-Gemini mit gemeinsamer Plazenta und Gefäßanastomosen. Links männlicher Fet, rechts Freemartin (LILLIE J. Exper. Zool. **23**, 311, 1917).

Abb. 2–3. Schematische Darstellung der Gonadenentwicklung bei Individuen mit dem Mosaik 46,XX/46,XY (BOCZKOWSKI, 1973).

Abb. 2–4. Schematische Darstellung der Urogenitalleisten mit den einwandernden Keimzellen (Modif. nach BÖVING, 1970).

wirkten sich bei den Feten anders aus. Testosteronproprionat, Methyltestosteron oder 9α-Fluor-11β-Hydroxy-17-Methyltestosteron 1—3 Wochen lang vom 34. bis 42. Tag der Trächtigkeit injiziert, hatte bei den zwischen dem 105. und 110. Tag untersuchten weiblichen Feten eine Maskulinisierung der äußeren, nicht aber der inneren Sexualorgane zur Folge. Mikroskopisch konnten keine Anomalien der Ovarien, Tuben oder Cornua uteri nachgewiesen werden. Neben den Müllerschen Gängen hatten sich allerdings auch die Wolffschen Gänge gut entwickelt. Die Freemartins dagegen haben zwischen dem 105. und 110. Tag der Trächtigkeit weibliche äußere Geschlechtsorgane sowie rudimentäre Gonaden und Cornua uteri.

Daraus ergibt sich folgende Schlußfolgerung (Jost 1953): Die Testes schütten zwei verschiedene Substanzen aus: 1) wahrscheinlich ein androgenes Steroidhormon, das die Maskulinisierung der äußeren Sexualorgane und der Wolffschen Gänge bewirkt. Dieser Effekt tritt auch nach Androgengaben an Schwangere auf; 2) die zweite Substanz hemmt die Entwicklung der Müllerschen Gänge und führt zu Veränderungen in den Gonaden des Freemartins. Nach Ohno u. Mitarb. (1962) entstehen Freemartins durch Zellwanderungen (einschließlich Geschlechtszellen) vom männlichen zum weiblichen Feten, wodurch es zu einem Gonadenchimärismus kommt. Der Nachweis von Zellen mit dem Karyotyp 46,XY in den Gonaden der Freemartins ist allerdings nicht gelungen. Obwohl an der Tatsache einer Zellwanderung zwischen Zwillingsfeten beim Kalb kein Zweifel besteht, ist die Theorie wenig wahrscheinlich, da es sich hier um einen äußerst umfangreichen Zellaustausch handeln müßte.

Der am Beispiel der Freemartins deutlich gewordene hormonelle Einfluß der embryonalen Gonaden wurde später noch in zahlreichen Experimenten untersucht. Die Resultate werden im folgenden diskutiert.

2.2. Gonadendifferenzierung bei Säugetieren

Die Gonadenanlagen der Säugetiere bestehen aus Mark und Rinde. Bei Entwicklung der Rinde erscheinen ovarielle Strukturen, während aus dem Mark das testikuläre Gewebe entsteht. Beide schließen sich gegenseitig in ihrer Entwicklung aus, d. h. bei Weiterentwicklung des Marks kommt es zur Regression der Rinde und umgekehrt. Eine Transformation der einen Komponente in die andere findet also nicht statt. Die Gonadenanlagen sind zunächst bipotent und vermögen sich unabhängig vom chromosomalen Geschlecht in männlicher oder weiblicher Richtung zu differenzieren. Hierin liegt ein Ansatzpunkt für Störfaktoren, die beim Wirbeltierfet zur Geschlechtsumwandlung bzw. zur Intersexualität führen können. Der Differenzierungsprozeß wird beim Menschen am männlichen Embryo am 35. Entwicklungstag erkennbar. Auf eine Differenzierung in weiblicher Richtung kann man erst etwas später an Hand des Ausbleibens testikulärer Strukturen schließen. Sie setzt nur ein, wenn keine Testes angelegt werden.

Experimentelle Untersuchungen zur Gonadendifferenzierung

Bei allen höheren Wirbeltieren läßt sich die Entwicklung der Gonaden des homogametischen Geschlechts in die entgegengesetzte Richtung lenken, nicht aber die des heterogametischen Geschlechts. Bei den Vögeln mit männlichem homogametischem Geschlecht wandeln sich die Testes unter Östriol- oder Östrogengaben in Ovarien um. Dagegen sind die Ovarien des heterogametischen weiblichen Geschlechts selbst bei hoher Testosterondosierung nur schwer zu beeinflussen. Bei den Säugetieren ist das männliche Geschlecht heterogametisch. Hier gelingt es kaum, Testes zu Ovarien umzuwandeln, wohl aber Ovarien zu Testes.

Die Entwicklung der Testes der Säugetiere erweist sich von Anfang an als streng determiniert. Sie setzt sich auch fort, wenn die Testes noch vor der histologischen Differenzierung entnommen und transplantiert oder in vitro kultiviert werden. Ovarien dagegen degenerieren unter diesen Bedingungen oder entwickeln sich in männlicher Richtung. Transplantiert man Ovarien in einem frühen Entwicklungsstadium in ein kastriertes Tier männlichen oder weiblichen Geschlechts, dann gibt es für ihre Weiterentwicklung vier Möglichkeiten: Es entstehen 1. rudimentäre Gonaden unklaren Geschlechts, 2. dysgenetische Ovarien, 3. Ovotestes oder 4. dysgenetische Testes.

Bei Implantation eines Paares fetaler Rattengonaden (vom 15. Schwangerschaftstag) in die Niere kastrierter Tiere wachsen und differenzieren sich die Testes weiter, die Ovarien dagegen sistieren in ihrer Entwicklung oder bilden testikuläre Strukturen aus (Bruner-Lorand 1964). Die Veränderungen sind unabhängig vom Geschlecht des kastrierten Tieres. Ähnliche Beobachtungen wurden an Kaninchen gemacht.

Bei Kultivation von Testes aus 13 Tage alten Embryonen zusammen mit 4–6 Tage älteren Ovarien (Bruner-Lorand 1964) traten ein Sistieren der Entwicklung der Testes nur in wenigen

Fällen, eine Inversion gar nicht ein. Unter Einfluß der Testes können also in Ovarien testikuläre Strukturen entstehen oder ein Entwicklungsstillstand eintreten, wogegen Ovarien nur einen geringen Einfluß auf Testes und das auch nur unter bestimmten Bedingungen ausüben.

2.2.1. Schwellenwerteffekt des Y-Chromosoms

Nach TARKOWSKI (1964) und FORD (1970a) kann das Y-Chromosom in Abhängigkeit von der Anzahl der gonadalen Zellen, in denen es vorhanden ist, einen Schwellenwerteffekt bei der Gonadendifferenzierung ausüben. Selbst eine relativ kleine Zellzahl mit Y-Chromosom soll eine Differenzierung von Testes in den primären Gonadenanlagen bewirken.

FORD (1970b) untersuchte das Verhältnis von 45,X-Zellen zu 46,XY-Zellen bei zwei Patienten mit dem Mosaik 45,X/46,XY. Beide wurden als Knaben erzogen und hatten zwittrige äußere Sexualorgane. Bei beiden wurden im Alter von 3 bzw. 13 Jahren jeweils Biopsien aus dem Hoden und der zweiten aplastischen Gonade entnommen. In dem einen Fall fand der Autor nach Kultivierung in vitro im Hoden 30% 46,XY-Zellen und 70% 45,X-Zellen, in der aplastischen Gonade 10% 46,XY- und 90% 45,X-Zellen. Bei dem anderen Knaben enthielten der Hoden 20% 46,XY- und 80% 45,X-Zellen, die aplastische Gonade 10% 46,XY- und 90% 45,X-Zellen. Demzufolge reichen 20% Zellen mit Y-Chromosom zur Hodenentwicklung aus.

Diese Dominanz der 46,XY-Zellen bestätigte sich auch in Fällen von 46,XY/46,XX-Mosaik. Bei entsprechenden Patienten findet man gewöhnlich dysgenetische Testes oder Ovotestes und nur ganz selten aplastische Gonaden oder Ovarien (Abb. 2–3). Beim echten Hermaphroditismus mit 46,XY/46,XX-Mosaik liegt der Anteil von 46,XX-Zellen wesentlich höher als der mit 46,XY-Zellen. Letztere können in einigen Kulturen sogar ganz fehlen. MYSTKOWSKA und TARKOWSKI (1968) zeigten an 46,XY/46,XX-Mäusechimären, daß Chimärismus die männliche Gonadendifferenzierung nicht stören muß und daß echter Hermaphroditismus nur selten vorkam. Wahrscheinlich erklärt sich die Dominanz der 46,XY-Zellen aus dem Zeitfaktor. Die Differenzierung der Testes tritt zuerst ein und hemmt eine später einsetzende Entwicklung der Ovarien.

2.2.2. Die Meiose

Die Urkeimzellen wandern vor dem 30. Entwicklungstag in die Geschlechtsleiste ein (Abb. 2–4). Nach einer Phase mitotischer Teilungen in der Geschlechtsleiste hängt das weitere Schicksal der Geschlechtszellen von ihrem Chromosomensatz ab. In den Ovarien entstehen Oogonien, in den Testes Spermatogonien.

Nach dem dritten Entwicklungsmonat beim Menschen, 4—5 Tage vor der Geburt bei der Maus setzt die meiotische Teilung ein, die Oogonien werden zu Oozyten erster Ordnung. Die Meiose bleibt aber bei allen weiblichen Säugern einschließlich des Menschen im Diplotän (Diktyotän) der Prophase der ersten Teilung stehen. Nach Baker (1971) finden in den Oozyten trotzdem aktive Stoffwechselprozesse statt.

Während der Embryonalentwicklung beginnt bei weiblichen Individuen ein Degenerationsprozeß der Geschlechtszellen, der nach der 16. Woche einen Höhepunkt erreicht. Infolgedessen geht die Anzahl dieser Zellen, die im 5. Fetalmonat noch etwa 6 Millionen beträgt, auf 70 Tausend bis 2 Millionen im 6. Monat nach der Geburt zurück und verringert sich im Laufe des Lebens immer mehr bis zum Untergang des letzten Follikels während der Menopause. Diese fortschreitende Degeneration bei den höheren Säugetieren, insbesondere beim Menschen, schränkt die Fertilität in keiner Weise ein; denn die Keimzellen reichen für die Reproduktion völlig aus. Im Leben einer Frau können nicht mehr als 400 Oozyten heranreifen, da monatlich nur ein Eisprung stattfindet.

Die männlichen Geschlechtszellen beginnen die Meiose nach der Geburt, beim Menschen erst in der Pubertät. Hier kommt es auch nicht zu der für das weibliche Geschlecht typischen Degeneration von Geschlechtszellen. Im Ejakulat eines Mannes befinden sich dann jeweils etwa 150 Millionen reife Spermien.

Nach Untersuchungen von Singh und Carr (1966) beginnt die Meiose in den Gonaden von Feten mit dem Karyotyp 45,X wie in den normalen Ovarien, nur setzen kurz darauf stärkere degenerative Veränderungen ein. Geschlechtszellen von Individuen mit dem Karyotyp 45,X vermögen also in die Meiose einzutreten, dafür genügt offenbar 1 X-Chromosom.

Es ist noch unklar, welcher Mechanismus die Meiose einleitet. Ozdzeński (1972) zeigte, daß nach Transplantation der Geschlechtsleiste eines genetisch männlichen Feten auf ein älteres Tier die meiotische Prophase zum für Ovarien typischen Zeitpunkt beginnt. Nach Tarkowski (1970) besitzen somit die 46,XY-Keimzellen

die Fähigkeit, die Meiose ebenso früh zu beginnen wie die 46,XX-Keimzellen. Das gleiche gilt für die 45,X-Geschlechtszellen. Außerdem postuliert TARKOWSKI, daß der pränatale Beginn der Meiose Ausdruck der Wirkung einer „biologischen Uhr" der Keimzellen und nicht irgendeiner Stimulation von außen ist. Nach meiner Ansicht hängt allerdings der Beginn der Meiose von neben den Gonaden liegenden Zellen des Mesonephros ab. Diese Zellen sezernieren bei beiden Geschlechtern eine Substanz, die die Meiose induzieren könnte. Ein weiterer Stoff mit antagonistischer Wirkung wird wahrscheinlich von den Sertoli-Zellen in den Testes sowie den Zellen des Granulosaepithels in den Ovarien ausgeschieden. Das Zusammenwirken beider Substanzen steuert offenbar die Meiose der Geschlechtszellen.
Im fetalen Ovarium wirkt die meioseinduzierende Substanz auf die Oogonien, bevor diese vom Granulosaepithel umgeben werden. Dadurch beginnt die Meiose, die aber kurz darauf durch die Substanz aus dem Granulosaepithel im Diplotän gestoppt wird. Im fetalen Hoden werden dagegen die Geschlechtszellen eher vom Einfluß des Rete isoliert und der Wirkung der Sertoli-Zellen ausgesetzt. Die Meiose beginnt dadurch wesentlich später (MOORE u. WARNES 1979).

2.2.3. Bedeutung der Geschlechtszellen bei der Gonadendifferenzierung

OHNO (1967) vertrat in seiner Monografie „Gonosomen und gonosomale Gene" die inzwischen allgemeingültige Ansicht, daß die Geschlechtszellen keinen Einfluß auf die Gonadendifferenzierung ausüben. Danach werden die Geschlechtszellen bei den höheren Wirbeltieren von den somatischen Zellen, speziell den hormonsezernierenden Zellen der Gonade geprägt. Wahrscheinlich lassen aber die von OHNO zitierten experimentellen Befunde von COULOMBRE und RUSSEL (1954) keine so weitreichenden Schlußfolgerungen zu. Bei der Maus führen drei untersuchte Allele eines Locus zur Infertilität. Sie werden mit w, w^v und w^j und das Normalallel mit W bezeichnet. Steril sind die Homozygoten. Heterozygote mit W sind ebenso wie WW fertil. Beim Genotyp W^jW^j erreichen nur einige Geschlechtszellen die Gonadenleiste, beim Genotyp WW haben Neugeborene gar keine Geschlechtszellen. COULOMBRE und RUSSELL (1954) fanden bei Mäusefeten WW, W^vW ^{v}sowie WW^v histologisch normale Geschlechtsstränge als Grundlage für gut ausgebildete, aber natürlich sterile Samenkanälchen. Diese Befunde stimmen mit früheren Untersuchungsergebnissen an Mäusen und anderen Säugetieren überein (BURNS 1955). Das Del-Castillo-Syndrom oder „Nur-Sertoli-Zellen-Syndrom" beim Menschen stellt offenbar ein Analogon zu diesen Formen dar und bestätigt die Annahme einer von den Geschlechtszellen unabhängigen männlichen Gonadendifferenzierung. Schon BURNS (1955) stellte deren Wirkungslosigkeit bei der Testisdifferenzierung fest und bezeichnete sie deshalb als „passive" Geschlechtszellen. Die Situation bei der Entwicklung der Ovarien erweist sich jedoch als eine andere. COULOMBRE und RUSSELL (1954) fanden bei Mäusen in Abwesenheit von weiblichen Geschlechtszellen in allen untersuchten Altersgruppen verhältnismäßig kleine bindegewebige Ovarien mit in Abhängigkeit vom Genotyp unterschiedlich ausgeprägten Veränderungen.

MINTZ (1959) sah bei Ovarien ohne Geschlechtszellen zum Zeitpunkt der Geburt nur ein undifferenziertes Stadium, das etwa dem 8.—12. Entwicklungstag entspricht.

Ähnliche Beobachtungen machte DANTSCHAKOFF (1950) beim Kaninchen. Hier entwickelt sich die Rindenschicht der Gonadenanlage nicht, wenn die primären Geschlechtszellen die Geschlechtsleiste nicht erreichen. HELLER und JONES (1964) beobachteten nach selektiver Zerstörung der Keimzellen in fetalen Gonaden bei Kaninchen mit Busulfan deutliche degenerative Veränderungen in den Ovarien. Im histologischen Bild fehlen die Primärfollikel, lediglich vereinzelte Oozyten mit völlig ungeordnetem Follikelepithel waren zu erkennen. Die Autoren fanden bei einem menschlichen Feten, dessen Mutter von der 7. bis 38. Schwangerschaftswoche wegen Leukämie mit Busulfan behandelt worden war, lange schmale Ovarien aus Bindegewebe mit stark anfärbbaren Zellen, die sich als ungeordnetes Follikelepithel herausstellten, sowie einzelne Keimzellen. Ein ähnliches Bild ergaben Untersuchungen bei Ratten. Zusammenfassend ergibt sich, daß die Anwesenheit von Keimzellen für die Differenzierung der Ovarien unerläßlich ist. Bei der Auswertung der beschriebenen Untersuchungsergebnisse in weiblichen Feten muß die Ähnlichkeit zwischen undifferenziertem bindegewebigem Ovar und dysgenetischem Ovar beachtet werden: Die dysgenetischen, ursprünglich Primärfollikel enthaltenden Ovarien menschlicher Feten mit dem Karyotyp 45,X sehen später wie typische aplastische Gonaden aus. Ein entsprechendes histologisches Bild bieten auch Fälle von reiner Gonadendysgenesie mit dem Karyotyp 46,XY. Dabei kann der weibliche Phänotyp eines solchen Individuums zu einer Fehlinterpretation führen, da die Hormonsekretion der fetalen Ovarien bei der Ausbildung des weiblichen Phänotyps keine Rolle spielt.

2.2.4. Hormonsynthese der fetalen Gonaden

Für die männliche und weibliche Gonadendifferenzierung haben nicht nur die Keimzellen, sondern auch die somatischen Zellen eine unterschiedliche Bedeutung. Östrogene und Progesteron werden von männlichen und weiblichen Feten verschieden aufgenommen und verarbeitet.
Über die entscheidende Rolle der in den fetalen Testes synthetisierten Hormone in vivo und in vitro liegen detaillierte Untersuchungen vor (DRICZFALUSY 1971; JOSSO 1981; MACNAUGHTON 1969, OHNO 1979). Den Ovarien kommt in diesem Stadium dagegen nur eine untergeordnete Bedeutung zu. Nach Untersuchungen beim Menschen und beim Schaf sind sie zwar in vitro zur Steroidbiosynthese fähig, in vivo laufen entsprechende Prozesse jedoch nicht oder nur in sehr geringem Umfang ab. Die im späteren Leben vom Ovarium produzierten Hormone, die Östrogene und Progesteron, stammen während der Fetalperiode noch aus der Plazenta, d. h., weibliche Feten benötigen zwar diese Substanzen, synthetisieren sie aber nicht selbst. Möglicherweise findet durch die Hormone plazentaren Ursprungs eine kompetitive Hemmung der Synthese statt.

2.2.5. Differenzierung der Geschlechtsstränge

Über die Art von Entstehung und Entwicklung der Geschlechtsstränge existieren noch unterschiedliche Auffassungen. Danach entstehen primäre Geschlechtsstränge im Blastem der männlichen Gonadenanlagen. Die weibliche Differenzierung soll dagegen durch die Entwicklung sogenannter sekundärer Geschlechtsstränge in der Rinde der primären Gonadenanlagen entstehen. Neuere Untersuchungsergebnisse widersprechen der Existenz zweier verschiedener Geschlechtsstränge.
Durch uneinheitliche Verdickungen des Epithels über den Geschlechtsfalten, die beim menschlichen Embryo etwa ab 28. Tag post conceptionem auftreten, bewegen sich Zellgruppen in Gestalt fingerförmiger Stränge zum Mesenchym (BÖVING 1970).

Die männliche (testikuläre) Differenzierung ist durch folgende Prozesse gekennzeichnet:

1. Die Geschlechtsstränge verdichten sich und bilden die Samenkanälchen;
2. sie werden durch Mesenchym getrennt;
3. in der Mikromorphologie des embryonalen Hodens wird die des reifen Hodens erkennbar.

Die weibliche (ovarielle) Differenzierung der primären Gonadenanlagen geht über folgende Schritte:

1. Die Geschlechtsstränge zerfallen in einzelne Zellhaufen, die Primordialfollikel, und sind dadurch weniger deutlich als in der undifferenzierten oder frühen männlichen Gonade ausgebildet;
2. die Geschlechtsstränge werden im Vergleich zur männlichen Gonade von weniger Mesenchym voneinander getrennt;
3. es besteht keine deutliche Ähnlichkeit zum reifen Ovarium.

Bei beiden Geschlechtern dringen also die Geschlechtsstränge ins Mesenchym ein. Das kann erklärt werden als:

— abhängig von den Keimzellen;
— unabhängig von den Keimzellen, aber gesteuert von den somatischen Zellen der Geschlechtsfalte: Zellen der Geschlechtsstränge oder/und Mesenchymzellen.

Da bei männlichen Feten sowohl das Eindringen der Geschlechtsstränge als auch die Bildung der Samenkanälchen unabhängig von der Anwesenheit von Keimzellen abläuft und beim weiblichen Feten die Geschlechtsstränge in den primären Gonadenanlagen ohne Keimzellen entstehen, und zwar auch bei Feten mit dem Karyotyp 45,X, sind diese Vorgänge offensichtlich unabhängig von Keimzellen und Chromosomensatz. Zur Differenzierung der männlichen Gonade kommt es offenbar durch Bildung der Samenkanälchen mit den das HY-Antigen sezernierenden Sertoli-Zellen und den dazwischenliegenden mesenchymalen Leydig-Zellen.
Es ist anzunehmen, daß bei Individuen mit dem Karyotyp 46,XX oder 45,X durch das fehlende Y-Chromosom keine Sertoli-Zellen gebildet werden und die Mesenchymzellen sich nicht zu Leydig-Zellen umwandeln. Das histologische Bild der Gonade bleibt längere Zeit undifferenziert bis die Bildung der Primärfollikel einsetzt.
Die geschilderten Unterschiede in der männlichen und weiblichen Gonadendifferenzierung sind mit Ausnahme der Monotremata

für die Säugetiere charakteristisch. Es handelt sich dabei also nicht, wie ursprünglich angenommen, um einen in verschiedenen Richtungen ablaufenden Mechanismus, sondern um zwei unterschiedliche Prozesse.

2.3. Gonadenentwicklung beim Menschen

Beim Menschen entwickeln sich wie bei den meisten Wirbeltieren die Sexualorgane im Zusammenhang mit dem renovaskulären System. Die Ontogenese läuft dabei in drei Stufen ab mit Vorniere (Pronephros) und Urniere (Mesonephros) als Übergangs- bzw. rudimentäre Organe sowie Nachniere (Metanephros) als endgültiges aktives Organ.
Die **Vorniere** entsteht aus mesodermalen Elementen, den sogenannten oberen Nephrotomen. Ihre Entwicklung beginnt in der 3. und endet in der 4. Woche des Embryonallebens. Die zuerst entstandenen mehr kranial gelegenen Nierenkanälchen gehen bereits vor der Herausbildung der mehr kaudal gelegenen unter. Die peripheren Abschnitte dieser Tubuli verbinden sich zum Anfangsabschnitt des Wolffschen Ganges bzw. des primären Harnleiters (Urnierengang), der in Richtung der Kloake wächst, diese bildet und in sie mündet und die Kloake bildet. Die menschliche Vorniere hat keine Ausscheidungsfunktion. Nach ihrer Rückbildung bleibt lediglich der Wolffsche Gang zurück.
Die **Urniere** entsteht ebenfalls aus Nephrotomen. Ihre Kanälchen beginnen sich in der vierten Embryonalwoche herauszubilden und münden in den die Vorniere überdauernden Urnierengang. In der Urniere bilden sich außer Kanälchen bereits Glomerula. Das Blut gelangt durch arterielle Gefäße aus der Aorta dahin und fließt über ableitende Gefäße zur hinteren Hauptvene. Die Kapillaren der Urnierenglomerula bilden die spätere Bowmansche Kapsel. Ebenso wie die Vorniere ist auch die menschliche Urniere nicht an der Harnbildung und -ausscheidung beteiligt. Sie degeneriert nahezu vollständig bis zum Ende des 4. Fetalmonates. Aus einem Teil der persistierenden Urnierenkanälchen entstehen beim Mann die Nebenhoden, bei der Frau die Adnexen (Wojnarowski u. Nerki 1968).
Störungen bei der Differenzierung führen zu intersexuellen Genitalorganen. Während des Fetalstadiums existieren männliche (Wolffsche Gänge) als auch weibliche (Müllersche Gänge) Ausführungsgänge nebeneinander. In Abhängigkeit vom Geschlecht (Abb. 2–5) degeneriert jeweils einer davon.

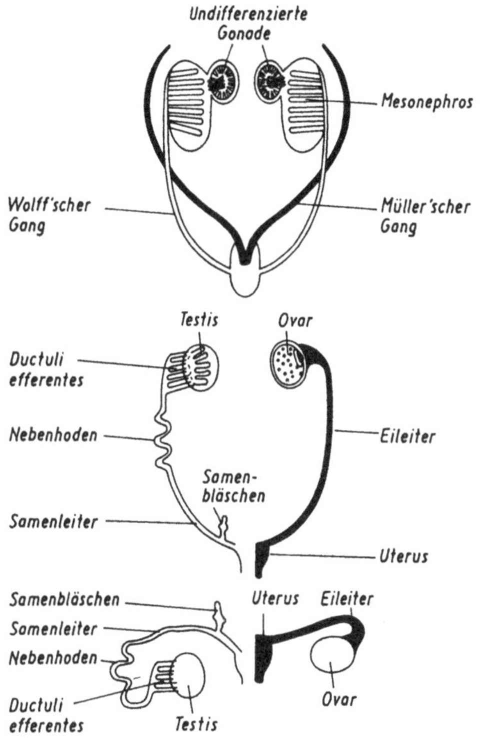

Abb. 2–5. Schema der Entwicklung der inneren Sexualorgane beim Menschen.

Aus dem ursprünglichen Genitalhöcker entsteht beim weiblichen Feten die Klitoris, beim männlichen der Phallus (Abb. 2–6).

2.3.1. Die primären Gonadenanlagen

Die Entwicklung von Testes und Ovarien geht von den primären Gonadenanlagen aus, sie bestehen aus 3 Gewebskomponenten:

1. Peritonealepithel,
2. Mesenchym der Urniere,
3. primäre Keimzellen

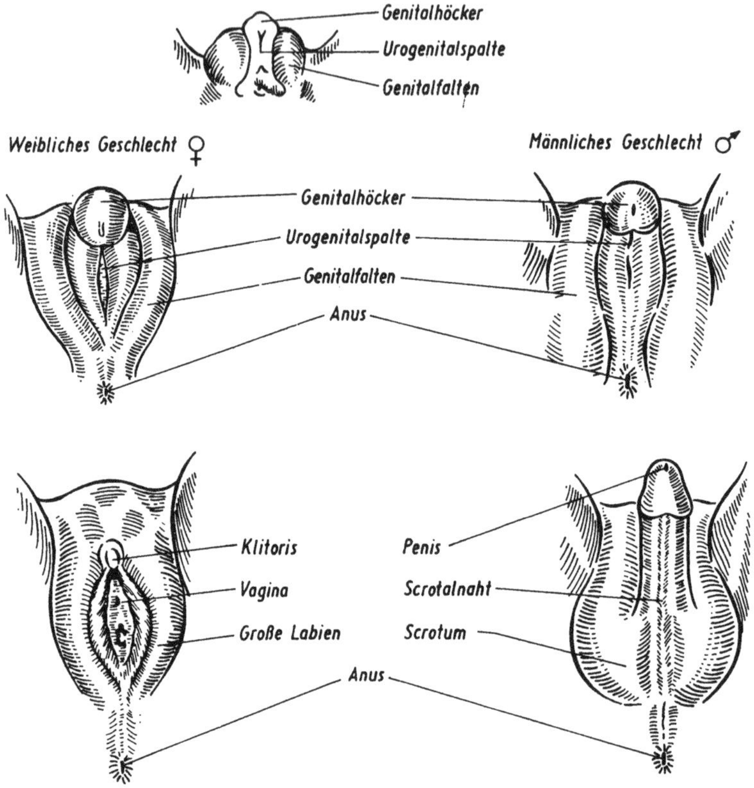

Abb. 2–6. Schema der Entwicklung der äußeren Sexualorgane beim Menschen.

An der ventromedialen Oberfläche der Urniere entsteht eine Verdickung, die Geschlechtsfalten (plicae genitales). Sie bestehen aus undifferenzierten Mesenchymzellen, bedeckt von mesothelialem Peritoneum (Gillman 1948). Aus dem Peritonealepithel entwickelt sich unter Vergrößerung und Abrundung seiner Zellen das Keimepithel, in dem später die Keimzellen erscheinen.

2.3.1.1. Herkunft der Keimzellen

Die Urkeimzellen bilden sich in der 4. Embryonalwoche im Endoderm des Dottersackes. Der Embryo besteht in diesem Stadium nur aus wenigen Somiten. Die Keimzellen unterscheiden sich von ihrer Umgebung durch ihre Größe und ein helles homogenes Zytoplasma. Ihre Wanderung beginnt in der 5. Embryonalwoche, noch bevor das Blutkreislaufsystem entsteht (Blandau u. Mitarb. 1963). Sie durchlaufen bis zur Ankunft in der Geschlechtsleiste zahlreiche mitotische Teilungen.

McKay u. Mitarb. (1953) wiesen in den Urkeimzellen große Mengen alkalischer Phosphatase nach, an Hand derer sie mit Hilfe der Phosphatase-Reaktion leicht zu erkennen sind. Durch spezielle Färbetechniken lassen sich bei Lurchen die Keimzellen bereits im vegetativen Teil der Blastula nachweisen. Bei den Vögeln erscheinen Urkeimzellen erstmals im vorderen Blastoderm, an der Grenze zwischen embryonalem und extraembryonalem Gewebe. Sie werden zunächst, wie auch bei den Säugetieren, mit dem Blutkreislauf transportiert. Die Ausbreitung der Urkeimzellen in den Blutgefäßen wurde experimentell mit Hilfe von Gefäßanastomosen zwischen einem intakten Embryo und einem Embryo ohne Keimzellen bewiesen. Durch den gemeinsamen Kreislauf kam es in den Gonaden beider Embryonen zur Ansiedlung von Keimzellen.

Die Urkeimzellen tauchen zunächst im Herzen, den großen Gefäßen, im Neuralrohr, im neuralen Ektoderm und im Endoderm auf. Später sammeln sie sich in den Gonadenanlagen. Nach einer Phase passiven Transportes mit dem Blut dringen sie unter amöboider Bewegung in die Gonadenanlagen ein.

Beim Menschen entziehen sie sich danach für kurze Zeit der Beobachtung, indem sie sich offenbar nicht von den Nachbarzellen unterscheiden lassen. Das Eindringen der Urkeimzellen in die Gonadenanlage beginnt etwas später als das der Geschlechtsstränge. Sie gelangen daher nicht in deren tiefste Ausläufer.

2.3.1.2. Differenzierung der primären Gonadenanlagen

Bis zur 7. Embryonalwoche läßt sich das Geschlecht der primären Gonadenanlagen morphologisch nicht bestimmen. Es gelingt nur mit Hilfe des X-Chromatins oder des Chromosomensatzes. In der 7. Woche nach der Befruchtung beginnt beim menschlichen Embryo die Differenzierung der primären Gonadenanlagen. Als erstes vollzieht sich die Differenzierung des Marks in testikulärer Richtung. Bleibt diese aus, beginnt etwa in der 9. Woche die Bildung ovarieller Strukturen in der Rinde. Trotz eingehender Untersuchungen bleibt dieser Prozeß im einzelnen noch umstritten.

2.3.1.2.1. Testes

Differenzierung der Testes: Die in der 7. Embryonalwoche beginnende Hodendifferenzierung erreicht mit der Bildung der Tunica albuginea ein Stadium, das morphologisch das Prinzip beim erwachsenen Mann bereits erkennen läßt. Etwa in der 16. Woche entwickelt sich durch Proliferation des Mesenchyms das Interstitium, wobei sich die Zellen vergrößern und die Zellmembran deutlicher hervortritt. Kurz darauf beginnt das Interstitialgewebe wieder zu degenerieren. Die Regression ist bereits in der 22. Woche deutlich sichtbar, in der 33. Fetalwoche sieht man nur noch vereinzelt interstitielle (Leydig-) Zellen zwischen den Tubuli contorti und bei Neugeborenen finden sich nur kleine Grüppchen, deren Anzahl erst zu Beginn der Pubertät wieder zunimmt. Sowohl die fetale als auch die pubertäre Wachstumsperiode der interstitiellen Zellen fällt mit der Ausbildung der Geschlechtsmerkmale zusammen. Deshalb liegt die Vermutung einer hormonalen Aktivität dieser Zellen nahe.

Hormonsynthese in den fetalen Testes: Differenzierung und Entwicklung der männlichen Sexualorgane hängen von der Funktion der fetalen Testes, speziell von der Testosteronausschüttung ab.

Nach ACEVEDO u. Mitarb. (1961) wandeln die fetalen Testes im 2. Trimester der Schwangerschaft Progesteron in eine Reihe von Steroiden „einschließlich Testosteron und Androstendion“ um. BLOCH u. Mitarb. (1962) bestätigten in drei Untersuchungen die Fähigkeit, von der 15. Schwangerschaftswoche an Progesteron in 17α-Hydroxyprogesteron, Testosteron und Androstendion umzuwandeln. Demnach müssen im fetalen Hoden folgende Enzyme vorhanden sein: 17α-Hydroxylase, 21-Hydroxylase sowie 20α- und 20β-Reduktase. ACEVEDO u. Mitarb. (1963) wiesen die Zwischenprodukte der Hormonsynthese durch Inkubation nach. Außerdem stellten sie bei ihren Untersuchungen ein Verschwinden der 3β-Hydroxydehydrogenase bei Neugeborenen fest, die erst in der Pubertät wieder erscheint.

BLOCH (1964) isolierte aus Testes menschlicher Feten in der 11. Schwangerschaftswoche 17α- und 16α-Hydroxyprogesteron sowie in der 12. und 15. Schwangerschaftswoche Testosteron und 17α-Hydroxyprogesteron.

In den zitierten Arbeiten wurden eine Testosteronsynthese durch fetale Testes und eine entsprechende Enzymausstattung bereits in der Frühschwangerschaft nachgewiesen. Diese Beobachtungen in vitro erklären die endokrine in vivo-Wirkungen der fetalen Testes (WILSON u. Mitarb. 1981).

Die Testes im postnatalen Leben: Bei Geburt enthalten die Hoden noch Leydig-Zellen. Einige Monate später findet man fast keine mehr. Dieser Prozeß führt zu weitgehendem Schwund des Interstitiums während der ersten Lebensmonate und hängt mit der Gonadotropinausschüttung zusammen. Zur gleichen Zeit nähern sich die Tubuli einander durch Rarifizierung des dazwischenliegenden Bindegewebes.

Die normale Testisentwicklung verläuft in vier Phasen (Bloodworth, 1968):

1. Stationäre Phase bis zum 4. Lebensjahr, (Abb. 2–7): Die noch wenig gefältelten Samenkanälchen haben einen relativ geringen Durchmesser von 65 μ. Die entscheidenden Zellen sind klein, undifferenziert und einschichtig (Sertoli-Zellen). Dazwischen liegen einzelne Zellen mit hellem Zytoplasma und großem Kern, die Spermatogonien. Die Tubuli contorti verlängern und vergrößern sich allmählich.
2. Wachstumsphase, 4.—10. Lebensjahr. (Abb. 2–8): Die Tubuli contorti wachsen unter zunehmender Fältelung weiter. Ob sich in dieser Phase das Lumen herauszubilden beginnt, ist umstritten. Das Bild könnte auch durch hellgefärbtes synzytiales Zytoplasma und Vakuolen entstehen. Die Mehrzahl der auskleidenden Zellen bleibt undifferenziert, mit kleinem, ovalem Kern und schwach erkennbarem Zytoplasma, allerdings jetzt 4- bis 6schichtig. In der Nähe der Basalmembran der Samenkanälchen liegen vereinzelt Spermatogonien.
3. Frühe Entwicklungsphase (Abb. 2–9): Sie beginnt um das 10. Lebensjahr, wenn die schnelle Testisentwicklung einsetzt. Mit den Tubuli vergrößern und vermehren sich die auskleidenden Zellen. Das Lumen zeichnet sich ab. Die Kerne der undifferenzierten Zellen nehmen ebenfalls an Größe zu, und zwar besonders quer zur Basalmembran der Samenkanälchen. Die Anzahl der Spermatogonien wächst durch wiederholte mitotische Teilungen. Im Interstitium beginnt eine Proliferation großer Fibroblasten mit hellem Zytoplasma, der Vorstufen der reifen Leydig-Zellen.

   Mit 11 Jahren tritt eine lebhafte mitotische Aktivität der Spermatogonien ein. Sie liegen in der Nähe der Basalmembran, die Spermatozyten und vereinzelte Spermatiden näher am Lumen. Die undifferenzierten auskleidenden Zellen reifen zu Sertoli-Zellen mit deutlichem Nucleolus sowie Lipidvakuolen im Zytoplasma. Mit 12 Jahren werden die Spermatiden häufiger. Der durchschnittliche Durchmesser der Tubuli beträgt ca. 85 μ.

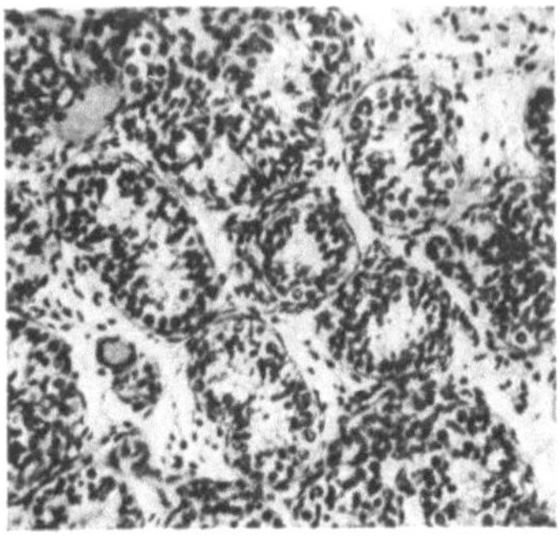

7a

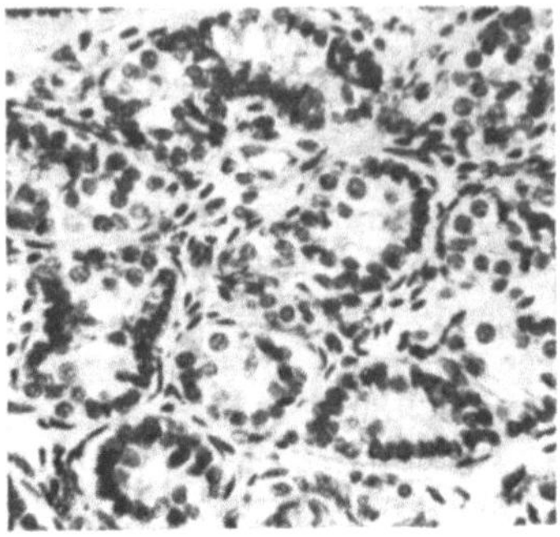

7b

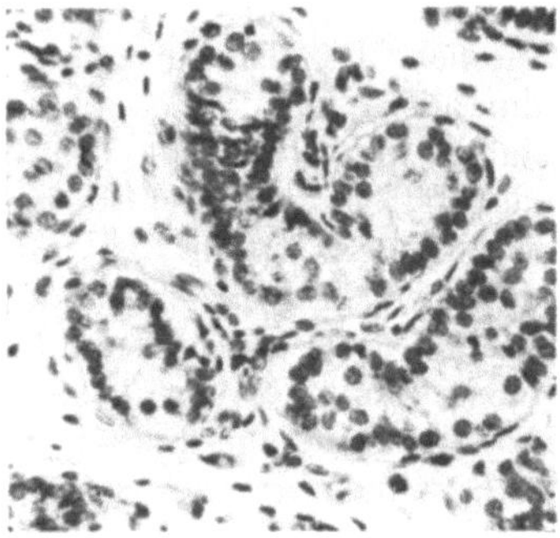

7c

Abb. 2–7. Erste testikuläre Entwicklungsphase. a: Histologisches Bild der Hoden im 4. Lebensmonat (Vergr. 1 : 400); b, c: Histologisches Bild des Hodens eines 2jährigen Knaben (Vergr. 1 : 800).

4. Späte Entwicklungsphase (12. bis 16. Lebensjahr): Wegen der großen Altersschwankungen beim Beginn der Pubertät verschwimmen die engen Korrelationen zwischen histologischem Bild der Testes und Lebensjahr. Die Anzahl der Tubuli mit aktiver Spermiogenese wächst. Der Durchmesser der Tubuli vergrößert sich weiter auf 100 bis 150 μ, seine endgültige Größe erreicht er aber erst einige Jahre nach Einsetzen der Spermiogenese. Die Reifung der Sertoli-Zellen vollzieht sich in allen Tubuli gleichzeitig, die Spermiogenese dagegen in Intervallen in den einzelnen Abschnitten zu verschiedenen Zeiten. Deshalb liegen in den Tubuli ständig verschiedene Reifestadien der Keimzellen vor. Zuletzt, um das 17. Lebensjahr, reifen die Leydig-Zellen. In ihrem Zytoplasma erscheinen Reinkesche Kristalle und Pigment. Jeder der Tubuli contorti (Abb. 2–10) endet mit einem gestreckten Abschnitt, der Verbindung zum

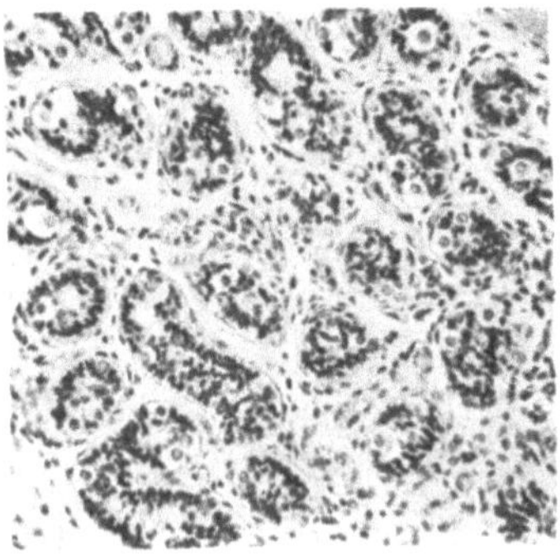

8a

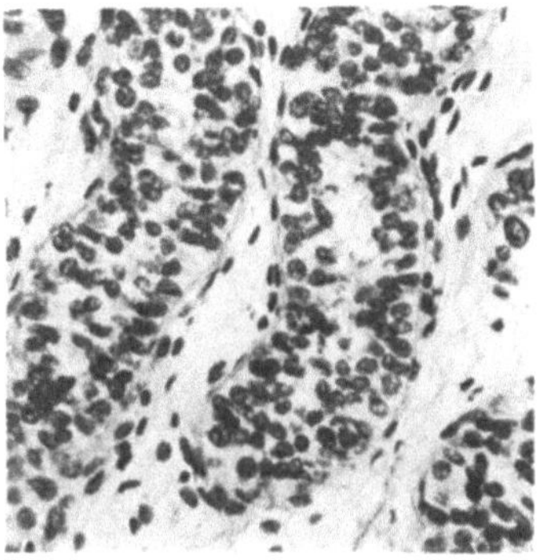

8b

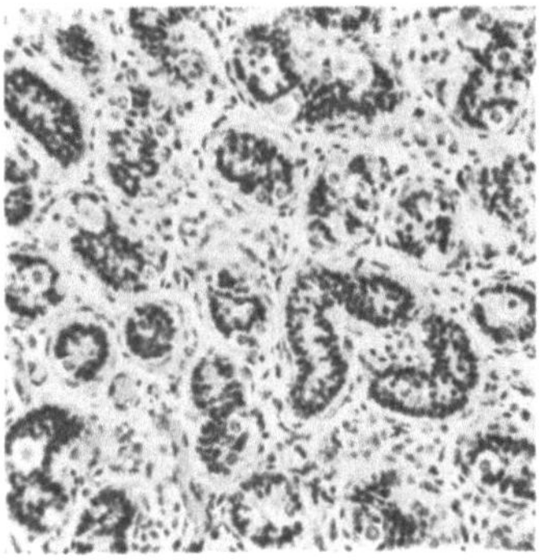

8c

Abb. 2–8. Zweite testikuläre Entwicklungsphase (Vergr. 1 : 200) a, b: Hoden eines 5jährigen Knaben c: Histologie des Hodens eines 8jährigen Knaben (Vergr. 1 : 800).

stark gewundenen Nebenhodengang, der als Samenspeicher dient. Der Nebenhoden (Epididymis) liegt über dem Hoden und ist mit diesem verwachsen. Aus dem Nebenhoden führt der Ductus deferens (Samenleiter) die Spermien zur Urethra. Im Samenleiter wird den Spermien ein Sekret (Spermaliquor) der akzessorischen Geschlechtsdrüsen beigemischt, so daß eine dicke weißliche Flüssigkeit entsteht, das Sperma oder Ejakulat. Der Spermaliquor entsteht in den drei akzessorischen Geschlechtsdrüsen: den Bläschendrüsen, der Prostata und den Cowperschen Drüsen. Er enthält u. a. Substanzen, die die Spermien vor der schädigenden Wirkung von Säuren in Urethra und Scheide schützen, sowie Glukose und Fruktose als Energiequelle für die Spermien.

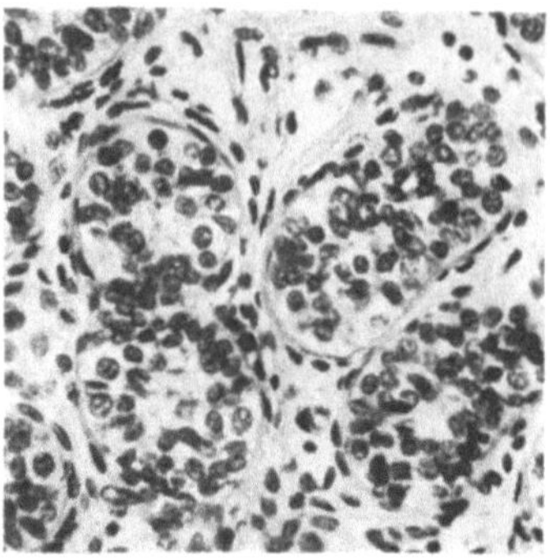

9a

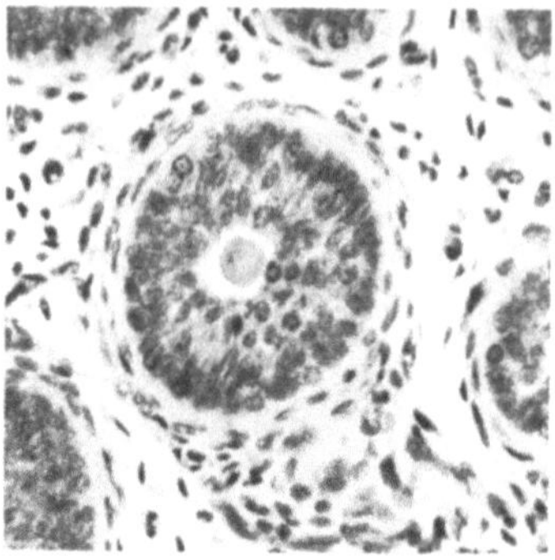

9b

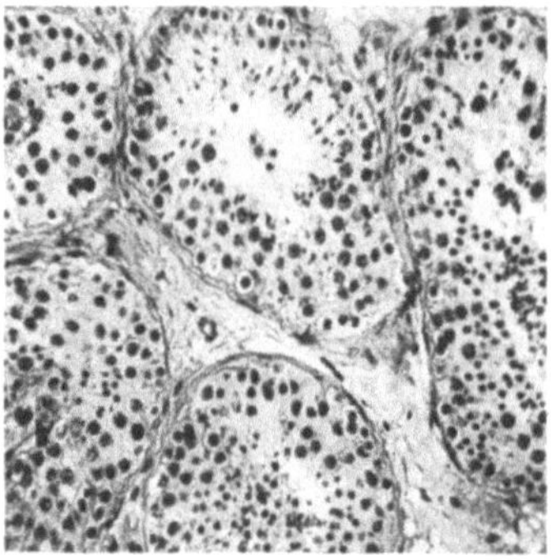

10a

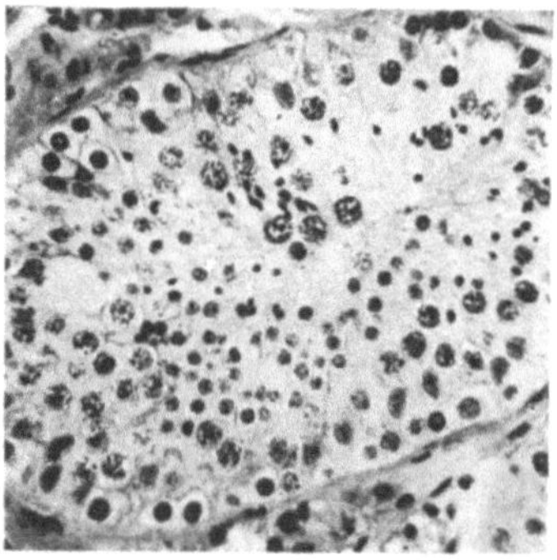

10b

Abb. 2–9. Dritte Phase der Hodenentwicklung im Alter von 8 Jahren (Vergr. 1 : 800); a: Histologie b: Intratubuläre Körper aus Sertoli-Zellen im Hoden eines 11jährigen Knaben.

Abb. 2–10. Histologie des Hodens eines erwachsenen Mannes; a: Tubuli contorti seminiferi, deutliche Spermatogenese; b: Querschnitt durch einen Tubulus contortus mit peripher gelegenen Spermatogonien und zentral gelegenen Spermatozyten. Im Lumen des Tubulus Spermien.

2.3.1.2.2. Ovarien

Differenzierung der Ovarien: Die Differenzierung der primären Gonadenanlagen in weiblicher Richtung beginnt in der 7. Embryonalwoche. Folgende Tendenzen lassen sich erkennen:

1. Der Geschlechtsstrang verliert an Deutlichkeit der Konturen,

da er in kleine Zellinseln zerfällt, die später die Primordialfollikel bilden,
2. das Mesenchym zwischen den Geschlechtssträngen ist knapper bemessen als in der männlichen Gonade,
3. die äußere Zellschicht, die die Gonade bedeckt, bildet keine Tunica albuginea,
4. das embryonale Ovar hat keine Ähnlichkeit mit dem reifen Ovar.

Fetale Ovarien: Die primären Keimzellen vermehren sich bis zur 22. Schwangerschaftswoche durch mitotische Teilungen auf 7 Millionen. In der 18. Woche beginnen die unorganisierten Zellgruppen aus dem Geschlechtsstrang, die primären Keimzellen zu umgeben. Nach der 25. Woche läßt die Wachstumsaktivität der Oogenien nach. In den weiblichen Keimzellen bleibt die Meiose im Pachytän der ersten Teilung bis zur Pubertät stehen.
Das eigentliche Ovar bildet sich nach der 22. Fetalwoche heraus. Durch Mesenchymproliferation ähnlich wie im Hoden, allerdings vom Mark zur Oberfläche des Ovars wachsend, entfernen sich die einzelnen Primordialfollikel voneinander. Die primären Oozyten, die nicht von Zellgruppen aus dem Geschlechtsstrang umgeben waren, werden vom Mesenchym umwachsen. Gleichzeitig umgibt das Mesenchym die Primärfollikel und bildet die Theca (Abb. 2–11). Nach der massenweisen Oogoniendegeneration kann es durch Kontakt mit dem sich ausbreitenden Mesenchym erneut zur Proliferation von Keimepithel, Bildung von Keimzellen und deren Eindringen in die Rinde kommen.
Nach der 28. Fetalwoche vergrößert sich ein Teil der Follikel, Flüssigkeit beginnt sich in ihnen anzusammeln. Die anderen Follikel unterliegen einer Atrophie, die an die Follikelatrophie in den Ovarien schwangerer Frauen erinnert.

Hormonsynthese fetaler Ovarien: Die Fähigkeit fetaler menschlicher Ovarien zur Progesteronsynthese in vitro wies Bloch (1964) nach. Die Hauptquelle der Geschlechtshormone ist für den Feten jedoch die Plazenta, von der sie z. T. synthetisiert, zum anderen Teil vom mütterlichen Kreislauf weitergeleitet werden.
Nach Untersuchungen an Ratten beginnt die Östrogensynthese in den Ovarien zur gleichen Zeit wie in den Testes die Androgensynthese, also noch vor der histologischen Differenzierung der Ovarien (Wilson u. Mitarb. 1981). Beim Menschen setzt die Fähigkeit zur Hormonsynthese in Ovarien und Testes zwischen sechster und achter Woche der Embryonalentwicklung ein (George u. Wilson 1978, 1980).

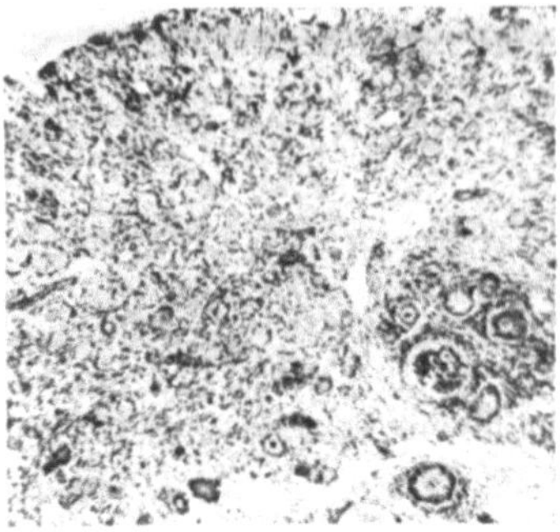

11a

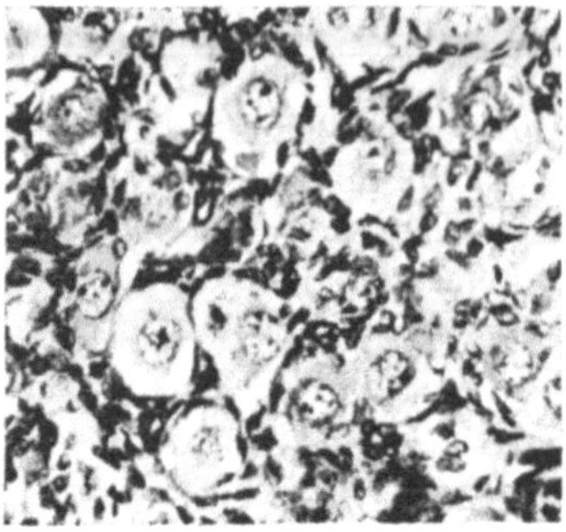

11b

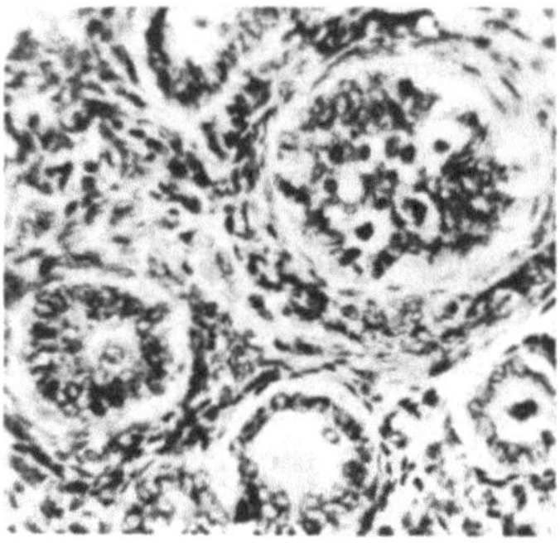

11c

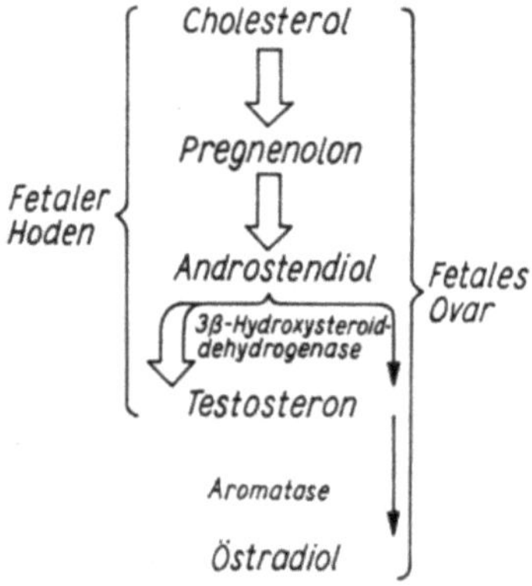

12

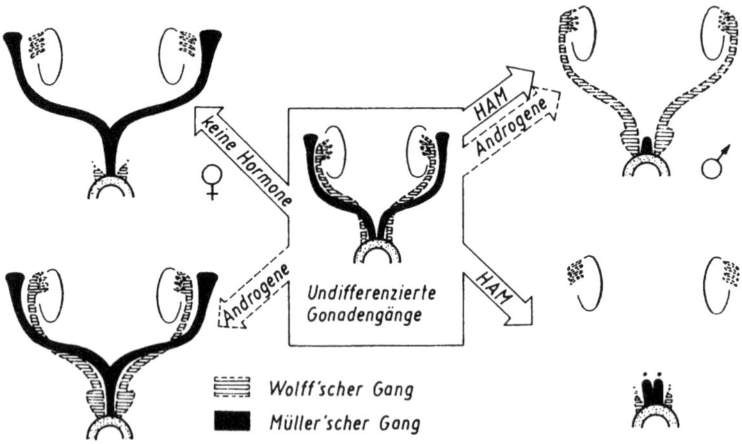

13

Untersuchungen an fetalen Kaninchengonaden haben ergeben, daß der Unterschied zwischen testikulärer und ovarieller Hormonsynthese zunächst quantitativer Natur ist (Abb. 2–12). Die 3β-Hydroxysteroiddehydrogenase ist in den Testes 50mal aktiver als in den Ovarien. Dadurch synthetisieren die fetalen Testes entsprechend mehr Testosteron. Der qualitative Unterschied besteht in der Fähigkeit der fetalen Ovarien, die kleinen Mengen produzierten Testosterons in Östradiol umwandeln zu können (WILSON u. Mitarb. 1981).
Bei fast allen weiblichen Neugeborenen treten Veränderungen in den Geschlechtsorganen ein, die auf das plötzliche Ausbleiben der mütterlichen Östrogene während der Geburt zurückzuführen sind und als „hormonelle Krise der weiblichen Neugeborenen" bezeichnet werden.

Die Ovarien im postnatalen Leben: Bei Neugeborenen sind die Ovarialfollikel besser und zahlreicher ausgebildet als bei Säuglingen oder Kindern. Das hängt wahrscheinlich mit dem stimulierenden Einfluß der Gonadotropine der Plazenta oder der Mutter zusammen. Trotzdem vergrößern sich die Ovarien während der ersten Lebensmonate durch Wachstum des Bindegewebes und Gefäßanreicherung des Marks.
Die weiblichen Keimzellen, die Oogonien, beenden die erste meiotische Teilung in der Pubertät, die zweite meiotische Teilung vollziehen sie später nach dem Eisprung. Die Oogonien verharren also jahrzehntelang, vom Fetalleben bis zur endgültigen Reifung der Eizelle, in der Prophase der ersten meiotischen Teilung.

2.4. Differenzierung der Sexualorgane bei den Vorfahren der heutigen Säuger

Die Säugetiere entwickelten sich aus Reptilien (Therapsida) wahrscheinlich im Trias. Von den drei Unterklassen, Kloakentiere (Monotremeta), Beuteltiere (Marsupialia) und Plazentatiere

Abb. 2–11. a: Histologie des fetalen Ovars kurz vor der Geburt; b: Typische Primärfollikel bei starker Vergrößerung; c: In Hilusnähe des Ovars ein unregelmäßiges Bild, ähnlich dem intratubulärer Körper.

Abb. 2–12. Steroidhormonsynthese in fetalem Ovar und Testis der Kaninchen am 18. Entwicklungstag (WILSON u. Mitarb. 1981).

Abb. 2–13. Schema der Gonadengangentwicklung bei den Säugern in Abhängigkeit von Androgenen und dem Oviduktsuppressor (Modif. nach ELGER u. Mitarb., Mammalian Reproduction, In. GIBIAN, H. u. E. J. PLOTZ, Springer-Verlag, Berlin, Heidelberg, New York, 1970).

(Placentalia) legen erstere wie Vögel und Kriechtiere noch Eier. Bei den Beuteltieren spielt sich die frühe Phase der Pränatalentwicklung schon im Mutterleib ab. In der artenreichsten Unterklasse, den Plazentatieren, vollzieht sich die gesamte fetale Entwicklung intrauterin. Der Fet entwickelt sich also im metabolischen und hormonellen Milieu der Mutter und unterliegt dem Einfluß eines speziell für den Zeitraum der Schwangerschaft geschaffenen Organs, das große Mengen Hormone produziert, der Plazenta.

Besonders interessant für Untersuchungen von Geschlechtsdetermination und -differenzierung erwiesen sich die primitivsten Säugetiere, die Kloaken- und die Beuteltiere. Bis heute überlebten nur zwei in Australien beheimatete Ordnungen der Monotremata, das Schnabeltier und der Ameisenigel. Die Beuteltiere leben ebenfalls hauptsächlich in Australien (Känguruh, Koala, Wombat). Einer der wenigen nicht in Australien vorkommenden Vertreter ist das südamerikanische Opossum. Beuteltiere legen keine Eier. Die sehr früh geborenen, schwach entwickelten Jungen werden in einem Beutel am Bauch der Mutter getragen und gesäugt.

Beim Opossum ist wie bei anderen Säugern das homogametische das weibliche, das heterogametische das männliche Geschlecht. Geschlechtshormongaben wirken jedoch anders als bei den übrigen Säugern (Burns 1955): Östrogene bremsen bei früh- und zum Termin geborenen männlichen Tieren die Testisdifferenzierung bei gleichzeitiger Proliferation der Rinde, Herausbildung ovarieller Strukturen und Entwicklung von Ovotestes. Durch Verabreichung synthetischer Androgene kam es beim weiblichen Opossum aber wie bei anderen Säugern zur Prostataentwicklung (Young 1961). Moore (1947) kastrierte Jungtiere am 20. Tag des Beutellebens, nachdem die Differenzierung der Sexualorgane im wesentlichen abgeschlossen war. Die Entfernung der Gonaden hatte, wie zu erwarten, keinen Einfluß auf die weitere Entwicklung. Der Schlußfolgerung Moores, die von den Gonaden synthetisierten Hormone hätten beim Opossum keinen Einfluß auf die Geschlechtsdifferenzierung, ist deshalb schwer zu folgen. Die Erscheinung, daß die weiblichen Geschlechtshormone die Entwicklung der männlichen Gonaden beeinflussen können, unterscheidet das Opossum von den übrigen Säugern. In dieser Beziehung verhält es sich wie die niederen Wirbeltiere, Vögel, Kriechtiere oder Lurche, bei denen ein deutlicher Einfluß der Geschlechtshormone auf die Gonadendifferenzierung und -entwicklung vorliegt.

Der Embryo der Placentalia entwickelt sich im Uterus der Mutter mit Hilfe der Plazenta, die sowohl aus mütterlichen als auch aus kindlichen Geweben besteht. Über die Plazenta erhält der Embryo Nahrung, Sauerstoff und Hormone und über sie scheidet er Stoffwechselprodukte aus.

2.5. Der Einfluß der Gonaden auf die Geschlechtsentwicklung

Während die Differenzierung der männlichen Sexualorgane beim Menschen wie bei den meisten Säugern durch die Androgene aus den embryonalen Hoden gesteuert wird, verläuft die Entwicklung in weiblicher Richtung selbständig, d. h. ohne erkennbare Einwirkung von außen (Tab. 2–1). Zu dieser Einsicht führten tierexperimentelle Arbeiten an Ratten, Meerschweinchen und Kaninchen. Die Ergebnisse stimmen mit den Beobachtungen bei gonadalen Fehlentwicklungen des Menschen und anderer Placentalia überein. (Abb. 2–3).

Tabelle 2–1

Normale Entwicklung der Sexualorgane bei Säugern

Genetisches Geschlecht	Gonosomen	Fetale Gonaden	Sexualorgane
weiblich	XX ——→	Ovarien ----	weiblich
männlich	XY ——→	Testes ——→	männlich

Die ersten und gleichzeitig grundlegenden Arbeiten auf diesem Gebiet führte JOST (1947) durch. Er entfernte die Gonaden von Embryonen und beobachtete die weitere Entwicklung. Die 1953 ausführlich publizierten Untersuchungen beziehen sich auf Experimente in verschiedenen Entwicklungsstadien. Die erste Versuchsgruppe umfaßt Embryonen von Kaninchen und Mäusen, die vor oder am Anfang der Geschlechtsdifferenzierung gonadektomiert wurden. Das heißt, die Kaninchen wurden (vor der Geschlechtsentwicklung) am 19. oder am 20. Tag der Embryonalentwicklung (Beginn der Regression der Müllerschen Gänge) kastriert. Die Kastration in diesem Stadium verhinderte jegliches Auftreten männlicher Eigenschaften. Die Wolffschen Gänge bildeten sich zurück, die Prostata fehlte bei den am 19. bzw. blieb rudimentär bei den am 20. Tag kastrierten Embryonen. Die äußeren Geschlechtsorgane und der Urogenitalsinus imponierten als weiblich. Außerdem entwickelte sich aus den Müllerschen Gängen der Urogenitalkanal vergleichbar dem bei weiblichen Individuen. Aus den Versuchen ergaben sich für die Wirkung der embryonalen Hoden folgende Schlußfolgerungen:

1. Differenzierung des Urogenitalsinus in männliche Richtung und Stabilisierung der Wolffschen Gänge.
2. Degeneration der Müllerschen Gänge.

Jost interpretiert seine Ergebnisse dahingehend, daß der noch undifferenzierte unbeeinflußte Müllersche Gang einer Ratte sich in weiblicher Richtung entwickelt, unabhängig davon, ob er von einem weiblichen oder männlichen Embryo stammt. Weder mütterliche noch andere extragonadale Substanzen sind also für die Feminisierung kastrierter Embryonen verantwortlich.

In einer weiteren Versuchsserie prüfte Jost testikuläre Stoffe, die mit der männlichen Geschlechtsdifferenzierung in Zusammenhang stehen. Bei 4 Kaninchen vollzog er eine einseitige Orchidektomie vor dem 21. Tag der Embryonalentwicklung. Ein Hoden reichte zur Maskulinisierung der Urogenital- und der äußeren Geschlechtsorgane aus. Die ableitenden Wege entwickelten sich auf der nichtkastrierten Seite normal, auf der kastrierten dagegen bestanden sie aus einem leicht defekten Samenleiter, einem Samenleiter mit schwach ausgebildetem Cornu uteri oder nur aus einem gut ausgebildeten Cornu uteri. Außerdem persistierte der Müllersche Gang auf der kastrierten Seite. Diese Versuche zeigen eine relativ spezifische Wirkung der Hoden auf die Wolffschen Gänge. Eine weitere Untersuchungsgruppe bestand aus zwischen dem 18. und 24. Tag in eintägigen Abständen operierten Kaninchen. Der 22. bis 24. Tag stellte sich als kritische Phase für die Entwicklung der äußeren Geschlechtsorgane heraus. Vorher durchgeführte Kastration führte zu dysplastischen äußeren Sexualorganen, Kastration danach gestattete die späte Entwicklung normaler äußerer Sexualorgane. Die Determination ihrer Differenzierung war zu diesem Zeitpunkt also schon abgeschlossen.

Weitere Untersuchungsergebnisse über den Einfluß der Gonaden auf die Geschlechtsdifferenzierung von Kaninchen veröffentlichte Jost 1954. Bis zum 19. Entwicklungstag sind körperliche und geschlechtliche Differenzierung der männlichen und weiblichen Embryonen identisch. Der Genitaltrakt besteht aus den Wolffschen und Müllerschen Gängen sowie dem primären Urogenitalsinus. Am 26. Tag hat sich die Geschlechtsdifferenzierung bereits vollzogen und die Embryonen besitzen die spezifischen inneren und äußeren Sexualorgane.

Eine frühe Kastration weiblicher Embryonen hält die weibliche Organogenese nicht auf. Lediglich eine Dysplasie der aus den Müllerschen Gängen entstehenden Strukturen weist auf das Ausbleiben einer gewissen Aktivität der embryonalen Ovarien hin. Das Bild gleicht dem bei Kastration männlicher Embryonen. Sowohl weiblichen als auch männlichen kastrierten Embryonen in physiologischen Dosen gegebenes Testosteron bewirkt eine Differenzierung in männlicher Richtung, hemmt aber nicht die Entwicklung von Uterus und Tuben.

Untersuchungen an anderen Placentaliern bestätigen die Untersuchungsergebnisse von JOST bei Kaninchen. WELLS u. Mitarb. (1954) beobachteten einen wesentlichen Größenverlust der männlichen akzessorischen Geschlechtsdrüsen bei am 18. Tag der Embryonalentwicklung kastrierten männlichen Ratten. RAYNAUD (1950) fand bei der Maus einen weiblichen Urogenitalsinus, weibliche Geschlechtsorgane sowie Milchdrüsenanlagen nach Zerstörung der Gonaden durch Röntgen-Bestrahlung.

Die Kastrationsfolgen zeigten, daß die Nebennieren den hormonellen Ausfall der Hoden nicht kompensieren können. Bekanntlich kommt es bei weiblichen Individuen mit erhöhter Androgensekretion der Nebennieren beim Andrenogenitalen Syndrom zur Maskulinisierung und in schweren Fällen zur Herausbildung männlicher äußerer Sexualorgane. Ein Überschuß an Nebennierenrindenhormonen kann also eine Maskulinisierung bewirken, in physiologischen Grenzen können diese ein Fehlen der Hoden aber nicht kompensieren. Die kurze Schwangerschaftsdauer bei Mäusen und Ratten erschwert die Beobachtung hormoneller Veränderungen bei den Feten. Beim Menschen lassen sich die Vorgänge besser verfolgen. Ein gerade entstandener Hoden enthält am 56. Tag der Embryonalentwicklung 4 ng Testosteron/mg Gewebe. Die höchste Konzentration, 5 ng, wird am 84. Tag erreicht. Der Testosteronspiegel im Blut des Feten zeigt einen Gipfel etwa um den 112. Tag mit 3,0 ng/ml. Um den 168. Tag fällt er unter 0,5 ng/ml (REYES u. Mitarb. 1974). Er ist also vom 84. Tag an fast zwei Monate lang mit einem niedrigen Testosteronspiegel beim erwachsenen Mann zu vergleichen. Zweifellos läuft in diesen zwei Monaten die Differenzierung der männlichen äußeren Sexualorgane ab. Die Entwicklung der Wolffschen Gänge vollzieht sich dagegen früher und die beste Ansprechbarkeit auf Androgene fällt zeitlich mit dem Gipfel der Testosteronkonzentration im Hoden am 84. Entwicklungstag zusammen. Die wesentliche Rolle bei der Entwicklung der Wolffschen Gänge spielt also nicht das im Blut befindliche, sondern das lokal von den Gonaden sezernierte Testosteron. Fälle von echtem Hermaphroditismus, Pseudohermaphroditismus und gemischter Gonadendysgenesie, bei denen die Entwicklung der Geschlechtsgänge von der benachbarten Gonade abhängt, bestätigen diese Annahme. Eine ebenfalls lokale Wirkung hat auch der im fetalen Hoden synthetisierte Oviduktsuppressor.

2.5.1. Die Rolle von Testosteron und Dihydrotestosteron

Sowohl im fetalen als auch im postnatalen Leben ist das von den Leydig-Zellen ausgeschüttete Testosteron das Hauptprodukt des Hodens. Vor einigen Jahren galt es noch als das stärkste Androgen, bis sich sein Derivat, das Dihydrotestosteron, als noch wirksamer erwies. Testosteron und Dihydrotestosteron haben beim Feten verschiedene Aufgaben. Die Wirkung des im fetalen Hoden synthetisierten Testosterons beschränkt sich lokal auf die Wolffschen Gänge. Die männliche Differenzierung des Sinus urogenitalis und der äußeren Sexualorgane erfordert dagegen Dihydrotestosteron, das in diesen Geweben mit Hilfe der 5α-Reduktase aus Testosteron entsteht (Ohno 1979, Siiteri u. Wilson 1974). Fehlt die 5α-Reduktase, kann also kein Dihydrotestosteron gebildet werden, kommt es zu einer Form des familiären Pseudohermaphroditismus masculinus. Zugrunde liegt eine autosomal rezessive Mutation (Imperato-McGinley u. Mitarb. 1974; Saenger 1981). Die Patienten werden mit männlichen inneren und weiblichen äußeren Sexualorganen geboren und deshalb meistens als Mädchen erzogen. In der Pubertät allerdings tritt eine deutliche Maskulinisierung der äußeren Sexualorgane ein. Das psychische Geschlecht erweist sich ebenfalls als männlich, so daß eine Änderung des sozialen bzw. juristischen Geschlechts von weiblich zu männlich notwendig wird. Die Veränderungen während der Pubertät beruhen wahrscheinlich auf einem hohen Testosteronspiegel, der trotz des 5α-Reduktase-Mangels zur Maskulinisierung der äußeren Sexualorgane ausreicht.

Einfluß der Hypophyse auf die Geschlechtsdifferenzierung

Jost (1954) fand bei männlichen Kaninchenembryonen nach Dekapitation Fehlentwicklungen der genitalen Strukturen: die Prostata war wesentlich zu klein und die äußeren Geschlechtsorgane differenzierten sich in weibliche Richtung. Diese Anomalien traten

nicht auf bei dekapitierten Embryonen mit gleichzeitiger Gabe von Gonadotropinen. Bei Mäusen (Raynaud 1950) und Ratten (Jost 1954) ohne Hypophyse ließen sich allerdings keine Veränderungen nachweisen.
Der Autor stellte fest, daß bei Kaninchen eine Hypophysenstimulation der Hoden vom 22.—24. Tag besondere Bedeutung hat. Anfänge einer Geschlechtsdifferenzierung, die bereits vor dem 22. Tag vorhanden waren, fand er auch bei den dekapitierten Embryonen; Anomalien traten erst zu einem späteren Zeitpunkt auf. Je später nach dem 24. Tag die Dekapitation stattfand, desto geringfügiger waren wiederum die Anomalien.
Diese Untersuchungen aus den 50er Jahren weisen auf einen Einfluß der Hypophyse hin, der erst in der späteren Fetalentwicklung einsetzt. Wie sich in den 60er und 70er Jahren herausstellte, induzieren zunächst die Gonadotropine aus dem Trophoblast die Tätigkeit der Leydig-Zellen. Beim Menschen liegt der Gipfel der Choriongonadotropin-Sekretion zwischen dem 56. und 70. Schwangerschaftstag. Bei der Maus existiert ein autosomal rezessives Gen, das eine das Gonadotropinreleasinghormon betreffende Hypothalamusinsuffizienz hervorruft. Mäuse mit dieser Mutation sind infertil und sexuell infantil, obwohl sich die inneren und äußeren Sexualorgane bei Männchen und Weibchen normal entwickeln. Das bedeutet, auch im männlichen Geschlecht wird trotz Gonadotropinmangels in den Leydig-Zellen ausreichend Testosteron zur Maskulinisierung des Feten produziert (Cattanach u. Mitarb. 1977). Ähnliche Schlußfolgerungen gelten für den Menschen, bei dem es auch in Fällen von beträchtlichem oder völligem hypophysärem Gonadotropinmangel während der Fetalperiode zur männlichen Geschlechtsentwicklung kommt.

2.5.2. Differenzierung der Gonadengänge in vivo und in vitro

Explantierte embryonale Müllersche Gänge entwickeln sich in vitro weiter, wenn sie zu einem sehr frühen Zeitpunkt entnommen werden, Wolffsche Gänge dagegen degenerieren unter diesen Bedingungen (Price 1970), unabhängig vom genetischen Geschlecht. Wenn die Gänge nach der Differenzierung der primären Gonadenanlagen explantiert werden, hängt ihre Entwicklung von der Art der vorhandenen Gonaden ab. In Gegenwart von Hodengewebe kommt es zur Degeneration der Müllerschen Gänge, in Gegenwart von Ovarien, der Wolffschen Gänge. Die Degeneration der Müllerschen Gänge läuft unter Einwirkung der embryonalen Hoden ab, die der Wolffschen Gänge in Abwesenheit der Hoden. Die Entwicklungsrichtung der Gänge wird zu einem sehr frühen Zeitpunkt der Embryonalentwicklung fixiert. Beim Meerschweinchen beginnt die testikuläre Androgenausschüttung vor der Determinationsphase der Müllerschen und der Wolffschen Gänge, d. h. vor dem 22. bis 23. Tag der Embryonalentwicklung (Price u. Mitarb. 1970).

Die Stimulation der Wolffschen Gänge spielt sich unter der lokalen Wirkung der Androgene ab. Im Falle einer frühen einseitigen Kastration besitzt der verbleibende Hoden die Fähigkeit, den gesamten Urogenitalsinus und die äußeren Sexualorgane zu maskulinisieren, die Entwicklung der Wolffschen Gänge aber nur auf der einen Seite zu stimulieren, die kastrierte Seite bleibt unbeeinflußt (Jost 1953). Diese Erscheinung läßt sich mit der sehr frühen Androgenabhängigkeit und Determination der Wolffschen Gänge erklären. Die geschlechtsdifferenzierenden Hormone wirken in der frühen Phase nur begrenzt auf dem Wege der Diffusion und erst später über den Blutkreislauf.

Bis zum Beginn der 70er Jahre war die chemische Struktur des Anti-Müller-Faktors, auch Faktor X oder Oviduktsuppressor genannt, der im Hoden synthetisiert wird und die Entwicklung der Müllerschen Gänge hemmt, unbekannt (Abb. 2–13).

Nach Jost (1953) handelt es sich um kein Androgen, was sich in Versuchen mit Androgenantagonisten bestätigen ließ.

Auch die Tatsache, daß er im embryonalen Hoden noch vor den Androgenen produziert wird, spricht gegen einen Testosteronmetaboliten, wie z. B. 17α-Hydroxypregnenolon oder Dehydroepiandrosteron. Nach neueren Untersuchungen ist es ein Glykoproteid, das nur kurzzeitig pränatal in den Sertoli-Zellen entsteht, bei menschlichen Feten vor der 8. Schwangerschaftswoche (Josso u. Mitarb. 1977, 1980).

Zusammenfassung: Die Differenzierung der Sexualorgane in männliche Richtung hängt von drei Substanzen aus den fetalen Testes ab:

1. **Anti-Müller-Faktor,** der lokal die Degeneration der Müllerschen Gänge bewirkt.
2. **Testosteron.** Es wirkt ebenfalls überwiegend lokal und stimuliert die Entwicklung der Wolffschen Gänge zu den inneren Sexualorganen.
3. **Dihydrotestosteron.** Es entsteht aus Testosteron und beeinflußt die äußeren Sexualorgane.

2.5.3. Differenzierung der Gehirnzentren bei den Säugern

Geschlechtsunterschiede in den Hirnstrukturen ließen sich beim Menschen bisher nicht mit Sicherheit nachweisen, auf sie kann nur an Hand verschiedener Funktionen geschlossen werden. Solche funktionellen Unterschiede bestehen in der differenten Wirkung auf Brustdrüsen, Gonadenfunktion sowie Reproduktions- und Sexualverhalten.
Verfolgen wir der Reihe nach die Differenzierung der Gehirnzentren für die Ausschüttung des Releasing-Faktors für das follikelstimulierende Hormon (FSH) und das luteinisierende Hormon (LH), des Prolactin-Inhibiting-Factors (PIF) sowie für das Sexualverhalten:

2.5.3.1. Releasing-Faktoren für FSH und LH

Das heutige Wissen über die Sexualzentren im Hypothalamus geht auf das Jahr 1936 zurück, als Pfeiffer seine Untersuchungsergebnisse über gonadektomierte neugeborene Ratten männlichen und weiblichen Geschlechts veröffentlichte. Die erste Versuchsreihe betraf männliche, kastrierte Ratten. Im Reifestadium implantierte er ihnen funktionsfähige Ovarien, die jedoch weder eine Ovulation noch Luteinisierung zeigten. Die nächste Versuchsreihe führte Pfeiffer an weiblichen Ratten durch, denen er in den ersten Lebenstagen männliche Gonaden transplantierte. Im Reifestadium erwiesen sich diese Ratten als unfruchtbar und in ihren Ovarien fehlten die Gelbkörper.
Diese Versuche führten Pfeiffer zu der Schlußfolgerung, daß männliche und weibliche Ratten mit einer undifferenzierten Hypophyse geboren werden. Seiner Annahme nach besitzen die neonatalen testikulären Androgene die Fähigkeit, einen nicht zyklischen Sekretionstyp der Hypophyse zu induzieren. Fehlen die Androgene in der Neonatalzeit, kommt es zum zyklischen weiblichen Gonadotropinsekretionstyp. Die Untersuchungen Pfeiffers haben nichts von ihrem Wert eingebüßt, obwohl wir heute wissen, daß die Androgene nicht primär die Hypophyse, sondern den Hypothalamus beeinflussen, von dem die Funktion der Hypophyse abhängt.
1961 fanden Barraclough und Górski im Hypothalamus Steuerungszentren für die Gonadotropinsekretion. Durch Reizungen verschiedener Regionen des Hypothalamus lokalisierten sie im Nucleus ventromedialis und Nucleus arcuatus das Zentrum für

die nicht zyklische Gonadotropinausschüttung sowie über der Sehnervenkreuzung ein zweites, für die zyklische Gonadotropinausschüttung zuständiges Zentrum. Letzteres modifiziert die Funktion des ersteren. Wahrscheinlich wirken auf das Zentrum für die zyklische Gonadotropinausschüttung fetale bzw. neonatale Androgene hemmend. Fehlen diese, kommt es zur rhythmischen Funktion hypophysärer Gonadotropine.

2.5.3.2. Geschlechtsunterschiedliche Prolaktinsekretion

Die Prolaktinausschüttung durch die Hypophyse wird vom Hypothalamus gehemmt. Der entsprechende Faktor wird PIF — Prolactin-Inhibiting-Factor — genannt. Eine verminderte PIF-Sekretion hat eine vermehrte Prolaktinsekretion durch den Hypophysenvorderlappen zur Folge. Im Gegensatz zu den anderen gonadotropen Hormonen existiert hier aber keine Rückkoppelung, d. h., eine Prolaktinsekretion hemmt nicht die PIF-Sekretion. Obwohl Progesteron über einen feedback-Mechanismus die Prolaktin-Sekretion hemmen kann, kommt das unter physiologischen Bedingungen nicht vor. Bei weiblichen Ratten, denen während der Embryonalentwicklung Androgene über den mütterlichen Organismus appliziert wurden, tritt eine erhebliche Reduktion der Mammaentwicklung ein, auch bei ausreichender hormoneller Stimulation im Reifestadium. Andererseits erfolgt bei männlichen Ratten nach Applikation von Antiandrogenen über den mütterlichen Organismus ein wesentlich stärkeres Wachstum der Mammae als bei normalen männlichen Ratten. Zunächst nahm man an, daß die Androgenwirkung während der fetalen bzw. neonatalen Entwicklung die Brustdrüsenanlagen zerstört. Später stellte sich jedoch die Unabhängigkeit dieser Anlagen sowohl vom Geschlecht wie von der Androgenwirkung mindestens bis zum 30. Lebensjahr heraus. Folglich muß der PIF bei weiblichen Individuen stärkerer Hemmung unterliegen als bei männlichen, selbst bei gleichem Östrogenspiegel (Hahn u. Mitarb. 1973).
Diese Untersuchungen beweisen den Einfluß der fetalen bzw. neonatalen Androgene auf die Determination des hypothalamischen Zentrums für die PIF-Sekretion. Nach voller Androgenwirkung reagiert es unter Östrogenstimulation mit einer nur geringen Hemmung des PIF. Auch hohe Dosen von Östrogenen hemmen die PIF-Sekretion bei männlichen Individuen nur unwesentlich, wodurch eine Prolaktinsekretion weitgehend unterbleibt.
Die Differenzierung des PIF-Zentrums im Hypothalamus ist gegen Ende des fetalen Lebens, selten in den ersten Tagen nach der Ge-

burt, abgeschlossen. Wesentliche Erkenntnisse dazu stammen von NEILL (1972). Er kastrierte 12 männliche Ratten am ersten Lebenstag und stellte später bei der einen Hälfte eine normale männliche Funktion des Kontrollzentrums für Prolaktin im Hypothalamus, bei der anderen dagegen eine mehr weibliche Reaktion fest. Das spricht für den Abschluß der Hypothalamusdifferenzierung bei 50% der untersuchten (männlichen) Ratten noch vor dem ersten Lebenstage.

2.5.3.3. Differenzierung der Erotisierungszentren

Untersuchungen hormoneller Einflüsse auf das Sexualverhalten erweisen sich als schwierig, da zahlreiche soziale Faktoren das Bild verdunkeln. Außerdem äußert sich der Einfluß der Geschlechtshormone beim männlichen und weiblichen Geschlecht verschieden. Beispielsweise ist bekannt, daß der Sexualtrieb bei männlichen Individuen, sowohl beim Menschen als auch bei Hunden, Katzen, Fischen oder Vögeln, noch Wochen oder Monate nach der Kastration bestehen bleibt. Ein ähnliches Persistieren des Sexualtriebs liegt bei weiblichen Individuen mit Ausnahme der Primaten nicht vor. Für ein erneutes Erwachen des Sexualtriebes unter Substitutionstherapie bedarf es bei männlichen Individuen einiger Wochen, bei weiblichen nur einiger Stunden oder Tage. Die Verzögerungen im männlichen Geschlecht deuten auf einen anderen hormonellen Mechanismus als bei weiblichen Individuen (YOUNG u. Mitarb. 1964) hin.
Die Herausbildung eines normalen Sexualverhaltens bedarf bestimmter sozialer Bedingungen. Untersuchungen an Affen haben bei mutterlos aufgewachsenen Tieren neurotische Störungen festgestellt, die auch das Sexualverhalten betreffen. Tiere, die zwar mit der Mutter, aber von anderen Tieren isoliert, aufwuchsen, wiesen ebenfalls Störungen des Sexualverhaltens auf. Derartige männliche Affen zeigten zwar normale sexuelle Erregbarkeit und Kopulationsversuche, waren aber zu keiner normalen Kopulation fähig, auch nicht unter Testosterongaben. Einen entsprechenden Isolationseffekt gibt es bei weiblichen Individuen nicht, allerdings bewirkt eine Isolation bei ihnen eine Reduktion aggressiv männlicher Verhaltensweisen, die unter natürlichen Bedingungen auftreten. Ähnliche Erscheinungen lassen sich an Meerschweinchen, Ratten, Katzen und Vögeln beobachten (YOUNG u. Mitarb. 1964).
Hinsichtlich des Einflusses der Sexualhormone auf die hypothalamische Prägung veröffentlichten PHOENIX u. Mitarb. (1959) Untersuchungen, denen zufolge Testosterongaben vor der Geburt bei

weiblichen Meerschweinchen nicht nur eine Maskulinisierung der äußeren Sexualorgane, sondern auch Änderungen im späteren Sexualverhalten bewirkten. Es kam zu permanenten Störungen weiblicher sowie zur Ausbildung bzw. Intensivierung männlicher Verhaltensweisen. Bei männlichen Tieren konnten keine wesentlichen Veränderungen im Körperbau oder Verhalten festgestellt werden. Der Effekt der Maskulinisierung tritt vor allem dann ein, wenn hohe Dosen von Androgenen während der besonders sensiblen späten Fetalperiode (Goy u. Mitarb. 1962, Goy 1966), nicht aber während der Reifeperiode gegeben werden (Phoenix u. Mitarb. 1959).

Eine Testosteroninjektion bei neugeborenen weiblichen Ratten ruft folgende Veränderungen hervor: 1. erhöhtes Wachstumstempo, 2. frühe Reifung (Perforation der Vaginalmembran), 3. permanenter Östrus, 4. Verlust der weiblichen und Auftreten männlicher Verhaltensweisen (Harris 1970).

Am ersten Lebenstag (nicht aber ab 21.) kastrierte männliche Ratten zeigen später erhebliche Kopulationsstörungen sowie weibliche Verhaltensmerkmale. Laborversuche konnten den entscheidenden Einfluß der fetalen bzw. neonatalen (bis 15 Tage nach Geburt) Androgene auf die männliche Determination der Gehirnzentren bestätigen (Dörner 1976). Bei Säugern mit einer langen Tragzeit dagegen, wie z. B. beim Meerschweinchen, vollzieht sich diese Geschlechtsdifferenzierung vor der Geburt (Young u. Mitarb. 1964). Während der kritischen Phase applizierte Östrogene üben keinen feminisierenden Einfluß auf genetisch männliche Individuen aus (Feder 1967, Whalen u. Nadler 1963). Östrogene und Androgene spielen also bei der Geschlechtsdifferenzierung weder eine vergleichbare noch eine einander ergänzende Rolle:

Die Differenzierung in männlicher Richtung vollzieht sich unter Androgeneinfluß, die in weiblicher Richtung dagegen ohne Östrogene und Androgene.

In der Neonatalperiode kastrierte Tiere weisen im späteren Sexualverhalten sowohl männliche als auch weibliche Züge auf. Die männlichen Hormone hemmen also während der Fetal- bzw. Neonatalperiode die Entwicklung des für das weibliche Sexualverhalten zuständigen Zentrums im Hypothalamus. Androgene stimulieren während der Geschlechtsreife im männlich organisierten Hypothalamus männliches Verhalten, regen aber gleichzeitig weibliches Verhalten im weiblich geprägten Hypothalamus an. Nach Dörner (1969) existieren bei Ratten verschiedene Erotisierungszentren, wobei das männliche im vorderen und das weibliche im hinteren Hypothalamusbereich liegen. Er erzeugte bei geschlechtsreifen Rattenweibchen durch Testosteronimplantation im vorderen Hypothalamus männliches, im mittleren Hypothalamus dagegen weibliches Verhalten.

Paradoxerweise bewirkt nicht das Testosteron per se, sondern das aus ihm entstandene 17α-Östradiol die männliche Determination des Hypothalamus. Seit den 60er Jahren ist bekannt, daß kleine Mengen Östradiol in diesem Zusammenhang genauso wirken wie Testosteron und daß die spezifischen Neuronen dieser Hirnregion Östradiol effektiver aufnehmen als Testosteron (Pfaff 1971). Im Hypothalamus lassen sich erhebliche Mengen von Cyklasen nachweisen, mit deren Hilfe Testosteron in situ in Östradiol umgewandelt wird (Ryon u. Mitarb. 1972). Selbst die Fortdauer des männlichen Sexualverhaltens während der Geschlechtsreife hängt bei einigen Säugern vom Östradiol ab (Flechter u. Short 1974). Bei der Maus wird das weibliche Zentralnervensystem durch α-Fetoproteine vor der maskulinisierenden Wirkung des eigenen Östradiols geschützt. α-Fetoproteine binden weibliche Steroidhormone und senken dadurch deren Titer in den Erfolgsorganen (McEwan u. Mitarb. 1975; Attardi u. Rouslahti 1976).

Einen breiten Raum nehmen in den Untersuchungen zur Geschlechtsdifferenzierung die Antiandrogene ein (Neumann u. Mitarb. 1970). Durch Gabe von Antiandrogenen an Ratten in der Fetalperiode, z. B. Cyprotestosteronazetat, verlieren die Androgene ihre Wirkung auf die Zentren im Hypothalamus. Antiandrogengaben schwächen auch die somatische Entwicklung in männliche Richtung ab und führen unabhängig davon zu deutlichen Veränderungen im Sexualverhalten und zu einer Feminisierung. Die Tiere werden bisexuell, sie kopulieren mit Weibchen, aber weniger energisch als normale Männchen. In Gegenwart von Männchen verhalten sie sich wie Weibchen und werden von diesen auch als solche behandelt. Es kommt aber nur selten zur Kopulation und der typisch weiblichen Lordosehaltung.

Im Vergleich zu normalen Ratten besitzen die mit Antiandrogenen behandelten Tiere eine geringere Potenz, ihre Kopulation ist unvollständig, was sich besonders im fehlenden Interesse an den Sexualorganen der Partnerin nach der Kopulation äußert. Außerdem kann es zu Abweichungen im Kopulationsverhalten, wie z. B. zur seitlichen Deckung der Weibchen kommen.

Hahn u. Mitarb. (1973) gaben männlichen Rattenfeten das Antiandrogen Cyprotestosteronazetat während der zweiten Hälfte der Tragzeit und in den ersten drei Wochen nach der Geburt. Später applizierten sie diesen Ratten weibliche Hormone zur Laktationsstimulierung. Sie stellten fest, daß männliche Ratten auf diese Weise zu Brutpflege, dem Tragen der Jungen und Führen zum Lager sowie zur Laktation fähig wurden. Allerdings blieben die Jungen nicht länger als eine Woche am Leben, weil die Laktation der männlichen Ratten unzureichend war. Diese Untersuchungen weisen auf einen Zusammenhang zwischen Mutterinstinkt und Fehlen der Androgene in der Neugeborenenzeit hin, denn bei normalen Rattenmännchen rufen Östrogengaben keinen Mutterinstinkt hervor. Der Einfluß der Androgene beschränkt sich nicht nur auf das Sexualverhalten, sondern betrifft auch andere nichtsexuelle Aktivitäten, wie z. B. den Sauerstoffverbrauch oder das Verhalten in unbekannter Umgebung.

Das für männliche Individuen charakteristische Verhalten wird durch Androgengaben bei erwachsenen männlichen Tieren stimuliert, das weibliche Verhalten genetisch weiblicher Individuen bleibt jedoch sowohl durch Androgen- als auch durch Östrogengaben unbeeinflußt.

Bekanntlich unterscheidet sich das Verhalten männlicher Säuger bereits in den ersten Lebensmonaten von dem weiblicher Tiere durch eine höhere Aktivität. Dieser Unterschied läßt sich nicht durch einen höheren Androgenspiegel bei den männlichen Individuen erklären. Resko (1967) untersuchte den Androgenspiegel bei männlichen Rhesusaffen zwischen dem 6. und 12. Lebensmonat und stellte im Blut kein Testosteron fest. Spätere Untersuchungen (Goy 1968) erbrachten keine Unterschiede des Androstendiolspiegels bei männlichen und weiblichen Individuen in den ersten Lebensmonaten. Also sind die Unterschiede im Verhalten männlicher und weiblicher Individuen nicht mit verschiedenen Mengen männlicher Geschlechtshormone zu erklären. Goy (1966, 1968) kastrierte männliche Rhesusaffen am ersten Lebenstag und untersuchte sie wieder zwischen dem 3. und 9. Lebensmonat. Die Aktivität der kastrierten Individuen zeigte keine Unterschiede zu männlichen Kontrolltieren und übertraf die weiblichen Individuen. Diesen Verhaltenstyp bestimmen offensichtlich Androgene, die kurz vor der Geburt auf die Gehirnzentren einwirken. Wells und van Wagenen (1954) erzeugten mittels hoher Testosterongaben an trächtigen Affen bei deren Nachkommen weibliche Pseudohermaphroditen, die im Unterschied zu normalen Weibchen eine den männlichen Tieren vergleichbare Aktivität zeigten. Die psychosexuelle Differenzierung erfolgt also bei den Primaten pränatal.

Natürlich soll das nicht bedeuten, daß allein die Prägung der Gehirnzentren über männliches oder weibliches Sexualverhalten

entscheidet. Frühe soziale Erfahrungen spielen ebenfalls eine Rolle bei der Entwicklung von Verhaltensweisen. Sowohl Untersuchungsergebnisse bei Affen als auch bei Nagetieren weisen auf die Bedeutung von mit der Hierarchie innerhalb der Gruppe zusammenhängenden Faktoren für die Festlegung des männlichen oder weiblichen Verhaltenstypes hin. Männliche Verhaltensweisen können infolge sozialer Erfahrungen besonders aus frühen Entwicklungsphasen modifiziert werden. Für vorübergehende homosexuelle Handlungen z. B. reicht bereits eine umweltbedingte Einschränkung der männlichen Aktivität oder eine Stimulierung charakteristisch weiblicher psychischer Eigenschaften.
Die Pathogenese der Homosexualität erklärt sich aber auch aus einem ungenügenden Androgenspiegel während der Determinationsphase vor der Geburt. Die Androgensekretion kann vorher für die Differenzierung der inneren und äußeren Sexualorgane völlig ausreichen, dann aber den für die Entwicklung des Sexualzentrums notwendigen Titer unterschreiten. Auf dieser Grundlage kommt es wahrscheinlich später, während der Pubertät, zu homosexuellen Verhaltensweisen. Bei Ratten hat Dörner (1967, 1969) homosexuelles Verhalten durch Kastration am ersten Lebenstag hervorgerufen. Gab er aber einer solchen Ratte am dritten Lebenstag eine einmalige Dosis von 1,25 mg Testosteronpropionat, zeigte sie in der Geschlechtsreife unter Androgengaben normales heterosexuelles Verhalten. Dieser Effekt läßt sich bei kastrierten Ratten ohne Androgen-Applikation nach der Geburt nicht erzielen. Ähnliche Ergebnisse erhält man bei weiblichen Individuen durch Androgengaben in der kritischen Phase. Während der Geschlechtsreife kommt es bei ihnen zu männlichem Sexualverhalten. Der sexuelle Instinkt wird also unabhängig vom genetischen Geschlecht durch den Androgenspiegel während einer kritischen Phase der Hypothalamusdifferenzierung geprägt. Unter physiologischen Bedingungen vollzieht sich die männliche Geschlechtsentwicklung bei den Säugern unter Vermittlung der

Tabelle 2–2

Defekte Entwicklung der Sexualorgane bei Säugern

Genetisches Geschlecht	Gonosomen	Fetale Gonaden	Sexualorgane
weiblich	XX	fehlen ⟶	weiblich
männlich	XY	fehlen ⟶	weiblich

Androgene, die als Zwischenglied zwischen dem gonadalen und dem psychischen Geschlecht fungieren.
Zur Erklärung der Homosexualität gehören jedoch neben den hormonellen auch andere psychologische, soziale und kulturelle Faktoren, da z. B. der männliche Pseudohermaphrodit trotz sehr geringer fetaler testikulärer Testosteronsekretion später auch heterosexuelles Verhalten zeigen kann. Die Behauptung ist jedoch absurd, nur erzieherische Einflüsse oder die soziale und kulturelle Umwelt eines Individuums seien für eine permanente homosexuelle Neigung verantwortlich. Bekanntlich reicht ein früher homosexueller Druck durch die Umgebung nicht zur Induktion einer dauerhaften homosexuellen Haltung aus. Das Zusammenspiel genetischer und Umweltfaktoren dürfte also die Entwicklung homosexuellen Verhaltens am besten erklären.

2.5.3.4. *Differenzierung der Zentren für das außersexuelle Verhalten*

Die Geschlechtsdifferenzierung betrifft nicht nur das Sexualverhalten direkt, sondern auch eine ganze Reihe anderer Verhaltensformen, die nicht direkt mit der Fortpflanzung zusammenhängen, wie die folgenden Beispiele nach HAHN u. Mitarb. (1973) zeigen:

Spontane Aggressivität

Spontane Aggressivität tritt bei männlichen Individuen häufiger und schneller ein als bei weiblichen. Wenn man aber neugeborenen weiblichen Mäusen am ersten Lebenstag Testosteronpropionat verabreicht, gleicht ihre Aggressivität im späteren Leben der normaler männlicher Individuen.

Dominierungsstreben

Dominierungsstreben ist bei Mäusen und anderen Tieren im männlichen Geschlecht deutlicher ausgeprägt als im weiblichen. Praktisch attackieren alle isolierten männlichen Individuen später in den Käfig gesetzte fremde Männchen. Bei normalen weiblichen Individuen tritt dieses Verhalten nur in 20% der Fälle, bei androgenisierten Weibchen aber in 95% der Fälle ein.

Schockinduzierte Aggressivität

Setzt man zwei Tiere in einem gemeinsamen Käfig einem Elektroschock von 1—2 mA aus, so ziehen sie sich in der Annahme, der Schmerz sei vom anderen Tier zugefügt worden, ängstlich in eine Ecke zurück, oder sie nehmen eine drohende Haltung ein. Gewöhnlich drohen die Männchen, während die Weibchen sich zurückziehen. Bei im Neugeborenenalter mit Androgenen behandelten weiblichen Ratten verstärkt sich ein aggressives Verhalten. Eine neonatale Kastration schwächt es bei Männchen ab.

Erlernen der Fluchtreaktion

Weibliche Ratten erlernen Fluchtreaktionen schneller als männliche. Wenn man beispielsweise eine Ratte vor dem Elektroschock noch einem akustischen oder optischen Signal aussetzt oder ihr eine Ausweichmöglichkeit einräumt, erlernt das Weibchen diese Reaktion schneller als das Männchen. Diese Überlegenheit geht Weibchen verloren, die als Neugeborene mit Androgenen behandelt werden.

Verhalten im freien Raum

Weibliche Ratten erweisen sich im freien Raum aktiver als männliche, verlassen schneller den Käfig und erkunden die Umgebung. Androgengaben in der Neugeborenenzeit schwächen dieses Verhalten ab.

Auch beim Menschen hängt das nichtreproduktive Verhalten offensichtlich vom Einfluß fetaler Androgene ab. Nach Beobachtungen von Money u. Ehrhardt (1968) sind selbst für minimale Verhaltensdifferenzen zwischen Jungen und Mädchen während des Spiels ursächliche fetale Androgeneinflüsse wesentlich. Die Autoren stellten bei Töchtern von Müttern, die während der Schwangerschaft androgenwirksame Gestagene bekommen hatten, ein auffällig knabenhaftes Verhalten fest. Von 10 solcher Mädchen zeigten 9 entsprechende Interessen, zogen Knabenspiele vor und interessierten sich nur minimal für Puppen oder andere Mädchenspiele.

Literatur

Acevedo H. F., Axelrod L. R., Ishikawa E., Takari F.: Steroidogenesis in the human fetal testis: The conversion of pregnenolone-17-alfa-H^3 to dehydroepiandrosterone, testosterone and 4-androstene-3,17-dione. J. Clin. Endocr. Metab., **21**, 1611, 1961.

Acevedo H. F., Axelrod L. R., Ishikawa E., Takari F.: Studies in fetal metabolism. II. Metabolism of progesterone-4-14C and pregnenolone-7-alfa-H^3 in human fetal testes. J. Clin. Endocr. Metab., **23**, 885, 1063.

Aristoteles, zit. nach Dörner 1976.

Attardi B., Rouslahti E.: Foetoneonatal oestradiol-binding protein in mouse brain cytosol is α -foetoprotein. Nature, London, 263, 685, 1976.

BAKER T. G.: Electron microscopy of the primary and secondary oocyte. In: Advances in the Biosciences 6. Schering Symposium on Intrinsic and Extrinsic Factors in Early Mammalian Development. Ed. RASPE G., Pergamon Press, Vieweg, Oxford, Braunschweig, 1971.

BARRACLOUGH C. A., GÓRSKI R. A.: Evidence that the hypothalamus is responsible for androgen—induced sterility in the female rat. Endocrinology, **68**, 68, 1961.

BERTHOLD A.: Transplantation der Hoden. Arch. Anat. Physiol. Wissensch. Med. 42, 1849.

BLANDAU R. J., WHITE B. J., RUMERY R. E.: Observations on the movements of the living primordial germ cells in the mouse. Fertil. Steril., **14**, 482, 1963.

BLOCH E.: Metabolism of 4-^{14}C progesterone by human fetal testis and ovaries. Endocrinology, **74**, 833, 1964.

BLOCH E., TISSENBAUM B., BENIRSCHKE K.: The conversion of 4-^{14}C progesterone to 17-alfa-hydroxyprogesterone, testosterone and androstendione by human fetal testes in vitro. Biochem. Biophys. Acta, **60**, 182, 1962.

BLOODWORTH J. M. B., Jr.: Endocrine Pathology. The Williams and Wilkins Co., Baltimore, 1968.

BOCZKOWSKI K.: Sex determination and gonadal differentiation in man. An unifying concept of normal and abnormal sex development. Clin. Genet., **2**, 379, 1971

BOCZKOWSKI K.: Abnormal sex determination and differentation in man. Obstet. Gynec., **41**, 310, 1973.

BOCZKOWSKI K.: Male and female differentation of the human gonad. Clin. Genet., **4**, 213, 1973.

BÖVING B. G.: Anatomy of Reproduction. In: Obstetrics. Ed. GREENHILL J. P., W. B. Saunders Co., Philadelphia 1970.

BRUNER-LORAND J.: Intersexuality in mammals. In: Intersexuality in Vertebrates Including Man. ARMSTRONG C. N. and MARSHALL A. J., Academic Press, London, New York 1964.

BURNS R. K.: The urogenital system. In: Analysis of Development. Eds. WILLER B. H., WEISS P. A. and HAMBERGER V., W. B. Saunders Co., Philadelphia 1955.

COULOMBRE J. L., RUSSELL E. S.: Analysis of the pleiotropism at the W-locus in the mouse. J. exp. Zool., **126**, 277, 1954.

CATTANACH B. M., IDDON C. A., CHARLTON H. M., CHIAPPA S. A., FINK G.: Gonadotropin-releasing hormone deficiency in a mutant mouse with hypogonadism. Nature **269**, 338, 1977.

DANTSCHAKOFF V.: La differenciation du sex chez les vertebres. Arch. Anat. Micr. Morph. Exp., **39**, 367, 1950.

DRICZFALUSY E.: Role of the fetus, placenta and mother in steroidogenesis at midgestation. Advances in the Biosciences (Schering Symposium on Intrinsic and Extrinsic Factors in Early Mammalian Development), Vol. 6. Ed. RASPE G., Pergamon Press, Vieweg, Oxford, Braunschweig 1971.

DÖRNER G.: Hormones and brain differentiation. Elsevier Scientific Publishing Compagny, Amsterdam—Oxford—New York 1976.

DÖRNER G.: Tierexperimentelle Untersuchungen zur Frage einer Hormonalen Pathogenese der Homosexualität. Acta biol. med. germ., **19**, 569, 1967.

DÖRNER G.: Zur Frage einer neuroendokrinen Pathogenese. Prophylaxe und Therapie angeborner Sexualdeviationen. Deutsch. med. Wochenschrift **94**, 390, 1969.

DÖRNER G.: Hormones and Brain Differentiation. Elsevier, Amsterdam, Oxford 1976.

FEDER H. H.: Specificity of testosterone and estradiol in the differentiating neonatal rat. Anat. Rec., **157**, 79, 1967.

FLECHTER T. J., SHORT R. V.: Restoration of libido in castrated red deer stag (*Cervus elephus*) with 17β oestradiol. Nature, **248**, 616, 1974.

FORD C. E.: Cytogenetics and sex determination in man and mammals. J. biosoc. Sci., Sppl. **2**, 7, 1970a.

FORD C. E.: Genetic activity of sex chromosomes in germinal cells. Phil. Trans. Roy. Soc. Lond., B. **259**, 53, 1970b.

GEORGE F. W., WILSON J. D.: Conversion of androgen to estrogen by the human fetal ovary. J. Clin. Endocrinol. Metab. **47**, 550, 1978.

GEORGE F. W., WILSON J. D.: Endocrine differentation of the foetal rabbit ovary in culture. Nature, **283**, 861, 1980.

GILLMAN J.: The development of the gonads in man with a consideration of the role of fetal endocrines and the histogenesis of ovarian tumors. Contrib. Embryol. Carneg. Inst., **32**, 81, 1948.

GOY R. W.: Role of androgens in the establishment and regulation of behavioral sex differences in mammals. J. Anim. Science, **25**, Supl. 21, 1966.

GOY R. W.: Organizing effects of androgen on the behaviour of rhesus monkeys. In: Endocrinology and Human Behaviour. Ed. MICHAEL R. P. Oxford University Press, London, 12, 1968.

GOY R. W., PHOENIX C. H., YOUNG W. C.: A critical period for the suppression of behavioral receptivity in adult female rats by early treatment with androgen. Anat. Rec., **142**, 307, 1962.

HAHN J. D., HASSELBACH Ch., BERGER B., ELGER W., NEUMANN F.: Sexual differentation of the hypothalamic "Prolactin inhibiting factor center" and other brain areas. In: "The Endocrine Function of the Human Testis". Ed. JAMES V. H. T., SERIO M., MARTINI L., Academic Press, New York and Lonon, **1**, 313, 1973.

HARRIS G. W.: Hormonal differentation of the developing central nervous system with respect to patterns of endocrine function. Phil. Trans. Roy. Soc. Lond. B. **259**, 165, 1970.

HELLER R. H., JONES H. W. Jr.: Production of ovarian dysgenesis in rat and human by Busuphan. Amer. J. Obstet. Gynec., **89**, 414, 1964.

HUNTER 1749, zit. n. DÖRNER 1976.

IMPERATO-MCGINLEY J., GUERRERO L., GAUTHIER T., PETERSON R. E.: Steroid 5α-reductase deficiency in man: An inherited form of male pseudohermaphroditism. Science, **186**, 1213, 1974.

JOSSO N.: Effect of testosterone and of some of its 17-hydroxylated metabolites on the Müllerian duct of the foetal rat in organ culture. Europ. J. Clin. Biol. Res., **16**, 594, 1971.

JOSSO N.: Physiology of sex differentation. In: The Intersex Child. Ed. JOSSO N. S., Karger, Basel, München, Paris, London, New York, Sydney 1981.

JOSSO N., PICARD J. Y., TRAN D.: The antimüllerian hormone. Recent Prog. Horm. Res. **33**, 117, 1977.

JOSSO N., PICARD J. Y., TRAN D.: A new testicular glycoprotein: antimüllerian hormone. In: Testicular Development, Structure and Function. STEINBERGER and STEINBERGER, pp. 21–32. Raven Press, New York 1980.

JOST A.: Recherche sur la differenciation sexuelle de l'embryon de lapin. III. Role des gonades foetales dans la differencation sexuelle somatique. Arch. Anat. Micr. Morph. Exp., **36**, 271, 1947.

JOST A.: Problems of fetal endocrinology: the gonadal and hypophyseal hormones. Recent Progr. Hormone Res., **8**, 379, 1953.

JOST A.: Hormonal factors in the development of the fetus. Cold Spr. Harb. Symp. Quant. Biol., **19**, 167, 1954.

JOST A.: Hormonal factors in the sex differentation of the mammalian foetus. Phil. Trans. Roy. Soc. Lond., B, **259**, 119, 1970.

JOST A., MAGRE A. J. S., AGELOPOULOU R.: Early stages of testicular differentation in the rat. Hum. Genet. **58**, 59–63, 1981,

KELLER, K., TANDLER J.: Über das Verhalten der Eihäute bei Zwillingsträchtigkeit des Rindes. Wien. tierärztl. Wschr. **3**, 513, 1916.

KOSIN I. L., ISHIZAKI H.: Incidence of sex chromatin in Gallus demesticus. Science, **130**, 43, 1959.

LILLIE F. R.: The theory of the freemartin. Science **43**, 611, 1916.

MACNAUGHTON M. C.: Endocrinology of the foetus. In: Foetus and Placenta. Eds. KLOPPER A. and DICZFALUSY E. Blackwell Scientific Publications, Oxford, Edinburgh 1969.

MCEWAN B. S., PLAPINGER L., CHAPTAL C., GERLACH J., WALLACE G.: Role of fetoneonatal estrogen binding proteins in the association of estrogen with neonatal brain cell nuclear receptors. Brain Res. **96**, 400, 1975.

McKay D. G., Hertig A. T., Adams E. C., Danziger S.: Histochemical observations on the germ cells of human embryos. Anat. Rec., **117**, 201, 1953.

Mintz B.: Continuity of the female germ cell line from embryo to adult. Arch. Anat. Micr. Morph. Exp., **48**, bis, 155, 1959.

Money J., Ehrhardt A. A.: Prenatal hormonal exposure: possible effects on behaviour in man. In: Endocrinology and Human Behaviour. Ed. Michael R. P. New York, Toronto 1968.

Moore C. M., Warnes G. M.: Regulation of meiosis in mammalian oocytes. Brit. Med. Bull., **35**, 99, 1979.

Mystkowska E. T., Tarkowski A. K.: Observation on CBA-p/CBA-T6T6 mouse chimeras. J. Embryol. exp. Morph., **20**, 33, 1968.

Neill J. D.: Sexual differences in the hypothalamic regulation of prolactin secretion. Endocrinology, **90**, 1154, 1972.

Neumann F., Elger W., Steinbeck H.: Antiandrogens and reproductive development. Phil. Trans. Roy. Soc. Lond., B, **259**, 179, 1970.

Ohno S.: Sex Chromosomes and Sex-linked Genes. Springer-Verlag, Berlin—Heidelberg—New York, 1967.

Ohno S.: Major Sex-determining Genes. Springer-Verlag, Berlin—Heidelberg—New York 1979.

Ohno S., Kaplan W. D., Kinosita R.: On the sex chromatin of Gallus domesticus. Exp. Cell Res., **19**, 180, 1960.

Ohno S., Trujillo J., Stenius C., Christian L. C., Teplitz R.: Possible germ cell chimeras among newborn dizygotic twin calves (Bos taurus). Cytogenetics, **1**, 258, 1962.

Ożdżeński W.: Differentation of the genital ridges of mouse embryos in the kidney of adult mice. Arch. Anat. Micr., **61**, 267, 1972.

Phoenix C. H., Goy R. W., Gerall A. A., Young W. C.: Organizing action of prenatally administered testosterone propionate on the tissues mediating mating behaviour in the female guinea pig. Endocrinology, **65**, 369, 1959.

Pfaff D. W.: Steroid sex hormones in the rat brain: Specificity of uptake and physiological effects. In: Steroid Hormones and Brain Function. Eds. Sawaer C. H., Górski R. A. Berkeley: Univ. California Press, 103—116, 1971.

Pfeiffer, C. A.: Sexual differentiation of hypophyses and their determination by the gonads. Amer. J. Anal. **58**, 195, 1936.

Price D.: In vitro studies on differentation of the reproductive tract. Phil. Trans. Roy. Soc. Lond., B. **259**, 133, 1970.

Price D., Zaaijer J. P. P., Ortiz E.: Prenatal development of the oviduct in vivo and in vitro. In: The Mammalian Oviduct. Eds. Hafez E. S. E. and Blandau R. The University of Chicago Press, Chicago, 1968.

Raynaud A.: Recherches experimentaels sur le development de l'apparell genital et le fonctionnement des glandes endocrines des foetus de souris et de mulot. Archs. Anat. microsc. Morph. exp., **39**, 518, 1950.

Resko J. A.: Plasma androgen levels of the rhesus monkey: the effects of age and season. Endocrinology, **81**, 1203, 1967.

Reyes F. J., Boroditsky R. S., Winter J. S. D., Faiman C.: Studies on human sexual development. II. Fetal and maternal serum gonadotropin and sex steroid concentrations. J. Clin. Endocrinol. Metab. **38**, 612, 1974.

Ryan K. J., Naftolin F., Reddy B., Flores F., Petro A.: Estrogen formation in the brain. J. Obstet. Gynecol. **114**, 454, 1972.

Saenger P.: Steroid 5α-reductase deficiency. In: The Intersex Child. Ed. Josso N., S. Karger, Basel, München, Paris, London, New York, Sydney 1981.

Singh R. P., Carr D. H.: The anatomy and histology of XO human embryos and fetuses. Anat. Rec., **155**, 369, 1966.

Siiteri P. K., Wilson J. D.: Testosterone formation and metabolism during male sexual differentiation in the human embryo. J. Clin. Endocr. Metab., **38**, 113, 1974.

Tarkowski A. K.: True hermaphroditism in chimaeric mice. J. Embryol. exp. Morph., **12**, 735, 1964.

Tarkowski A. K.: Are the genetic factors controlling sexual differentation of somatic and germinal tissues of a mammalian gonad stable or labile? In: Environmental Influences on Genetic Expression: Biological and Behavioral Aspects of Sexual Differentiation, pp. 49—60. Fogarty International Center Proceedings, No 2, 1970.

Wells L. J., van Wagenen G.: Androgen-induced female pseudohermaphroditism in the monkey (*Macaca mulatta*): anatomy of the reproductive organs. Contr. Embryol. Carneg. Inst., no **236**, 35, 95, 1954.

Whalen R. E. and Nadler R. H.: Suppression of the development of female mating behaviour by estrogen administered in infancy. Science, **141**, 272, 1963.

Wilson J. D., Griffin J. E., Leshin M., George F. W.: Role of gonadal hormones in development of the sexual phenotypes. Hum. Genet. **38**, 78, 1981.

Witschi E.: Experimentelle Untersuchungen über die Entwicklungsgeschichte der Keimzelle von Rana temporaria. Arch. Mikr. Anat. **85**, 9, 1914.

Wojnarowski J., Nerki W: Fizjologia rozwojowa dziecka, pod red. Bogdanowicza J., PZWL, Warszawa 1968.

Young W. C., In: Sex and Internal Secretions. The Williams and Wilkins Comp., Baltimore, vol. 1—2, 1961.

Young W. C., Goy R. W., Phoenix C. H.: Hormones and sexual behavior. Science, **143**, 212, 1964.

Syndrome

3. Klinefelter-Syndrom

Für das Klinefelter-Syndrom sind charakteristisch Sterilität, eunuchoider Körperbau sowie Hodendysgenesie. Fakultativ treten noch Gynäkomastie und Adipositas auf.
Einer der ersten von Dr. Harry F. KLINEFELTER 1941 in der Endokrinologischen Poliklinik des Massachusetts General Hospital unter der Leitung von Dr. ALBRIGHT untersuchten Patienten war ein 19jähriger Negerjunge mit Gynäkomastie und kleinen Hoden. Im Verlaufe eines Jahres kamen noch 8 weitere Patienten hinzu und 1942 publizierten KLINEFELTER, REIFENSTEIN u. ALBRIGHT die Arbeit.
Einzelne ähnliche Fälle wurden auch schon in den 30er Jahren veröffentlicht, gaben aber noch keine Veranlassung zur Abgrenzung eines Syndroms. KLINEFELTER u. Mitarb. (1942) beschrieben 9 Männer mit folgenden während der Pubertät erscheinenden Symptomen: Bilaterale Gynäkomastie, kleine Hoden, Aspermie und erhöhte FSH-Sekretion mit verminderter 17-Ketosteroid-Ausscheidung. Die Hodenbiopsie ergab eine unterschiedlich starke Hyalinisierung der Tubuli sowie eine Leydig-Zell-Hyperplasie. 3 Jahre später, 1945, beschrieben HELLER und NELSON 20 ähnliche Patienten mit folgenden obligaten Symptomen: 1. kleine Hoden (1,5 × 1,0 × 1,0 cm), in der Hodenbiopsie Hyalinisierung der Hodenkanälchen, fehlende Spermatogenese, lediglich Sertoli-Zellen in den Tubuli; 2. erhöhter Gonadotropinspiegel; 3. Azoospermie auch bei Ejakulation. Die Autoren erkannten Symptome, wie eunuchoide Körperproportionen, Gynäkomastie, fehlender männlicher Behaarungstyp und niedrige 17-Ketosteroid-Ausscheidung im Urin als fakultativ und sahen das Syndrom als einen angeborenen Defekt an, der erst während der Pubertät manifest wird.
Den Versuch einer genauen Definition des Klinefelter-Syndroms unternahmen in der Folge mehrere Autoren. Im Ergebnis der histologischen Untersuchungen kam es zu folgenden Bezeichnungen: Hodenkanälchendysgenesie, sklerotische Kanälchendegeneration, pubertäre Hodenkanälchenschädigung. Aus dem klinischen Bild resultieren die Namen Syndrom der kleinen Hoden mit Gynäkomastie, primäre Mikrorchie.

3.1. Symptomatik des Klinefelter-Syndroms

1956 begannen Untersuchungen zum Sexchromatin bei Klinefelter-Patienten. Dabei stellte sich ein Teil der Patienten, wie normale Frauen, als sexchromatin-positiv heraus. Eine Hypothese entstand, nach der es sich bei den Patienten genetisch um Frauen handeln sollte, bei denen während der Embryonalentwicklung eine Geschlechtsumwandlung stattgefunden habe. Diese Interpretation erwies sich später als falsch. Von vier der ursprünglich von KLINEFELTER u. Mitarb. (1942) beschriebenen Patienten hatten nur zwei Sexchromatin. Da sich diese Heterogenität auch in anderen Untersuchungen zeigte, unterschied man ein sexchromatin-negatives und sexchromatin-positives Klinefelter-Syndrom.

Auf der Grundlage seiner Sexchromatinuntersuchungen schlug NELSON (1957) die Einteilung in ein „echtes“ mit Sexchromatin und „unechtes“ Klinefelter-Syndrom ohne Sexchromatin vor. Seinen Angaben zufolge unterschieden sich die beiden auch im histologischen Bild der Hoden, was sich in dieser Form aber später nicht bestätigte. An Hand klinischer Befunde lassen sich die beiden Typen des Klinefelter-Syndroms nicht unterscheiden, in beiden Gruppen findet man kleine Hoden, einen erhöhten Gonadotropinspiegel, Infertilität, eunuchoide Körperproportionen und Gynäkomastie. Als abweichend erweisen sich nur Fälle mit isoliertem Fehlen der Geschlechtszellen, dem sogenannten Del-Castillo-Syndrom (siehe Ende dieses Kapitels).

FERGUSON-SMITH (1966) bezog in das Klinefelter-Syndrom die sexchromatin-positiven und -negativen Fälle sowie das Del-Castillo-Syndrom mit ein.

In der vorliegenden Monografie werden zum Klinefelter-Syndrom nur die X-Chromatin-positiven Fälle gezählt, andernfalls wird vom Klinefelter-Syndrom mit negativem X-Chromatin gesprochen. Ätiologisch beruht das Syndrom auf der Existenz eines zweiten X-Chromosoms in Gegenwart eines Y-Chromosoms. Diese Chromosomenanomalie entsteht durch fehlerhafte meiotische Teilung während der Oogenese oder Spermatogenese, oder auch durch fehlerhafte mitotische Teilung der befruchteten Eizelle (Zygote) (Abb. 3–1). Patienten mit Symptomen des Klinefelter-Syndroms und normalem männlichem Karyotyp 46,XY können formal als Phänokopien aufgefaßt werden.

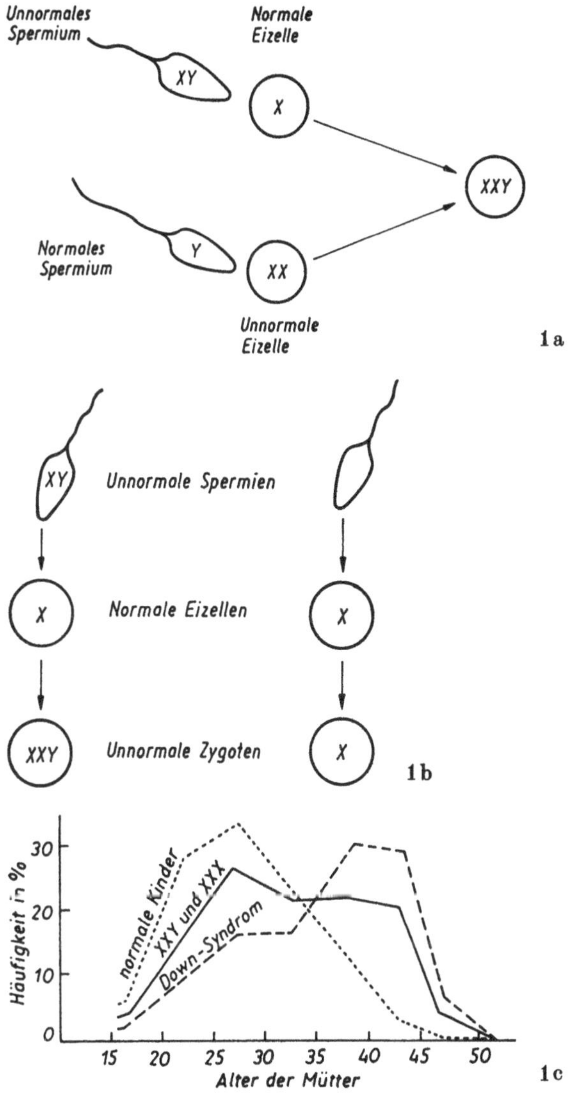

Abb. 3–1. a: Zwei Entstehungsmöglichkeiten des Karyotyps 47,XXY, b: Entstehung des Karyotyps 47,XXY oder 45,X. c: Inzidenz von normalen Kindern und Kindern mit Down-Syndrom (Mongolismus), Klinefelter-Syndrom und Triple-X-Syndrom in Abhängigkeit vom Alter der Mutter. Die Inzidenz wächst mit dem Gebäralter der Mutter.

3.2. Klinische Symptomatik

Die Angaben von vor und nach 1956 lassen sich nur teilweise miteinander vergleichen. Bis 1956 stützte sich die Diagnose nur auf klinische und endokrinologische Daten, danach zählen einige Autoren nur Fälle mit positivem X-Chromatin-Befund zum Klinefelter-Syndrom. Die Erfassungskriterien für Patienten waren sehr unterschiedlich. COURT-BROWN u. Mitarb. (1964) fanden einen großen Teil ihrer Fälle unter oligophrenen Männern, wogegen 71 der 100 von RABOCH (1960, 1964) beschriebenen Patienten wegen Sterilität überwiesen worden waren. Das allen Patienten gemeinsame Symptom sind kleine Hoden. Lediglich bei Männern mit dem Mosaik 46,XY/47,XXY kann die Hodengröße normal sein.
Die Literaturangaben über die Häufigkeit von Gynäkomastie und weiblichem Schambehaarungstyp sind sehr verschieden. HELLER u. NELSON (1945) gaben an, daß eine Gynäkomastie bei Patienten mit normalen Körperproportionen deutlicher ausgeprägt ist. FROLAND (1969) bestätigte diese Beobachtung. Er unterschied zwei klinische Typen: der eine mit niedrigem Wuchs, normalen Körperproportionen sowie Gynäkomastie, der andere mit hohem Wuchs, langen unteren Extremitäten und ohne Gynäkomastie (FROLAND 1969). Die Libido ist beim Klinefelter-Syndrom vermindert. Ein sexueller Kontakt zum anderen Geschlecht wird relativ spät aufgenommen. Die Hälfte der verheirateten Patienten gibt aber an, ein normales Geschlechtsleben zu führen. Dabei bestehen erhebliche Differenzen in der Anzahl geschlossener Ehen von Patienten mit und ohne Gynäkomastie.

3.2.1. Körpergröße und -proportionen

HELLER u. NELSON (1945) konnten keine für das Klinefelter-Syndrom typische Körperhöhe finden. Die Proportionen schwankten von normal bis zu ausgesprochen eunuchoid (Abb. 3–2).
STEWART u. Mitarb. (1959) stellten fest, daß X-Chromatin-positive Patienten die X-Chromatin-negativen auf Grund der Beinlänge generell an Größe übertrafen. Bei DECOURT u. Mitarb. (1962) erwiesen sich ebenfalls die X-Chromatin-positiven Patienten als größer. RABOCH (1964) ermittelte bei 100 X-Chromatin-positiven Patienten eine mittlere Körperhöhe von 175,60 cm gegenüber 172,23 cm in der 500 Männer umfassenden Kontrollgruppe. Diese Differenz ist

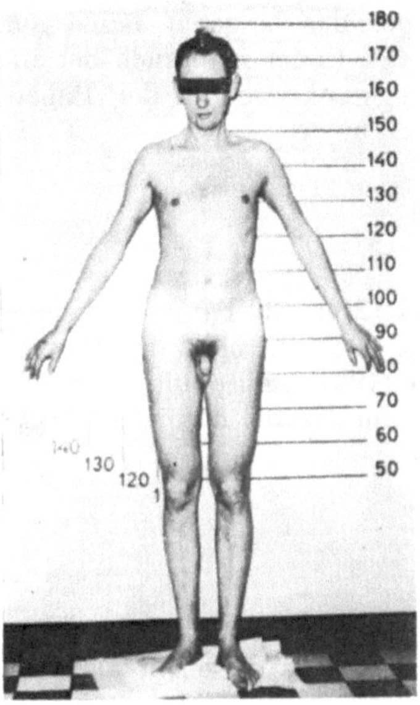

2a

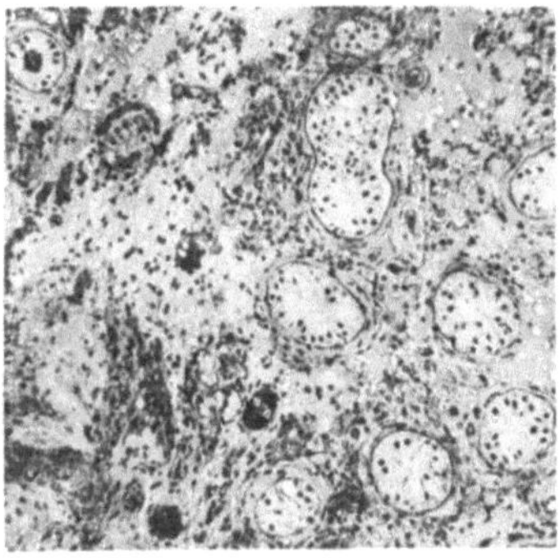

2b

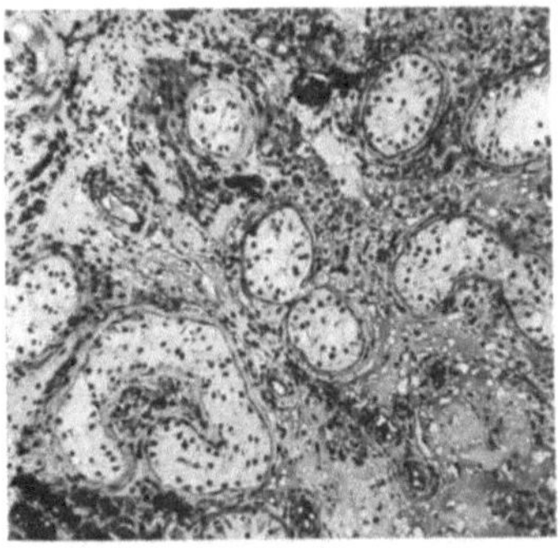

2c

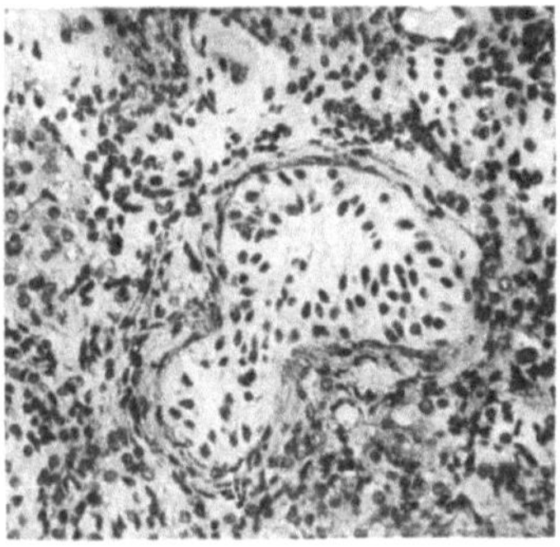

2d

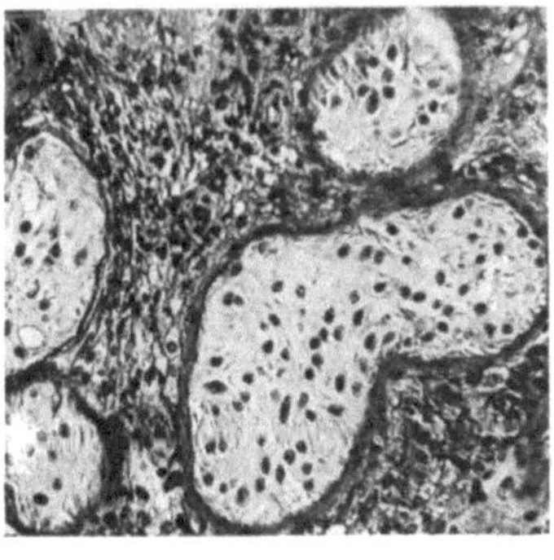

2e

Abb. 3–2. a: Klinefelter-Syndrom. Patient im Alter von 29 Jahren. Karyotyp 47,XXY. b, c, d, e: Histologie der Hoden. Dysgenesie und Wandverdickung der Tubuli statistisch signifikant. Das Symptom der längeren Beine auf Grund eunuchoider Körperproportionen findet man auch bei anderen Männern mit niedriger Androgensekretion in der Pubertät.

3.2.2. Behaarung

HELLER u. NELSON (1945) fanden bei 12 von 20 Patienten keinen Bartwuchs (der jüngste war 18 Jahre alt). Nur bei 2 der Männer war der Bartwuchs normal. RABOCH (1964) stellte unter 100 Patienten mit positivem X-Chromatin nur 18 mit normalem Bartwuchs fest (Abb. 3–2).

3.2.3. Gynäkomastie

Bei allen 9 von KLINEFELTER u. Mitarb. (1942) untersuchten Patienten lag beidseitige Gynäkomastie vor, da diese mit als Auswahlkriterium diente. Andere Autoren suchten ihre Patienten unter anderen Gesichtspunkten aus (Hodenhistologie, erhöhter Gonadotropinspiegel, positives X-Chromatin) und fanden Gynäkomastie nur als fakultatives Symptom. HELLER u. NELSON (1945) beschrieben sie bei 13 von 20 untersuchten Patienten. STEWART u. Mitarb. (1959) fanden bei 10 von 16 X-Chromatin-positiven und bei 5 von 17 -negativen Patienten Gynäkomastie. NOWAKOWSKI u. Mitarb. (1960) untersuchten 13 Patienten mit Klinefelter-Syndrom und positivem X-Chromatin und stellten bei 7 von ihnen Gynäkomastie fest. Auf 21 Patienten von DECOURT u. Mitarb. (1962) mit positivem X-Chromatin kamen 5 mit deutlicher und 6 mit schwach ausgeprägter Gynäkomastie. Unter 100 Patienten mit positivem X-Chromatin fand RABOCH (1964) 25mal Gynäkomastie, davon 5mal einseitig. In dem Material von COURT-BROWN u. Mitarb. (1964) kommen auf 70 Patienten mit dem Karyotyp 47,XXY 22 mit Gynäkomastie.

3.2.4. Sexualorgane und Schambehaarung

Die Hoden der erwachsenen Patienten haben gewöhnlich eine Größe von 1,5 × 1,0 × 0,5 cm (Abb. 3–3). Nur bei Mosaik 46,XY/47,XXY können sie normale Maße erreichen. Der Penis ist immer unauffällig (Abb. 3–3).

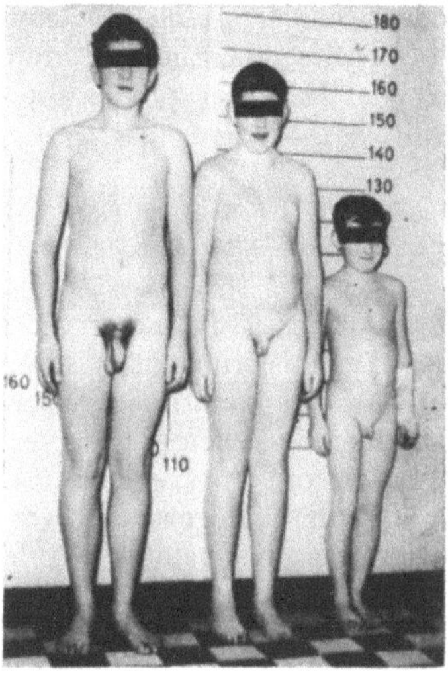

3a

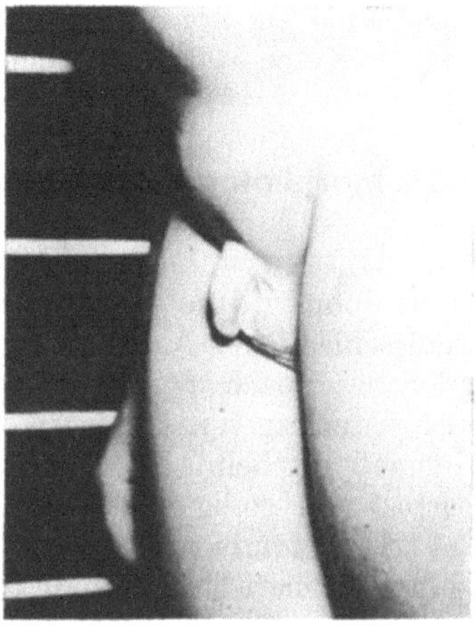

3b

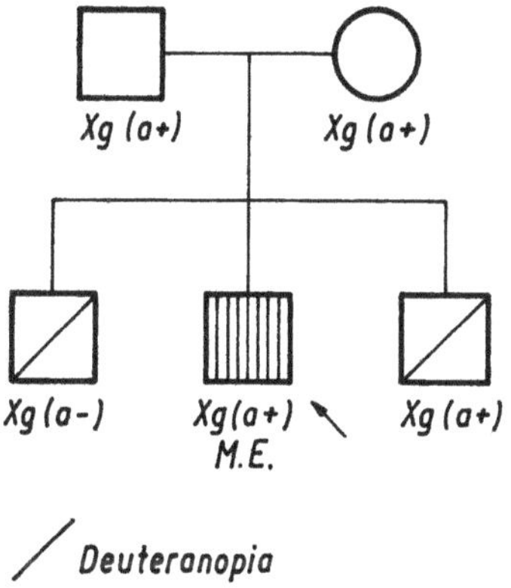

3c

Abb. 3–3. a: Patient mit Klinefelter-Syndrom (12 Jahre, Mitte). Karyotyp 47,XXY. Daneben die beiden normalen Brüder (14 und 8 Jahre). b: Äußeres Genitale des Patienten. c: Stammbaum der Familie. Da beide Brüder Deuteranopie, aber einer von ihnen die Blutgruppe Xg (a−), der andere Xg(a+) haben, läßt das auf eine Rekombination zwischen den Genen der Blutgruppe Xg und des Farbensehens schließen.

Die Schambehaarung ist meist spärlich und nach oben horizontal begrenzt (weiblicher Typ). HELLER u. NELSON (1945) fanden lediglich bei 7 von 20 Patienten einen männlichen Schambehaarungstyp. RABOCH (1964) stellte unter 100 X-Chromatin-positiven Männern 48 mit normal männlicher Behaarung fest. COURT-BROWN u. Mitarb. (1964) fanden unter 67 Patienten mit dem Karyotyp 47,XXY 36 mit normaler Schambehaarung.
Wahrscheinlich sind die unterschiedlichen Angaben der einzel-

nen Autoren auf subjektive, mehr oder weniger strenge Beurteilungskriterien für die männliche Schambehaarung zurückzuführen. Aber auch bei normalen zeugungsfähigen Männern gibt es diesbezüglich eine außerordentliche Vielfalt.

3.2.5. Morphologie der Gonaden

Klinefelter u. Mitarb. (1942) führten bei 7 Patienten eine Hodenbiopsie durch und fanden eine Hyalinisierung der Tubuli unterschiedlicher Ausprägung. In keinem Fall konnte eine Spermiogenese nachgewiesen werden. Die Leydig-Zellen waren vermehrt und lagen in großen Konglomeraten vor.
Generell erscheint die Mehrzahl der Tubuli bindegewebig „vernarbt“ und völlig hyalinisiert, ohne jegliches Keimepithel (Abb. 3–4). Ihre Membran ist faserig. Sehr vereinzelt findet sich zwischen völlig degenerierten Tubuli ein normales mit intakter Spermiogenese.
Die Fibroblasten und Fettzellen des Interstitiums erscheinen wie die Leydig-Zellen vermehrt. Tillinger (1957) stellte fest, daß Größe und Form der Leydig-Zellen unterschiedlich sind.
Nelson (1959) teilte die 134 von ihm untersuchten Patienten an Hand des histologischen Bildes der Gonaden in zwei Gruppen ein: 106 Fälle des „echten“ X-Chromatin-positiven und 28 des „unechten“ X-Chromatin-negativen Klinefelter-Syndroms. Beim X-Chromatin-positiven Klinefelter-Syndrom erwies sich die Mehrzahl

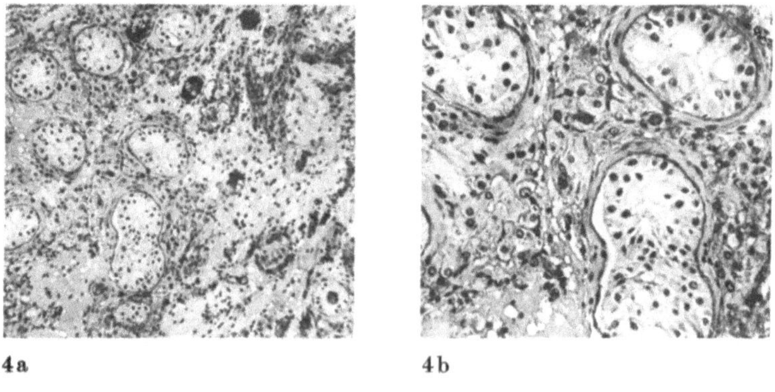

4a 4b

Abb. 3–4. a und b: Histologisches Bild der Hoden beim Klinefelter-Syndrom.

der Tubuli als hyalinisiert und sehr klein. Die nicht hyalinisierten gewundenen Tubuli enthielten lediglich Sertoli-Zellen, aber keine Keimzellen. Beim Klinefelter-Syndrom mit negativem X-Chromatin-Befund waren die Hodenkanälchen ebenfalls, allerdings in geringerem Maße, hyalinisiert. Vereinzelt fanden sich Tubuli mit vollständiger Spermiogenese. Anhäufungen von Leydig-Zellen kamen selten vor. FERGUSON-SMITH u. Mitarb. (1960) sahen ebenfalls einen Unterschied im histologischen Bau zwischen X-Chromatin-positiven und -negativen Fällen, außerdem treten ihrer Ansicht nach die degenerativen Veränderungen beim X-Chromatin-negativen Klinefelter-Syndrom im Gegensatz zu X-Chromatin-positiven Fällen nach der Pubertät ein. Es fehlten bei letzteren die elastischen Fasern in der Wand der Hodenkanälchen. In normalen Hoden erscheinen die Fasern anderthalb bis zwei Jahre vor der Pubertät, wenn die Hodenreifung beginnt. Die große Anzahl elastischer Fasern in den atrophischen Hodenkanälchen X-Chromatin-negativer Fälle deutet nach FERGUSON-SMITH u. Mitarb. (1960) darauf hin, daß die Hodenatrophie hier nach der Reifung der Tubuli seminiferi contorti eingesetzt haben muß.
Bereits KLINEFELTER u. Mitarb. (1942) hielten die Zeugungsunfähigheit für ein obligates Symptom des Syndroms. Die histologischen Befunde entsprechen dieser Behauptung, in dem das Keimepithel völlig fehlt.

Allerdings gibt es auch einige Ausnahmen: FERGUSON-SMITH u. MUNRO (1958) publizierten einen X-Chromatin-positiven Fall, bei dem sie vereinzelt Tubuli mit allen Spermiogenesestadien fanden. Das übrige histologische Bild war typisch für das Klinefelter-Syndrom. Die Sertoli-Zellen erwiesen sich als X-Chromatin-positiv. RABOCH u. BLERA (1960) beschrieben einen 16jährigen X-Chromatin-positiven Mann mit Azoospermie und für das Klinefelter-Syndrom typischen Symptomen. Das histologische Bild der Gonaden entsprach dem des von FERGUSON-SMITH u. MUNRO (1958) beschriebenen Patienten. Bei der dann wiederholten Hodenbiopsie fehlte bereits jegliches Keimepithel.
WARBURG (1963) untersuchte einen Patienten mit Klinefelter-Syndrom und dem Karyotyp 47,XXY, der Vater zweier Kinder war, eines davon starb an Poliomyelitis. Anthropologische und Blutgruppenuntersuchungen beim zweiten Kind konnten die Vaterschaft nicht ausschließen.
KAPLAN u. Mitarb. (1963) beschrieben einen Patienten mit dem Karyotyp 47,XXY, der angab, Vater von 7 Kindern zu sein. Die Vaterschaft wurde durch Blutgruppenuntersuchungen nicht gesichert. LENNOX (1963) publizierte vier angebliche Väter mit Klinefelter-Syndrom, von denen keiner bestätigt werden konnte.

Court-Brown u. Mitarb. (1964) fanden bei einem Vater zweier Kinder ein Mosaik 46,XY/47,XXY. Die Ergebnisse der Blutgruppenuntersuchungen schlossen die Vaterschaft nicht aus, wobei außerdem sowohl der Patient als auch seine Tochter ein auffallend großes Chromosom Nr. 16 besaßen.

3.3. Biochemische Befunde

3.3.1. Gonadotropine

Ein erhöhter Gonadotropinspiegel im Urin gehörte zu dem von Klinefelter u. Mitarb. (1942) angegebenen und später bestätigten Charakteristika des Syndroms (Heller und Nelson, 1945; Stewart u. Mitarb. 1959; Decourt u. Mitarb. 1962).
Decourt u. Mitarb. (1962) hielten die Leydig-Zellen beim Klinefelter-Syndrom für defekt und trotz ihrer vermehrten Zellzahl für unfähig zu einer sekretorischen Funktion. Darin kann die direkte Ursache für die vermehrte Gonadotropinausschüttung liegen, die ihrerseits die Vermehrung der Leydig-Zellen stimuliert.

3.3.2. Androgene und Östrogene im Urin

Die 17-Ketosteroidausschüttung liegt im normalen Bereich oder an der unteren Grenze der Norm, obwohl einige Symptome des Klinefelter-Syndroms mit Androgenmangel im Zusammenhang stehen. Die Östrogene zeigen keine oder nur geringe Abweichungen (Decourt u. Mitarb. 1962, Stewart u. Mitarb. 1959).

Giörgi u. Mitarb. (1963) untersuchten 18 X-Chromatin-positive und 5 X-Chromatin-negative Patienten. Die Pregnandiol-, Pregnantriol-, Östron- und in geringerem Maße auch die 17β-Östradiolausscheidung lagen deutlich niedriger als in einer Kontrollgruppe. Bei 5 Patienten mit positivem X-Chromatin, die Lipset u. Mitarb. (1965) publizierten, war der Testosteronspiegel vermindert oder an der unteren Grenze der Norm.
Decourt u. Mitarb. (1962) belasteten 9 X-Chromatin-positive Patienten mit hohen Dosen von Gonadotropinen (25000—100000 Einheiten in 5—10 Tagen) und stellten keine Erhöhung der 17-Ketosteroidausscheidungen fest; lediglich bei einem Patienten erhöhte sich die Östrogensekretion. 6 Patienten erhielten 3 mg Dexamethason innerhalb von 5 Tagen und reagierten darauf mit einer deutlichen Verminderung der 17-Ketosteroidausscheidung bis zur unteren Grenze der Norm bzw. darunter (bis zu 1 mg/24 h).

Vergleichsweise sinkt bei normalen Männern die Sekretion von 10—20 mg/24 h auf ca. 5 mg/24 h und bei Frauen auf 1 mg/24 h. Die Ergebnisse von DECOURT u. Mitarb. (1962) sprechen dafür, daß fast die gesamte 17-Ketosteroidproduktion bei Patienten mit Klinefelter-Syndrom aus den Nebennieren stammt. Die Ausscheidung von Testosteron- und Androsteronmetaboliten liegt bei normalen Männern viermal höher (ca. 3,5 mg/24 h) als bei kastrierten (ca. 1 mg/24 h). Bei normalen Frauen stammt der größte Teil ausgeschiedenen Androsterons und Etiocholanolons vom Androstendion, das vorwiegend aus den Nebennieren und nur zu einem geringen Teil aus den Ovarien kommt.
Der Testosteronspiegel liegt beim Klinefelter-Syndrom ebenfalls sehr niedrig (SMAALS et al. 1975, BABLOK u. Mitarb. 1977). In der Menge der synthetisierten Androgene wie Androsteron, Etiocholanolon und Dehydroisoandrosteron (DHA), das wahrscheinlich aus den Nebennieren stammt, gleichen Patienten mit dem Karyotyp 47,XXY den normalen Frauen.

Zwölf kastrierte Männer, (JOHNSON (1956)), schieden etwa die gleichen Mengen Dehydroisoandrosteron (1,98 mg/24 h) wie Patienten mit Klinefelter-Syndrom (1,11 mg/24 h) und normale Frauen (1,17 mg/24 h) aus. Die Androsteronproduktion lag aber bei den kastrierten Patienten 0,68 mg/24 h) im Vergleich zu den Klinefelter-Patienten (2,0 mg/24 h) und normalen Frauen (1,81 mg/24 h) erheblich niedriger (FROLAND 1969).

Nach FROLAND (1969) besteht bei Patienten mit X-Chromatin-positivem Klinefelter-Syndrom meistens eine Hypergonadotropinurie. Die wenigen Fälle mit normalen Gonadotropinwerten im Urin zeigten keine weiteren Unterschiede zu denen mit erhöhter Ausscheidung.

3.4. Genetische Befunde

3.4.1. Zytogenetik

Die Symptomatik bei Männern mit mehr als 2 X-Chromosomen wird mit zum Klinefelter-Syndrom gerechnet, wobei sich die Schwere der psychischen und physischen Abweichungen mit jedem weiteren zusätzlichen Gonosom erhöht. Bei Mosaiken kann eine XY-Zellinie das klinische Bild zum Normalen hin verschieben, eine XX-Zellinie wirkt mildernd auf die geistige Retardation. Echter Hermaphroditismus beim Mosaik 46,XX/47,XXY kommt vor.

3.4.1.1. Der Karyotyp 47,XXY

Meistens liegt dem Klinefelter-Syndrom mit Chromosomenaberration der Karyotyp 47,XXY zugrunde (JACOBS u. STRONG 1959). COURT-BROWN und Mitarb. (1964) fanden unter 134 männlichen Patienten mit Gonosomenaberrationen 99 mit dem Karyotyp 47,XXY. Die restlichen 35 Männer wiesen folgende Karyotypen auf: 4 × 48,XXXY, 1 × 49,XXXXY, 3 × 48,XXYY, 1 × 47,XYY, 2 × 46,XX und 24 Mosaike, meistens mit der Zellinie 47,XXY.
Spätere Untersuchungen bestätigten das Überwiegen des Karyotyps 47,XXY beim X-Chromatin-positiven Klinefelter-Syndrom, so z. B. die Zusammenstellung von 354 Fällen von FERGUSON-SMITH (1966), unter denen sich 233 mit dem Karyotyp 47,XXY befanden.

3.4.1.2. Der Karyotyp 48,XXXY

Patienten mit dem Karyotyp sind vergleichsweise selten. Bei der X-Chromatin-Untersuchung von 1506 oligophrenen Männern fanden BARR u. CARR (1960) 3 mit zwei X-Chromatin-Partikeln. Die Chromosomenanalyse erbrachte bei einem den Karyotyp 48,XXXY, bei dem zweiten ein Mosaik 46,XY/48,XXXY, der dritte starb vor der Untersuchung. Geht man von der X-Chromatin-Untersuchung aus, so haben ca. 10% der oligophrenen Männer mit X-Chromatin den Karyotyp 48,XXXY (FERGUSON-SMITH 1966). Außer einer schweren und alle betreffenden geistigen Schädigung unterscheiden sie sich nicht von anderen Fällen mit Klinefelter-Syndrom. Histologische Untersuchungen der Hoden ergeben das gleiche Bild wie beim Karyotyp 47,XXY: Hyalinisierung der Samenkanälchen, kein Keimepithel und Hyperplasie der Leydig-Zellen.
Bei Patienten mit dem Karyotyp 48,XXXY hat ein Teil der Zellkerne 2 X-Chromatin-Partikel, der Rest nur ein oder gar kein X-Chromatin. Bei der Untersuchung der DNA-Synthese mit Hilfe von radioaktivem Thymidin erweisen sich zwei der drei X-Chromosomen als spätreplizierend.

3.4.1.3. Der Karyotyp 49,XXXXY

Während bei Patienten mit dem Karyotyp 47,XXY oder 48,XXXY selten somatische Fehlbildungen vorkommen, verursachen 4 X-Chromosomen (und ein Y-Chromosom) multiple

Mißbildungen. Der Karyotyp 49,XXXXY ist einer der seltensten beim Klinefelter-Syndrom, er kommt nur bei geistig schwer behinderten Patienten vor.
PRADER u. Mitarb. (1964) faßten die 16 in der Literatur beschriebenen Fälle folgendermaßen zusammen: von den Patienten mit dem Karyotyp 47,XXY unterschieden sie sich durch niedrigen Wuchs, kleine Sexualorgane und obligate geistige Behinderung. Mikrozephalie, Muskelhypotonie und Kryptorchismus traten bei der Mehrzahl der Patienten auf.
Die Hodenbiopsieb erga bei allen ein völliges Fehlen der Spermiogenese. DAY u. Mitarb. (1963) fanden allerdings bei einem 4jährigen Jungen mit dem Karyotyp 49,XXXXY normale Hodenkanälchen; wahrscheinlich kommt es vor der Pubertät nicht zu Hyperplasie der Leydig-Zellen und Hyalinisierung der Tubuli contorti. Bei erwachsenen Patienten gleicht das histologische Bild dem beim Karyotyp 47,XXY.

3.4.1.4. Der Karyotyp 46,XY

FROLAND (1969) bezweifelt die Existenz eines typischen Klinefelter-Syndroms mit normalem männlichen Karyotyp. Er stimmt hier mit den Erfahrungen von NELSON (1956) überein, nach denen es nur X-Chromatin-positive Männer mit dem Syndrom gibt. NELSON schlug deshalb eine Abtrennung des echten X-Chromatin-positiven vom falschen X-Chromatin-negativen Klinefelter-Syndrom vor, die sich seinen Befunden nach auch im histologischen Bild der Hoden unterscheiden. Zu der gleichen Meinung kam FERGUSON-SMITH (1966) bei X-Chromatin-positiven und -negativen Patienten.

3.4.1.5. Das Mosaik 46,XY/47,XXY

Das Mosaik XY/XXY ist das häufigste im männlichen Geschlecht. Unter seinen Trägern gibt es sowohl Patienten mit Klinefelter-Syndrom als auch normale zeugungsfähige Männer (Abb. 3–5).

3.4.2. Das Alter der Eltern

LENZ (1959) sammelte Angaben über 102 Fälle von Klinefelter-Syndrom mit X-Chromatin und fand keine Unterschiede zwischen der **Altersverteilung der Mütter** von Klinefelter-Patienten und der Gesamtpopulation. Allerdings bildeten Frauen mit relativ

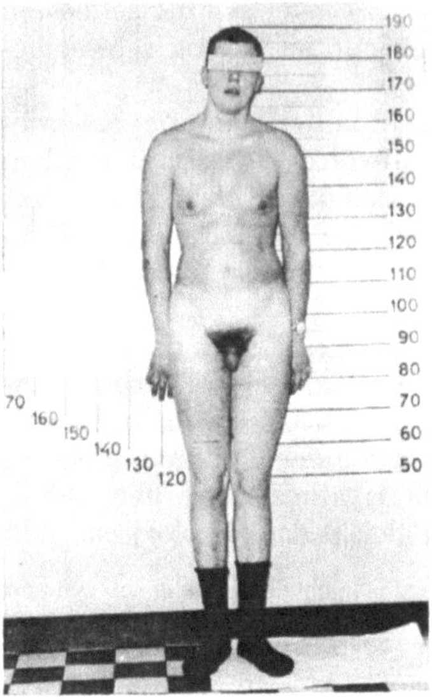

5a

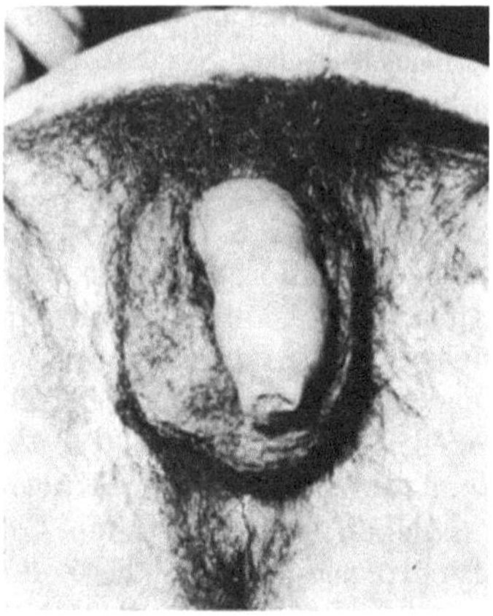

5b

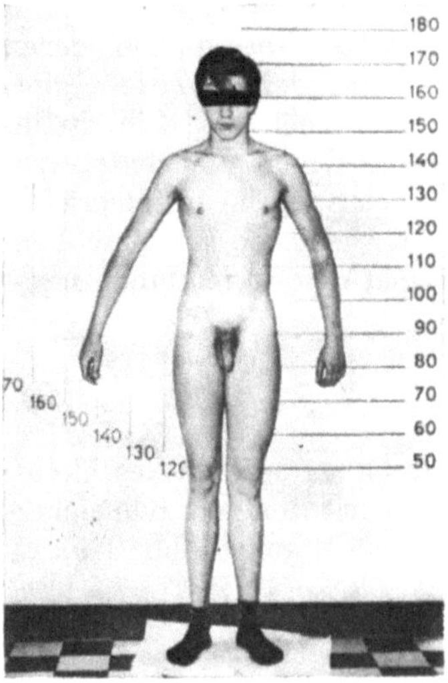

5c

Abb. 3–5. a und b: Typisches Klinefelter-Syndrom mit dem Karyotyp 47,XXY, Patient 19 Jahre alt. c: 16jähriger Patient mit Klinefelter-Syndrom und dem Mosaik 46,XY/47,XXY. Normale Körperproportionen.

hohem Gebäralter, besonders solche über 40 Jahre, eine Ausnahme: 14,7% ihrer Kinder hatten ein Klinefelter-Syndrom.
Court-Brown u. Mitarb. (1964) gaben bei der Mehrzahl ihrer Patienten mit dem Karyotyp 47,XXY das Alter der Eltern an. Diese Daten analysierte Penrose (1964), indem er die Patienten anhand des Gebäralters der Mütter in 2 Gruppen einteilte: bei 45% der Patienten entsprach das Alter der Mütter dem der Gesamtpopulation, bei 55% lag es bei durchschnittlich 38 Jahren.
Froland (1969) untersuchte das Alter der Mütter von 44 dänischen Patienten mit dem Karyotyp 47,XXY und verglich es mit dem Durchschnittsgebäralter der Mütter in Dänemark. Bei ersteren ergab sich gegenüber letzteren ein statistisch signifikant erhöhtes Gebäralter von durchschnittlich 32,3 Jahre. Im Vergleich dazu waren die Frauen bei der Geburt der schottischen Klinefelter-Patienten, die Court-Brown (1964) veröffentlichte, im Durchschnitt 32,5 Jahre alt.

Alter der Väter: Froland (1969) gibt für 41 Väter von Patienten aus Dänemark ein durchschnittliches Zeugungsalter von 35,7 Jahren an und Court-Brown u. Mitarb. (1964) ermittelten für 83 Väter aus Schottland ein Alter von 35,2 Jahren. Angaben über das Zeugungsalter in der Durchschnittsbevölkerung fehlen.

Vollgeschwister: In die Untersuchungen wurden nur Familien einbezogen, in denen das Alter der Mutter zum Zeitpunkt der Anamneseerhebung über 45 Jahre lag. Sowohl in der dänischen (Froland 1969) als auch in der schottischen Gruppe (Court-Brown 1964) ergab sich statistisch signifikant eine Häufung der Patienten am Ende der Geschwisterreihe.
Das erhöhte Alter der Eltern und damit zusammenhängend die Stellung der Patienten am Ende der Geschwisterreihe wurden erklärt durch eine mit dem Alter zunehmende Neigung zum Nondisjunction (Nichtauseinanderweichen der homologen Chromosomen) während der meiotischen Kernteilung in der Oo- bzw. Spermiogenese. Inwieweit das Zeugungsalter des Vaters dabei direkt oder nur im Zusammenhang mit dem gleichzeitig erhöhten Gebäralter der Mutter einen Einfluß hat, konnte noch nicht sicher analysiert werden.

3.4.3. Herkunft des zusätzlichen X-Chromosoms

Auf dem X-Chromosom liegt das Gen für eine Blutgruppeneigenschaft, das Xg, das dominant vererbt wird. Mit seiner Hilfe lassen sich nicht nur an Hand von Kopplungsuntersuchungen Erbgänge

X-chromosomaler Defekte verfolgen, sondern auch die väterliche oder mütterliche Herkunft gonosomaler Aberrationen feststellen. Auf Grund entsprechender Ergebnisse lassen sich beim Klinefelter-Syndrom zwei Typen unterscheiden: Xmat Xmat Ypat, bei dem das überzählige X-Chromosom aus einem Nondisjunction während der Oogenese bei der Mutter resultiert, und Xmat Xpat Ypat, bei dem eine entsprechende Störung während der Spermiogenese beim Vater stattgefunden hat (Tab. 3-1). In drei Familien fanden FROLAND u. Mitarb. (1963) jeweils beim Vater die Blutgruppe $Xg(a^+)$ und beim Sohn $Xg(a^-)$. Hier müssen beide X-Chromosomen des Sohnes mit dem Karyotyp 47,XXY von der Mutter stammen: 47,Xmat Xmat Y. In einem anderen Fall von Klinefelter-Syndrom mit dem Karyotyp 47,XXY (BOCZKOWSKI 1970) ergab sich auf Grund der Untersuchung der Blutgruppe Xg die Konstellation 47, Xmat Xpat Y: Die Mutter hatte die Blutgruppe $Xg(a^-)$, Vater und Sohn waren $Xg(a^+)$.

Tabelle 3-1

Herkunft des zusätzlichen X-Chromosoms beim Karyotyp 47,XXY (Xg^+ ist dominant über Xg^-, Heterozygotie nicht nachweisbar)

Xg-Blutgruppe			Herkunft des zusätzlichen X-Chromosoms
Vater	Mutter	47,XXY	
+	+	–	mütterlich
+	–	–	
+	–	+	väterlich
+	+	+	
–	+	+	
–	+	–	ungeklärt
–	–	–	

3.4.4. Populationsgenetik: Häufigkeit X-Chromatin-positiver Männer unter Oligophrenen

Die Entdeckung des X-Chromatins beim Klinefelter-Syndrom eröffnete die Möglichkeit von Screening-Untersuchungen bei oligophrenen Männern. Die ersten Ergebnisse dieser Art veröffentlichten 1958 FERGUSON-SMITH u. Mitarb. Kurz danach folgten weitere Mitteilungen. Der Anteil der X-Chromatin-positiven Patienten unter den geistig Behinderten liegt danach zwischen 0,38% (de la CHAPELLE 1963) und 2,38% (PRADER u. Mitarb. 1958, 1964). Diese Zahlen wurden später mehrfach bestätigt.

Es existieren über 50 derartige Publikationen, nach denen übereinstimmend die Häufigkeit des Klinefelter-Syndroms bei Oligophrenen höher liegt als in der Gesamtbevölkerung.

3.4.5. Häufigkeit X-Chromatin-positiver Männer in der Bevölkerung

Die ersten Erhebungen über die Häufigkeit X-Chromatin-positiver Männer in der Gesamtbevölkerung stammen aus einem Neugeborenen-Screening von MOORE (1959) aus Kanada. Er fand unter 1911 neugeborenen Knaben 5 X-Chromatin-positive (0,26%). 1961 registrierte BERGEMANN bei analogen Untersuchungen in der Schweiz 4 X-Chromatin-positive auf 1890 männliche Neugeborene (0,21%). Die in Europa durchgeführten Untersuchungen stimmen auch mit denen von PAULSEN u. Mitarb. (1964) in den USA überein, die 2 Fälle auf 977 Neugeborene (0,2%) fanden. FERGUSON-SMITH (1966) faßte die genannten Ergebnisse zusammen: Von 16463 neugeborenen Knaben waren 34 X-Chromatin-positiv, das entspricht 0,2%.

3.4.6. Das Klinefelter-Syndrom bei Spontanaborten

Obwohl über 20% der Spontanaborte Chromosomenaberrationen aufweisen, tritt der Karyotyp 47,XXY dabei nicht gehäuft auf. Daraus läßt sich schlußfolgern, daß die Mortalität der entsprechenden Feten nicht erhöht ist. Im Unterschied dazu liegt der Anteil der Feten mit dem Karyotyp 45,X bei 5% der Spontanaborte.

3.5. Das Klinefelter-Syndrom im Kindesalter

Klinisch läßt sich das Klinefelter-Syndrom vor der Pubertät schwer diagnostizieren. FERGUSON-SMITH (1959) fand 8 X-Chromatin-positive Knaben während einer Untersuchung geistig retardierter Kinder. Davon wichen 7 klinisch nicht von der Norm ab, der achte war adipös und bot einseitig eine retentio testis. Die bei allen Knaben durchgeführte Hodenbiopsie ergab nur vereinzelt in den Hodenkanälchen Keimepithel. Bei dem mit 12 Jahren ältesten Knaben war die beginnende Hyalinisierung bereits sichtbar. WEGMANN u. SMITH (1963) untersuchten 1318 jugendliche

Kriminelle durchschnittlicher Intelligenz und fanden bei zweien davon X-Chromatin (1,52 auf 1000). Die Ergebnisse entsprechen damit denen bei Neugeborenen und normalen Jugendlichen.

3.6. Differentialdiagnose

Das X-Chromatin-positive Klinefelter-Syndrom läßt sich mit Hilfe des X-Chromatins leicht von anderen Formen der Hodenatrophie abgrenzen.
Fälle ohne X-Chromatin unterscheiden sich durch den erhöhten Gonadotropinspiegel von solchen mit Hodenatrophie bei Hypopituitarismus.
Von infertilen Männern mit testikulärer Hormoninsuffizienz läßt sich das Klinefelter-Syndrom an Hand der kleinen Hoden, des erhöhten Gonadotropinspiegels, der erniedrigten 17-Ketosteroidausscheidung im Urin sowie an Hand des X-Chromatins bzw. Karyotyps abtrennen.

3.7. Therapie und Prognose

Eine Behandlung soll primär den durch die Insuffizienz der Leydig-Zellen entstandenen Testosteronmangel kompensieren. Das Ziel besteht in der Prävention eunuchoider Symptome, in der Unterstützung der Pubertätsentwicklung mit der Ausbildung der sekundären Geschlechtsmerkmale und in der Blockierung der Gonadotropinübersekretion mit der Hypertrophie der interstitiellen Zellen.
Verlauf und Art der Therapie sind vom Zeitpunkt der Diagnose während der Pubertät abhängig. Die Substitutionstherapie muß jeweils den Testosteronspiegel des entsprechenden Pubertätsstadiums herstellen. Die Behandlung kann bei rechtzeitiger Diagnose in zwei Etappen erfolgen: Vor und während der Pubertät.
Vor der Pubertät beschränkt sich die Therapie auf eine möglichst gute physische Konditionierung des Knaben. Dazu werden Sport sowie eiweiß- und vitaminreiche Kost empfohlen. Übergewicht muß vermieden werden. Bei asthenischem Körperbau und schwacher Muskelentwicklung werden Anabolika gegeben. Psychische Abweichungen gehören in psychiatrische Betreuung.
Die eigentliche Therapie beginnt mit der Pubertät. Im Anfangsstadium genügen kleine Dosen von Methyltestosteron sublingual. Es wird mit 10—20 mg täglich begonnen, bis zur deutlichen

Penisvergrößerung und Schambehaarung des 3. (dunkle dickere Haare, die das Schambein kaum bedecken) oder 4. Stadiums (ziemlich lange lockige, dichte Haare, die das Schambein teilweise bedecken). Nach Beginn der Axillarbehaarung kommt eine höhere Testosterondosis zum Einsatz, und zwar als Depot-Präparat intramuskulär 100 mg alle 10 Tage. Bei erreichter Ejakulation und männlicher Schambehaarung aber fehlendem Bartwuchs wird die Dosis auf 250 mg alle 3 Wochen bis zum Abschluß der Pubertät erhöht. Es folgt dann bis auf weiteres eine Injektion/Monat.

Orale Testosteronapplikation erweist sich wegen der Inaktivierung des Testosterons in Leber und Darm als ineffektiv. Außerdem belasten die methylierten Präparate die Leber. Bei intramuskulärer Verabreichung wiederum müssen erhebliche Schwankungen des Blutspiegels hingenommen werden.

Durch richtige Führung des Patienten während der Pubertät kann man eine normale physische und sexuelle Entwicklung erreichen. Gleichzeitiges Körpertraining ermöglicht eine normale bis sehr gute Muskelentwicklung. Eine Gynäkomastie ist nur chirurgisch zu entfernen. Beginnt man, was teilweise noch befürwortet wird, erst nach Abschluß des Wachstums mit der Hormontherapie, kommt es zur Bildung eunuchoider Körperproportionen.

Die Prognose bezüglich der Fertilität ist ungünstig. In Ermanglung reproduzierbarer Therapieerfolge kann man verheirateten Patienten mit Kinderwunsch eine donogene Insemination vorschlagen. Davon abgesehen vermag eine Androgensubstitution psychische Symptome, wie eine Neigung zu Labilität und Unstetigkeit, zu mildern.

3.8. Infertile Männer mit Hypogonadismus

Ferguson-Smith u. Mitarb. (1957) fanden unter 91 Patienten mit Azoospermie (weniger als 1 Spermium/ml) 10 Patienten mit X-Chromatin. Nach diesen und anderen Angaben stellt das Klinefelter-Syndrom eine der häufigsten Ursachen für Infertilität bei Männern dar.

Kjessler (1966) fand unter 135 infertilen Männern 10 mit Chromosomenaberrationen. Fünf davon mit Aspermie entsprachen klinisch dem Klinefelter-Syndrom. Es lagen folgende Karyotypen zugrunde: 2 × 47,XXY, 2 × 46,XY/47,XXY und 1 × 47,XY,+mar (ein kleines metazentrisches Chromosom). Ein Patient hatte eine Translokation zwischen heterologen Chromosomen der D-Gruppe. Bei den anderen vier Patienten konnte Kjessler keine klinischen

Anhaltspunkte für ein Klinefelter-Syndrom finden, das Spermiogramm zeigte keine großen Anomalien. Die zytogenetische Untersuchung erbrachte die Karyotypen 46,XY/47,XXY; 45,X/46,XY 46,X,mar/47,XY, mar; zweimal 45,X/46,XY. Die Chromosomen der Meiose zeigten keine Auffälligkeiten. X-Chromatin-Untersuchungen bei 115 Knaben mit Kryptorchismus verschiedenen Grades erbrachten in keinem Falle ein positives Ergebnis (Ferguson-Smith 1966).

3.9. Das Del-Castillo-Syndrom

1947 beschrieben del Castillo u. Mitarb. ein Syndrom, das sich vom Klinefelter-Syndrom durch die sekundären Geschlechtsmerkmale, fehlende Gynäkomastie und eine andere Hodenhistologie unterschied.

Die Patienten hatten normale Leydig-Zellen, Tubuli mit regelrechter Basalmembran und normalen Sertoli-Zellen aber völlig fehlendem Keimepithel. Die Hodengröße lag zwischen der normalen und der beim Klinefelter-Syndrom. Leitsymptom bei diesem Syndrom ist die Infertilität. Paulsen (1962) bezeichnete es als „Nur-Sertoli-Zellen-Syndrom oder Keimzellenaplasie-Syndrom". („Sertoli cell-only syndrome or germinal cell-aplasia").

Bei Patienten mit Del-Castillo-Syndrom kommt keine bindegewebige Entartung der Tubuli contorti vor, sondern nur in einzelnen Fällen eine Hyalinisierung.

Abweichend von den ersten beschriebenen Patienten (del Castillo 1947) hatten die später publizierten Fälle einen erhöhten Gonadotropinspiegel, wobei klinische Zeichen eines Androgenmangels fehlten. 17-Ketosteroid-Ausscheidung und Körperproportionen sind normal. Die Ätiologie des Del-Castillo-Syndroms ist unbekannt, Es handelt sich offenbar um angeborenes Fehlen des Keimepithels, bedingt durch einen Defekt während der Gonadogenese. Der Karyotyp ist normal männlich 46,XY (Ferguson-Smith 1963, 1966). Das durchschnittliche Gebäralter der Mütter liegt mit 33,3 Jahren relativ hoch.

Literatur

Bablok L., Janczewski Z., Kwiatkowska Z., Fracki S.: Rezerwa czynnościowa gruczołu śródmiąższowego a obraz histologiczny jąder w zespole Klinefeltera. Pamiętnik IX Zjazdu PTF, 23–25. VI. 1977. Poznań.

BARR M. L., CARR S. H.: Sex chromatin, sex chromosomes and sex anomalies. Canad. Med. Ass. J. **83**, 979, 1960.

BERGEMANN E.: Geschlechtschromatinbestimmungen am Neugeborenen. Schweiz. med. Wschr. **10**, 292, 1961.

BOCZKOWSKI K.: Interseksualizm. PZWL, Warszawa, 1970.

BOWEN P., LEE C. S. N., MIGEON C. J., KAPLAN N. M., WHALLEY P. J., McKUSICK V. A., REIFENSTEIN E. C.: Hereditary male pseudohermaphroditism with hypogonadism, hypospadias and gynecomastia. (Reifenstein's Syndrome). Ann. Inter. Med., **62**, 252, 1965.

del CASTILLO E. B., TRABUCCO A., de la BALZE F. A.: Syndrome produced by absence of the germinal epithelium without impairment of the Sertoli cells. J. Clin. Endocrin., **7**, 493, 1947.

de la CHAPELLE A.: Sex chromosome abnormalities among the mentally defective in Finland. J. Ment. Defic. Res. **7**, 129, 1963.

COURT-BROWN W. M., HARNDEN D. G., JACOBS P. A., MACLEAN N., MANTLE D. J.: Abnormalities of the Sex Chromosome Complement in Man. Her Majesty's Stationary Office, London, 1964.

DAY R. W., WRIGHT S. W., KOONS A., QUIGLEY M.: XXX 21-trisomy and retinoblastoma. Lancet, **2**, 154, 1963.

DECOURT J., MICHARD J. P., LOUCHARDT J., DROSDOWSKY M.: L'orchidodystrophie polygonosomique (syndrome dit de Klinefelter). Sem. Hop. Paris, **38**, 1249, 1962.

FERGUSSON-SMITH M. A.: The prepubertal testicular lesion in chromatin-positive Klinefelter's syndrome (primary microorchidism) as seen in mentally handicapped children. Lancet, **1**, 219, 1959.

FERGUSON-SMITH M. A.: Chromosome studies in Klinefelter's syndrome. Proc. roy. Soc. Med. **56**, 577, 1963

FERGUSON-SMITH M. A.: Sex Chromatin, Klinefelter's Syndrome and Mental Deficiency. In: The Sex Chromatin. Ed. MOORE K. L., W. B. Saunders Comp. London, 277, 1966.

FERGUSON-SMITH M. A., LENNOX B., MACK W. S., STEWART J. S. S.: Klinefelter's syndrome: frequency and testicular morphology. Lancet, **2**, 167, 1957.

FERGUSON-SMITH M. A., LENNOX B., STEWART J. S. S., MACK W. S.: Klinefelter's syndrome. in "Memoirs Soc. Endocrin." Ed. AUSTIN C. R. No 7, Cambridge Univ. Press, 1960.

FERGUSON-SMITH M. A., MUNRO I. B.: Spermatogenesis in the presence of female nuclear sex. Scot. med. J. **3**, 39, 1958.

FROLAND A., JOHNSON S. G., ANDERSEN P., DEIN E., SANGER R., RACE R. R.: Non-disjunction and XXY man. Lancet, **1**, 1121, 1963.

FROLAND A.: Klinefelter's syndrome. Copenhagen, Costers Bogtrykken 1969.

GIÖRGI E. P., SOMMERVILLE I. F.: Hormone assays in Klinefelter's syndrome. J. Clin. Endocr. **23**, 197, 1963.

HELLER C. G., NELSON W. O.: Hyalinization of the seminiferous tubules associated with normal or failing Leydig-cell function. Discussion of relationships to eunuchoidism, gynecomastia, elevated gonadotrophins, depressed 17-ketosteroids and estrogens. J. Clin. Endocrin. **5**, 1, 1945.

JACOBS P., STRONG J. A.: A case of human intersexuality having a possible XXY sex-determining mechanism. Nature, Lond., **183**, 302, 1959.

JOHNSEN S. G.: Fractionation of urinary 17-ketosteroids. III the clinical significance of the simplified fractionated. 17-ketosteroid determination. Acta endocrin., **21**, 157, 1956.

JOHNSEN S. G.: Studies on the testicular-hypophysical feedback. Acta Endocr. (Kbh.) Suppl. **90**, 99, 1964.

KAPLAN H., ASPILLAGA M., SHELLEY T., GARDNER L. I.: Possible fertility in Klinefelter's syndrome. Lancet, **1**, 506, 1963.

KJESSLER B.: Karyotype, Meiosis and Spermatogenesis in a Sample of Men Attending an Infertility Clinic. S. Karger, Basel New York, 1966.

KLINEFELTER H. F., Jr., REIFENSTEIN E. C. Jr., ALBRIGHT F.: Syndrome characterized by gynecomastia, aspermatogenesis without a-Leydigism and increased excretion of follicle-stimulating hormone. J. Clin. Endocrin., **2**, 615, 1942.

LENNOX B.: Possible fertility in Klinefelter's syndrome. Lancet, **1**, 611, 1963.

LENZ W.: Genetic study of the total and partial syndrome of testicular feminization. J. Genet. Human 8, 199, 1959.

LIPSETT M. B., DAVIS T. E., WILSON H., CANFIELD C. J.: Testosterone production in chromatin-positive Klinefelter's syndrome. J. Clin. Endocr. **25**, 1027, 1965.

MOORE K. L.: Sex reversal in newborn babies. Lancet, **1**, 217, 1959.

NELSON W. O.: Sex differences in human nuclei with particular reference to the "Klinefelter syndrome", gonadal dysgenesis and other types of hermaphroditism. Acta endocr. (Kbh.) **23**, 227, 1956.

NELSON W. O.: The Klinefelter syndrome. Fertil. and Steril., 8, 527, 1957.

NELSON W. O.: Textbook of Pediatrics. W. B. Saunders Company, Philadelphia, 1959.

NOWAKOWSKI H., LENZ W., BERGMAN S., REITALU J.: Chromosomenbefunde beim echten Klinefelter-Syndrom. Acta Endocr. (Kbh.) **34**, 383, 1960.

PAULSEN C. A., DE SOUZA A., YOSHIZUMI T., LEWIS B. M.: Results of a buccal smear survey in non-institutionalised adult males. J. Clin. Endocr. **24**, 1182, 1962.

PENROSE L. S.: A note on the mean measurements of human chromosomes. Ann. Hum. Genet. Lond., **28**, 195, 1964.

PRADER A., MURSET G., HAUSCHTECK E.: Das XXXXY-Syndrom. Arch. Kinderheilk., **170**, 20, 1964.

PRADER A., SCHNEIDER J., FRANCES J. M., ZUBLIN W.: Frequence of the true (chromatin-positive) Klinefelter's syndrome. Lancet, **1**, 968, 1958.

RABOCH J.: A clinical study of 100 chromatin-positive men. Fertil. and Steril. **15**, 330, 1964.

RABOCH J., BLEHA O.: Über ein echtes Klinefelter-Syndrom mit kompletter Spermiogenese. Endocrinologie, **39**, 203, 1960.

SMAALS A. G. H., KLOPPENBORG P. W. C., BENRAAD T. J.: Plasma testosterone in Klinefelter's syndrome: Diurnal variation and response to ACTH and dexamethasone. Acta Endocrin. **78**, 604, 1975.

STEWART J. S. S., MACK W. S., GOVAN A. D. T., FERGUSON-SMITH M. A., LENNOX B.: Klinefelter's syndrome: Clinical and hormonal aspects. Quart. J. Med. **28**, 561, 1959.

TILLINGER K. G.: Testicular morphology. Acta endocr. (Kbh.) Suppl. **30**, 81, 1957.

WARBURG E.: A fertile patient with Klinefelter's syndrome. Acta endocrin. (Kbh.) **43**, 12, 1963.

WEGMANN T. G., SMITH D. W.: Incidence of Klinefelter's syndrome among juvenile delinquents and felows. Lancet, **1**, 272, 1963.

4. Turner-Syndrom

Das Turner-Syndrom ist charakterisiert durch einen weiblichen Somatotyp, Minder- bzw. Zwergwuchs, aplastische dysgenetische Gonaden, infantile Sexualorgane, Nackenflügelfell (Pterygium colli), Cubitus valgus und Fehlbildungen besonders des Urogenitaltraktes und des kardiovaskulären Systems. Zytogenetisch liegt der Karyotyp 45,X oder das Mosaik 45,X/46,XX vor. Die Laparotomie erbringt beim Turner-Syndrom einen rudimentären Uterus und Streak-Gonaden.
Seinen Namen verdankt das Syndrom dem Arzt, der es 1938 als eigenständiges Krankheitsbild bei erwachsenen Frauen mit folgenden Symptomen abgrenzte: Infantilismus (niedriger Wuchs und unterentwickelte Sexualorgane), Nackenflügelfell und Cubitus valgus. Vor Turner beschrieb im Jahre 1930 Ullrich ähnliche Mißbildungen, die sowohl bei Mädchen als auch bei Knaben auftraten, sah sie aber nicht im Zusammenhang mit genitalem Infantilismus, da er Kinder untersuchte. Vereinzelt treten die für das Turner-Syndrom typischen somatischen Stigmata auch im männlichen Geschlecht auf. Diese Fälle laufen teilweise unter der Bezeichnung „männliches Turner-Syndrom", gehören nosologisch und ätiologisch jedoch nicht hierher.

4.1. Pathogenese des Syndroms

Die Ursache des Turner-Syndroms liegt im Fehlen der genetischen Information eines zweiten Gonosoms in allen oder einem Teil der Zellen des Patienten.
Die charakteristischen Symptome betreffen in erster Linie die Gonaden, das Skelettsystem sowie das Bindegewebe. Milcou u. Mitarb. (1962) stellten histologische Veränderungen in Knochen beim Turner-Syndrom fest, die in abgeschwächter Form dem Bild bei der Achondroplasie ähneln. Bei beiden Syndromen besteht trotz eines hohen oder normalen Wachstumshormonspiegels ein Zwergwuchs. Die somatischen und gonadalen Anomalien beim Turner-Syndrom könnten ihre Ursache in einem gewissen Gewebe-

defekt mesodermalen Ursprungs haben, von dem sich die Störungen in Knochen, im Bindegewebe und im somatischen Anteil der Gonaden ableiten. Die genetische Information beider X-Chromosomen bzw. nach HAMERTON (1969) der regulierende Einfluß des zweiten heterochromatischen Gonosoms ist für die normale Entwicklung und Funktion der mesodermalen Gewebe unerläßlich.

Den zur weiblichen Entwicklung führenden pathogenetischen Mechanismus beim Turner-Syndrom hat JOST (1957) mit seinen experimentellen Untersuchungen an Kaninchen verständlich gemacht (s. S. 67ff.).

4.2. Klinische Symptomatik

Patientinnen mit dem Turner-Syndrom suchen den Arzt gewöhnlich wegen Minderwuchs, primärer Amenorrhoe und unterentwickelter sekundärer Geschlechtsmerkmale auf. Manche klagen über typische klimakterische Beschwerden (aufsteigende Hitze, Nachtschweiß). Die Patientinnen sind meistens zwergwüchsig, d. h. durchschnittlich 135—140 cm bis höchstens 150 cm groß. Es fallen zunächst der gedrungene Körperbau, der kurze Hals mit Pterygium colli und der Schildthorax auf (Abb. 4–1). Eine Mammaentwicklung setzt nicht ein oder sistiert im beginnenden Pubertätsstadium. Charakteristisch sind ein tiefer, nach oben weisender Nackenhaaransatz und zahlreiche, über den ganzen Körper verstreute Pigmentnaevi. Fakultativ treten Anomalien des kardiovaskulären und des Urogenitalsystems auf (Herzfehler, Aortenduplikation, Hufeisenniere). Die äußeren Sexualorgane bleiben weiblich infantil. In vielen Fällen fehlen die kleinen Schamlippen fast völlig. Die Schambehaarung entwickelt sich kaum bzw. spärlich. Die Labien sind nicht pigmentiert. Die schmale, unelastische Vagina mündet in einen kleinen Uterus, anstelle der Gonaden liegen lediglich bindegewebige Stränge vor: aplastische, sogenannte Streak-Gonaden (Abb. 4–2).

Der wichtigste biochemische Parameter beim Turner-Syndrom ist der immer deutlich erhöhte Gonadotropinspiegel im Urin. Der Östrogenspiegel ist erniedrigt.

Röntgenologisch lassen sich Skelettanomalien vor allem an Händen und Füßen sowie Knie- und Ellenbogengelenken nachweisen. Am häufigsten sind Brachymetacarpie und -tarsie IV und abgeflachte Epiphysen der langen Röhrenknochen, besonders am

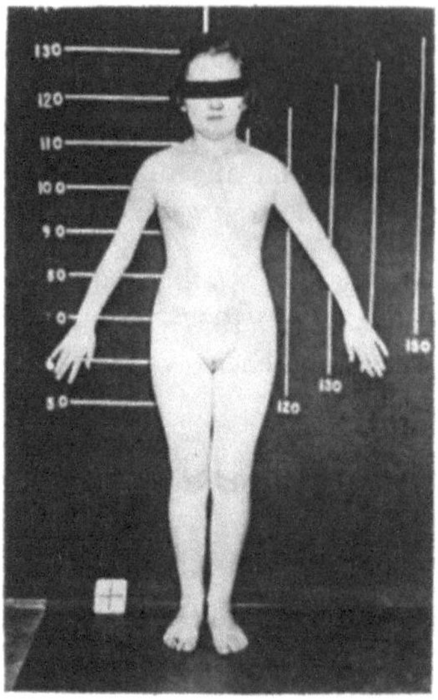

1a

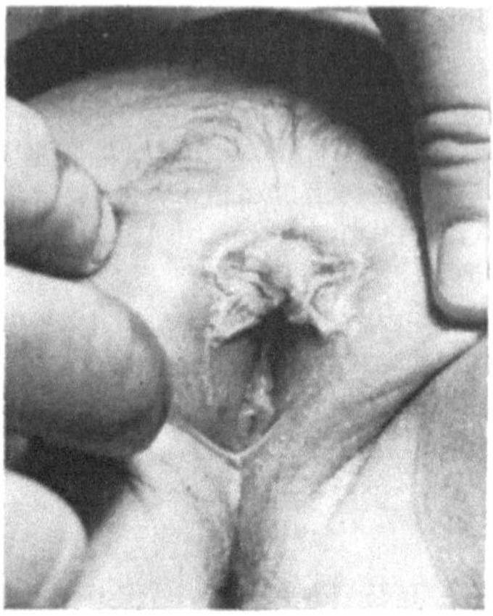

1b

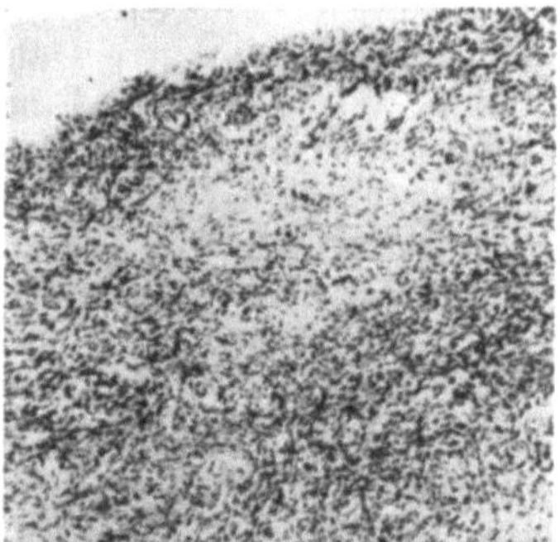

2

Abb. 4–1. a: Turner-Syndrom. Patientin mit 21 Jahren. Karyotyp 45,X/46,XX. b: Äußeres Genitale. Große Labien nur im oberen Abschnitt entwickelt, unterer Abschnitt aplastisch.

Abb. 4–2. Histologisches Bild der dysgenetischen Gonaden.

medianen Knöchel der Tibia und am Fibulakopf. Diese radiologischen Anomalien sind jedoch nicht obligat, d. h. ihr Fehlen spricht nicht gegen die Diagnose Turner-Syndrom.

4.3. Genetische Befunde

4.3.1. Zytogenetik

Zytogenetisch liegen beim Turner-Syndrom der Karyotyp 45,X oder ein Mosaik, z. B. 45,X/46,XX mit Monosomie des X-Chromosoms oder strukturelle Aberrationen eines der beiden X-Chromosomen vor. Dabei führt eine Deletion des kurzen Arms des X-Chromosoms immer zum Turner-Syndrom. Eine Deletion des langen Arms in Form des Karyotyps 46,X, del(Xq) oder 46,X,i(Xp) kann dagegen nur aplastische Gonaden bei normalem Wuchs und Fehlen anderer somatischer Turner-Stigmata zur Folge haben.
Typische Fälle von Turner-Syndrom mit dem Karyotyp 45,X haben kein X-Chromatin. Die zweithäufigste Form mit einem Mosaik, meistens 45,X/46,XX und oft abgeschwächter Symptomatik, kann X-Chromatin-positiv sein, da bei ihr das zweite X-Chromosom wenigstens in einem Teil der Zellen vorhanden ist. Aortenanomalien, Nackenflügelfell und Lymphödeme der Füße treten bei dieser Form häufiger auf.
Die Einführung der Banding-Technik in die Zytogenetik ermöglichte es wesentlich häufiger als vorher, strukturelle Aberrationen des X-Chromosoms bei Patientinnen mit Turner-Syndrom festzustellen. Als Beispiel sei die Arbeit von Davidenkova u. Mitarb. (1978) genannt, die unter 209 Fällen mit Turner-Syndrom 99 mit dem Karyotyp 45,X und 69 mit strukturellen Aberrationen des X-Chromosoms fand. Auch unsere eigenen Untersuchungen (Boczkowski u. Mitarb. 1978; Boczkowski 1979) erbrachten mehrere strukturelle Aberrationen des X-Chromosoms:

Unter 104 untersuchten Fällen mit Turner-Syndrom waren:

- 61 Fälle mit dem Karyotyp 45,X ohne X-Chromatin;
- 22 Fälle mit dem Mosaik 45,X/46,XX, X-Chromatin 6–32%;
- 4 Fälle mit dem Mosaik 45,X/46,XY ohne X-Chromatin;
- 1 Fall mit dem Mosaik 45,X/47,XXY ohne X-Chromatin;
- 1 Fall mit normalem männlichem Karyotyp 46,XY ohne X-Chromatin;
- 15 Fälle mit strukturellen Aberrationen des X-Chromosoms;

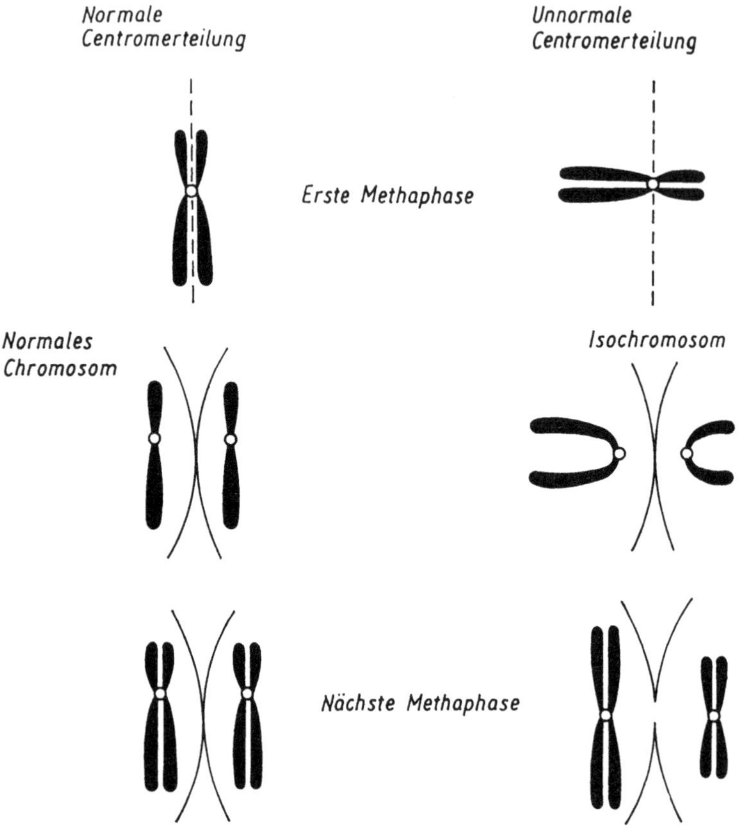

a

- Drei Fälle 46,XX,del(Xp) — Deletion des kurzen Arms des X-Chromosoms, X-Chromatin: 0%, 16%, 20%;
- Zwei Fälle 46,XX,del(Xq) — Deletion des langen Arms des X-Chromosoms, X-Chromatin: 0%;
- Zwei Fälle 46,X,i(Xq) — Isochromosom des langen Arms des X-Chromosoms, X-Chromatin: 10%, 14%, (Abb. 4–3);
- Zwei Fälle 46,X,dup(Xq) — Duplikation eines Teils des langen Arms des X-Chromosoms, X-Chromatin: 12%, 29%;
- Zwei Fälle mit Mosaik 45,X/46,X,r(X) — Ringchromosom, X-Chromatin: 0,5%;

— Ein Fall 46,X,dic i(Xq) — dizentrisches X-Chromosom, X-Chromatin 20% (Abb. 4–4 c);
— Drei Fälle mit Mosaik 45,X/46,X,dic i(Xq) — X-Chromatin 14%, 17%, 32% (Abb. 4–4 c);

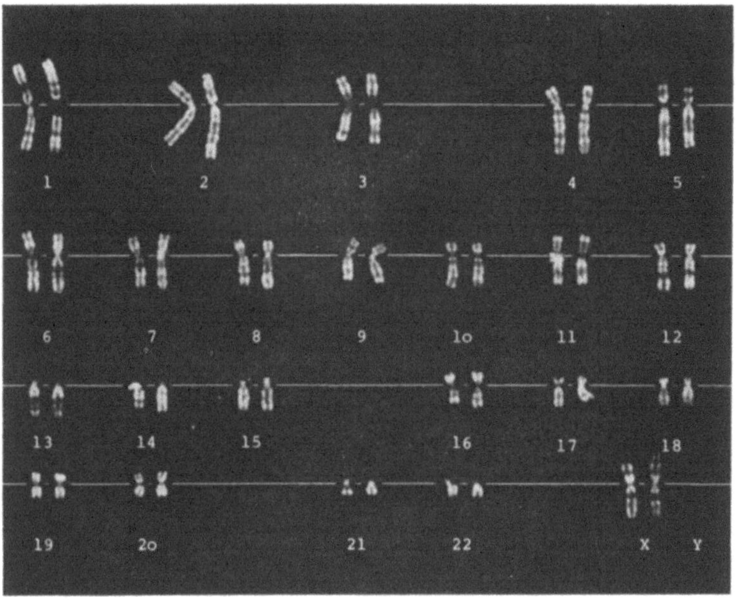

3b

Abb. 4–3. a: Entstehung eines Iso-X-Chromosoms; b: Karyotyp 46,X, i(Xq) (BOCZKOWSKI u. MIKKELSEN, 1973)

In allen Fällen mit strukturellen Aberrationen war das aberrante X-Chromosom spätreplizierend. Zusammenfassend ergaben sich aus zytogenetischer Sicht vier Typen des Turner-Syndroms, in der Reihenfolge der Häufigkeit:

a) Monosomie des X-Chromosoms. Karyotyp 45,X,
b) X-Chromosomen-Mosaik 45,X/46,XX usw.,
c) Strukturelle Aberrationen des X-Chromosoms,
d) Fälle mit Y-Chromosom.

Die ätiologischen Faktoren für das Entstehen der Chromosomenaberrationen, die das Turner-Syndrom bedingen, sind bisher unbekannt. Familiäres Auftreten wurde lediglich einmal bei nahen Verwandten beobachtet (BOCZKOWSKI u. Mitarb. 1969). Außerdem

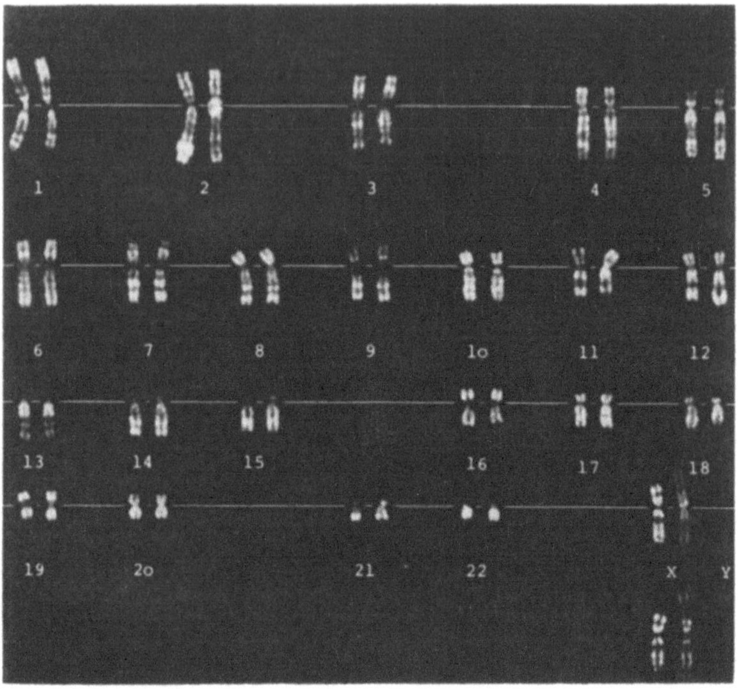

4a

gibt es Mitteilungen über das Vorkommen von Turner- und Klinefelter-Syndrom innerhalb einer Geschwisterschaft.
Die Inzidenz (Häufigkeit unter Neugeborenen) des Karyotyps 45,X liegt bei 1:10000 (Hamerton u. Mitarb. 1975). Da der Karyotyp 45,X in etwa der Hälfte der Fälle von Turner-Syndrom auftritt, dürfte das Syndrom insgesamt eine Inzidenz von 1:5000 und unter weiblichen Neugeborenen von 1:2500 erreichen.

4.3.2. Herkunft des X-Chromosoms

Die Untersuchung der Blutgruppe Xg bei Patienten mit Turner-Syndrom und deren Eltern ermöglichen bei einem Teil der Fälle eine genaue Aussage über die Herkunft des X-Chromosoms (Tab. 4–1).
Besitzen die Patienten mit dem Karyotyp 45,X das Antigen Xg,

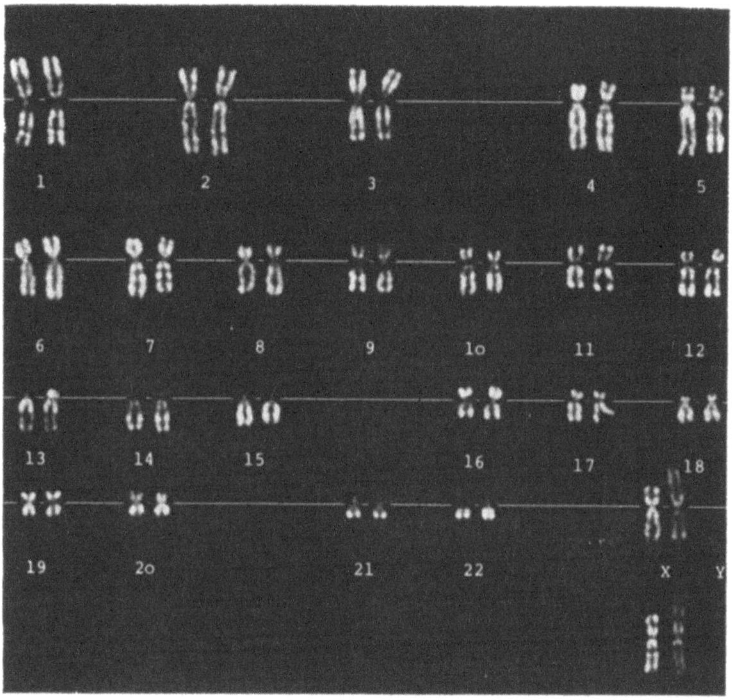

4b

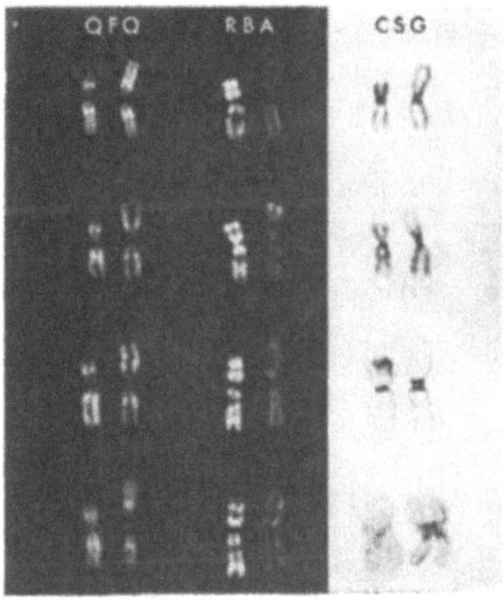

4c

Abb. 4–4. a: Karyotyp 46,X,dup(X) (qter → p11 : : q11 → qter) (Boczkowski u. Mikkelsen, 1973). b: Karyotyp 46,X,dup(X) (qter → p 21 : : q21 → qter) (Boczkowski u. Mikkelsen, 1973). c: Q-, R- und C-Banding bei vier Patientinnen mit folgenden Aberrationen des X-Chromosoms: 46,X,dici(Xq)(p11); 45,X/46,X,dici(Xq)(p11), 45,X/46,X,dici(Xq)(p11), 45,X/46,X, dici(Xq)(p11)) (Boczkowski u. Mikkelsen, 1973)

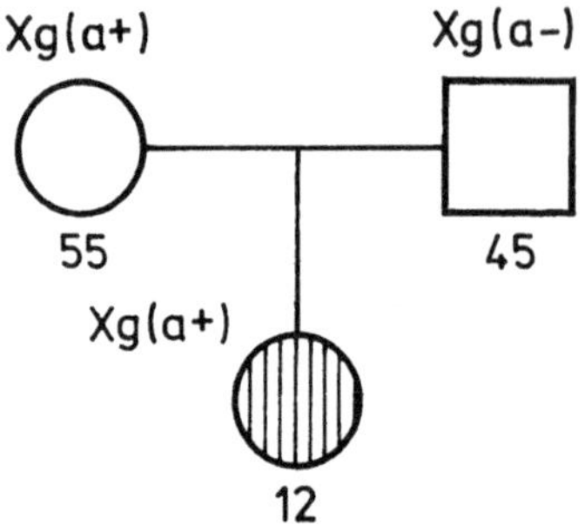

5a

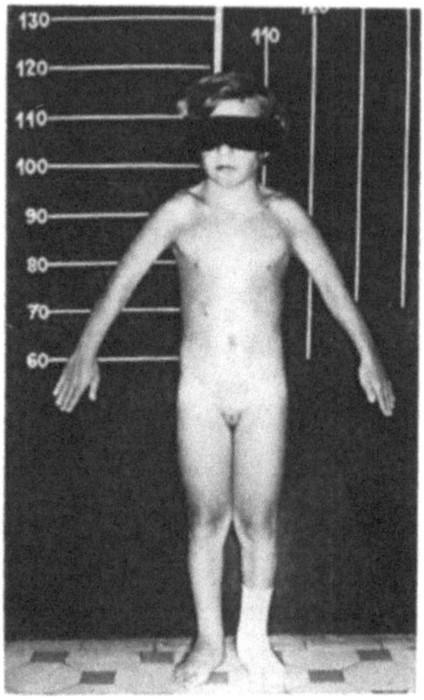

5b

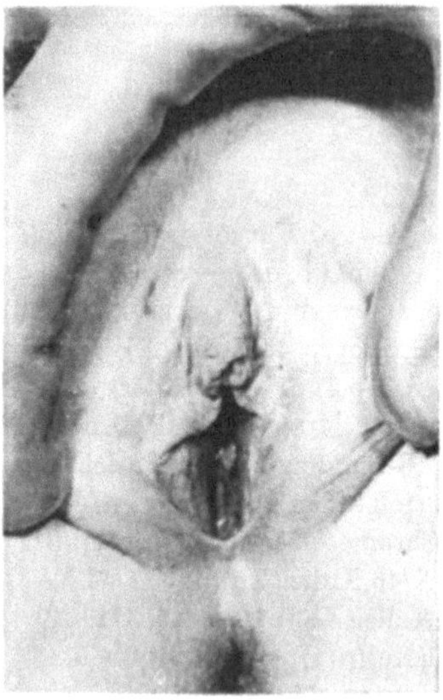

5c

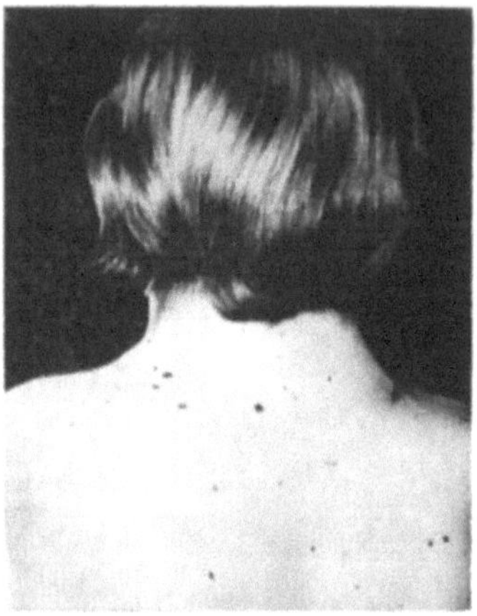

5d

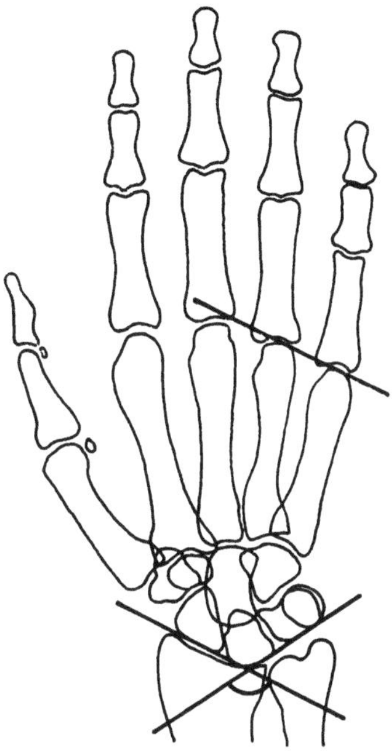

5e

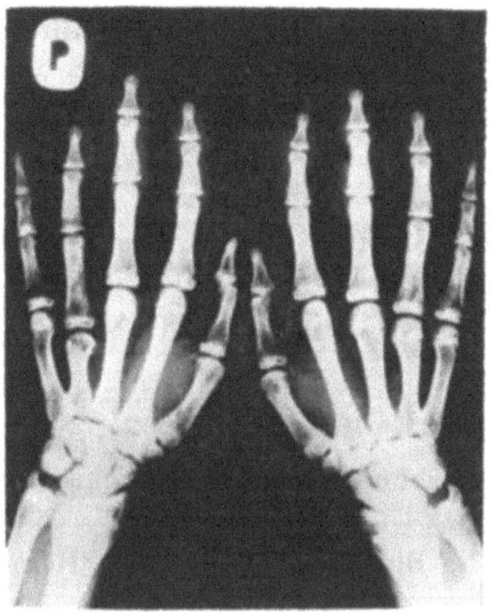

5f

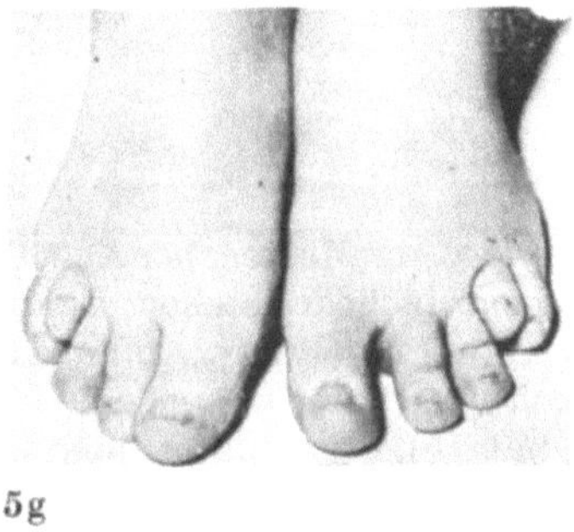

5g

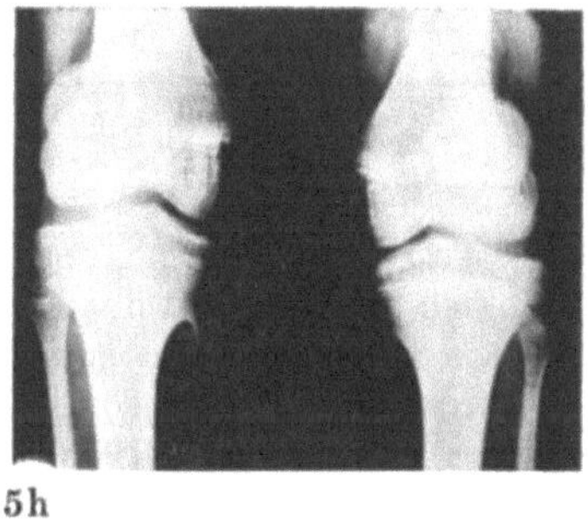

5h

Abb. 4–5. a: Familie mit einem Fall von Turner-Syndrom, das X-Chromosom der Probandin stammt von der Mutter (Boczkowski, 1966). b: Probandin mit Turner-Syndrom, 10 Jahre alt. Karyotyp 45,X. c: Äußeres Genitale, Klitorishypertrophie und rudimentäre kleine Labien. d: Pterygium colli und Pigmentnaevi. e: Normales Handskelett. f: Handskelett der Probandin im Alter von 11 Jahren. Knochenalter 10 Jahre. Verkürzte Metacarpalia IV. und V. Deutliche Osteoporose. g: Scheinbare Verkürzung der IV. und V. Zehe durch die Verkürzung der Metatarsalia. h: Kniegelenke. Abflachung der Gelenkenden. Auswüchse an den medialen Condyli der Tibia. Deutliche Osteoporose.

also Xg(a+), ebenso die Mutter, der Vater aber nicht (Abb. 4–5a), stammt das X-Chromosom von der Mutter, das väterliche dagegen fehlt. Eine derartige Schlußfolgerung ist nicht möglich, wenn beide Eltern Xg(a+) sind. Weitere Kombinationsmöglichkeiten: Sowohl Vater als auch Mutter haben Xg(a+), das Kind mit dem Karyotyp 45,X aber Xg(a−). Es muß das rezessive Allel Xg(a−) von der Mutter haben, die folglich heterozygot ist.

Tabelle 4–1

Herkunft des X-Chromosoms beim Karyotyp 45,X

Xg-Blutgruppe			Herkunft des X-Chromosoms
Vater	Mutter	45,X	
+	−	−	mütterlich
−	+	+	mütterlich
+	+	−	mütterlich
+	−	+	väterlich
+	+	+	ungeklärt
−	−	−	ungeklärt
−	+	−	ungeklärt

Sind Vater und Kind phänotypisch Xg(a−), die Mutter aber Xg(a+), läßt sich die Herkunft des X-Chromosoms nicht feststellen. Da die Mutter möglicherweise heterozygot Xg(a+) Xg(a−) ist, kann das X-Chromosom sowohl von ihr als auch vom Vater kommen.

Lindsten u. Mitarb. (1963) fanden mit Hilfe der Blutgruppe Xg unter 20 Fällen mit dem Karyotyp 45, X nur einen, bei dem das X-Chromosom vom Vater stammte, bei den anderen war es mütterlichen Ursprungs.

Wir konnten bei drei von 14 Fällen mit dem Karyotyp 45,X die Herkunft des X-Chromosoms an Hand der Blutgruppe Xg nachweisen (Boczkowski 1970). Es stammte jeweils von der Mutter. Da es aber auf diese Weise leichter gelingt, die mütterlichen als die väterlichen X-Chromosomen nachzuweisen, lassen sich noch keine verbindlichen Aussagen über ein häufigeres Nondisjunction während der Spermiogenese treffen.

Untersuchungen an Hand des X-chromosomalen Locus für Far-

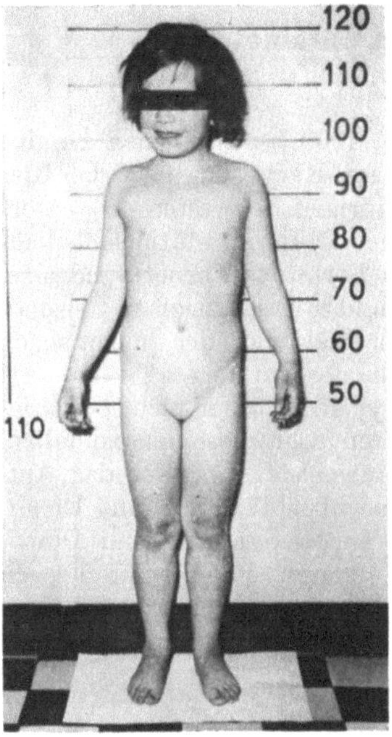

6a

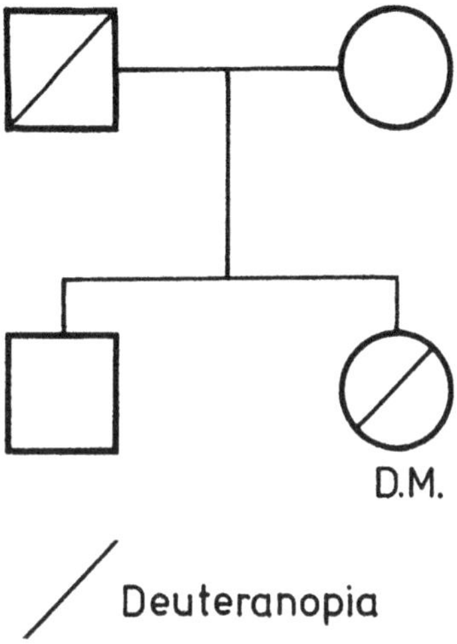

6b

Abb. 4-6. a: Patientin mit Turner-Syndrom. 10 Jahre alt. Karyotyp 45,X/46,X,mar. b: Stammbaum der Patientin. Deuteranopie bei der Probandin und ihrem Vater.

benblindheit in Familien mit Turner-Syndrom (45,X) ergaben in 6 Fällen ein mütterliches, aber nur in einem ein möglicherweise väterliches X-Chromosom (Miller 1961) (Abb. 4-6).

4.3.3. Alter der Eltern

Beim Turner-Syndrom mit dem Karyotyp 45,X ist das durchschnittliche Alter der Eltern nicht erhöht. Allerdings häuft sich dieser Karyotyp unter Kindern, die vor dem 21. Lebensjahr der Mutter geboren wurden. Beim Karyotyp 46,X,i(Xq) liegt sowohl das Alter der Mütter als auch das der Väter über dem Durchschnitt. Untersuchungen von über 40 Fällen ergaben ein durchschnittliches Gebäralter der Mütter von 31,98 ($\pm$ 1,39) und ein Zeugungsalter der Väter von 35,83 Jahren.

4.3.4. Familiäres Vorkommen von Chromosomen-aberrationen

In der von Boczkowski u. Mitarb. 1969 beschriebenen Familie traten das Turner-Syndrom mit dem Karyotyp 45,X bei der 14jährigen Probandin und der 40jährigen Schwester des Vaters auf (Abb. 4–7). Es gibt dafür folgende Interpretationsmöglichkeiten: 1. Existenz einer familiären Form des Turner-Syndroms, 2. zufällige familiäre Häufung, 3. familiäre Disposition zu Chromosomenverlust oder Nondisjunction während der meiotischen Teilung der Keimzellen in der Familie des Vaters.
Da familiäres Auftreten beim Karyotyp 45,X bisher nicht beschrieben wurde, wohl aber bei anderen Chromosomenanomalien, dürfte die dritte Erklärung die plausibelste sein. Für das Auftreten von Klinefelter-Syndrom (Karyotyp 47,XXY) und Down-Syndrom (Trisomie 21) sowie von Turner-Syndrom und Down-Syndrom bei Geschwistern oder anderen Familienmitgliedern gibt es mehrere Beispiele:

In einer Familie hatte ein Kind mit Down-Syndrom eine Tante mit dem Karyotyp 45,X und Gonadendysgenesie, in einer anderen hatte ein Kind mit dem Karyotyp 45,X einen Cousin mit Down-Syndrom. Hecht u. Mitarb. (1964) publizierten außerdem mehrere Sippen, in denen Down-Syndrom und Trisomie 13 oder 18 vorkamen. Auch in anderen Familien traten verschiedene numerische Chromo-

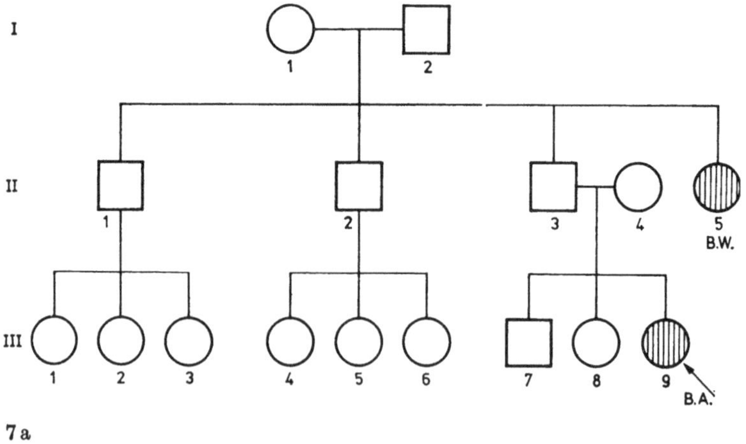

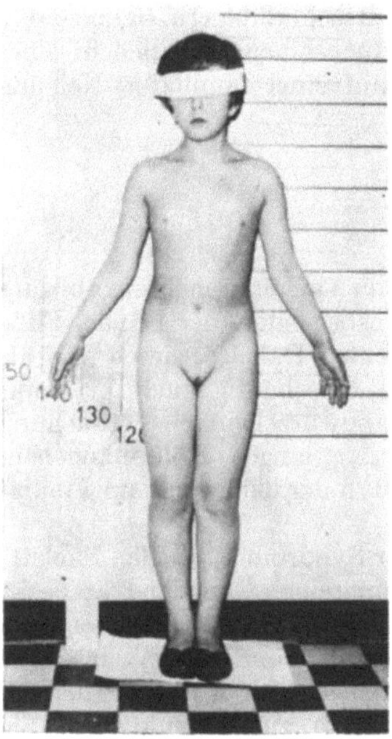

7b

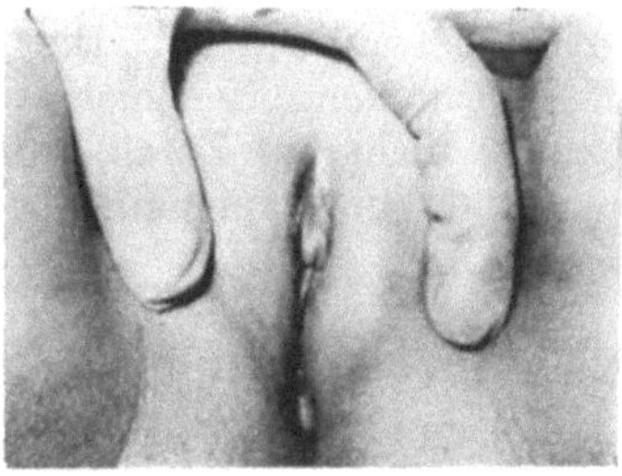

7c

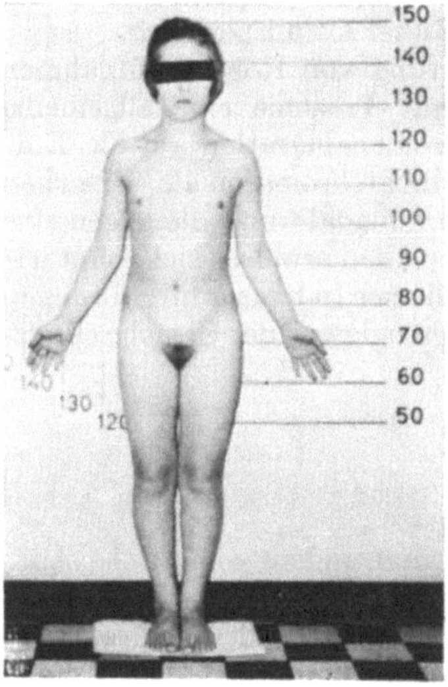

7d

Abb. 4–7. a: Sippentafel mit zwei Fällen von Turner-Syndrom (Karyotyp 45,X). b: Probandin mit 13 Jahren. c: Äußeres Genitale, Hypoplasie der kleinen Labien. d: Probandin mit 15 Jahren. Schambehaarung nach Hormontherapie.

somenaberrationen auf. Die Autoren schlußfolgern daraus, daß das Zusammentreffen mehrerer Chromosomenanomalien in einer Familie nicht auf Zufall, sondern auf einer familiären Neigung zu Chromosomenanomalien beruht.

4.4. Röntgenbefunde

Zur Symptomatik des Turner-Syndroms gehören mehrere obligate oder fakultative Skelettanomalien, insbesondere der Hände, Füße sowie der Knie- und Ellenbogengelenke. Dabei erwiesen sich als am konstantesten: Verkürzung des IV., häufig auch V. Metacarpale und/oder -tarsale, kleine Handwurzelwinkel, Verflachung und Vergröberung der Epiphysen der langen Röhrenknochen, insbesondere an den medianen Condyli der Tibia und am Fibulakopf.

Zur Pathogenese der für das Turner-Syndrom typischen Skelettanomalien ergibt sich im Vergleich zur reinen Gonadendysgenesie, bei der ebenfalls rudimentäre, hormoninsuffiziente Gonaden vorliegen, daß Hand- und Fußskelettanomalien und Minderwuchs eine gemeinsame Ursache haben und offensichtlich nicht mit der gestörten embryofetalen Gonadenfunktion zusammenhängen. Sie dürften eher auf die Chromosomenaberration direkt zurückgehen. Die Korrelation zwischen phänotypischem Symptom und genotypischem Defekt erweist sich dabei aber als unspezifisch.

Hall (1964) stellte bei der Auswertung von Röntgenaufnahmen der Handskelette von Patienten mit Trisomie eine allgemeine retardierende Wirkung der Chromosomenaberration auf die Entwicklung der Feten fest. Auch nichtchromosomale Ursachen können gleichsinnig störend auf die gonadale und die allgemeine Entwicklung wirken. Die Skelettanomalien erweisen sich somit wie die Dermatoglyphen als ein empfindlicher Indikator für Störungen in der pränatalen Entwicklung, unabhängig von der Ursache (Boczkowski u. Fleszar 1968).

4.5. Differentialdiagnose

Der charakteristische Minderwuchs und andere somatische Anomalien unterscheiden das Turner-Syndrom von der reinen Gonadendysgenesie, bei der ebenfalls aplastische Gonaden und sexueller Infantilismus, jedoch eine normale oder übernormale Körperhöhe und keine vergleichbaren somatischen Anomalien vorkommen.

Vom hypophysären Zwergwuchs und anderen Formen von Wachstumsstörungen unterscheidet sich das Turner-Syndrom durch den erhöhten Gonadotropinspiegel und die Aberrationen des X-Chromosoms.

4.6. Therapie und Prognose

Das Therapie-Ziel beim Turner-Syndrom besteht in einer möglichst normalen Körperhöhe und Sexualentwicklung. Eine Entwicklung der sekundären weiblichen Geschlechtsmerkmale wie auch ein verbessertes Wachstum lassen sich durch zyklische Östrogengaben erreichen. Aber selbst bei optimaler Therapie übersteigt die Körperendgröße selten 145—150 cm. Wesentlich bessere Therapieerfolge sind hinsichtlich der Mammaentwicklung, der weiblichen Körperproportionen und der induzierten Menstruation, deren psychologische Bedeutung recht groß ist, zu erzielen.
Die Östrogen-Progesteron-Sequenztherapie sollte im 14. Lebensjahr beginnen. Damit lassen sich die physiologischen Schwankungen des Hormonspiegels während des normalen Menstruationszyklus imitieren und ein Defizit ausgleichen. Man gibt vom 4. bis 18. Tag des künstlichen Zyklus (15 Tage) ein Östrogenpräparat (z. B. 0,05 bis 0,1 mg Mestranol oder 5 mg Dienestrol tgl.) und vom 19. bis 25. Tag zusätzlich zum Östrogen Progestagen (z. B. je 1 Tabl. Chlomadinon 2 mg). Auch kombinierte Östrogen-Progestagen-Präparate kann man in den letzten 7 Tagen verabreichen (z. B. Gestranol, Femigen, Angravid). Nach jedem 22tägigen Behandlungs-Zyklus erfolgt eine Einnahmepause, in der es zu einer mehrtägigen schwachen Blutung kommt, die der normalen Menstruation gleicht. Sie endet, wenn die Patientin am vierten Tag erneut mit der Medikamenteneinnahme beginnt.
Als Beispiele sind auf der Abb. 4–8 Therapieschemata mit den Sequenzen 11:10 und 14:7 dargestellt. Als empfehlenswert für die Praxis hat sich ein Substitutionstherapieschema erwiesen, das sich in jedem Monat auf die gleichen Kalendertage bezieht (Abb. 8, Schema III und IIa). Unabhängig von der Anzahl der Tage im Monat (28, 30 oder 31) werden die Medikamente immer zwischen dem 1. bis 23. Tag des Monats eingenommen. Vom 24. Tag bis zum Monatsende wird die Therapie ausgesetzt, um am 1. des neuen Monats wieder von vorn zu beginnen, unabhängig von der Blutungsdauer. Der Vorteil dieses Vorgehens besteht

in der Einfachheit durch die immer wiederkehrenden Monatstage, an denen die Medikamente genommen werden müssen. Das spielt bei vergeßlichen Patientinnen und denen, die Schwierigkeiten beim Ausrechnen der sich ständig ändernden Daten beim 28-Tage-Zyklus haben, eine wesentliche Rolle. Mit zunehmender Erfahrung und

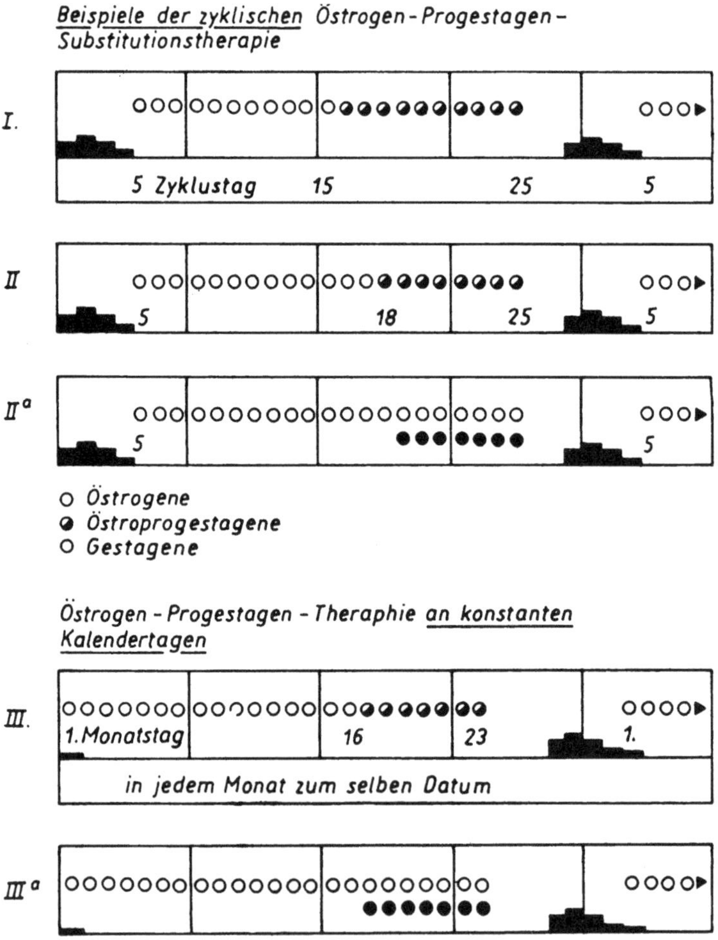

Abb. 4–8. Östrogen-Progestagen-Therapie (nach POTOCKI).

nach der Analyse der Therapieerfolge machen sich Modifikationen der angegebenen Schemata erforderlich, wobei aber immer die physiologische Reihenfolge der Hormone (zuerst Östrogen, dann Östroprogestagene bzw. Gestagenzusatz zum Östrogenzyklus in den letzten Tagen) und 7—10tägige Pausen eingehalten werden müssen.
Die zyklische Substitutionstherapie kann zu einem beliebigen Zeitpunkt, unabhängig vom Alter der Patientin, begonnen, viele Jahre lang beibehalten und zu einem ebenso beliebigen Zeitpunkt wieder beendet werden. Notwendig sind dabei lediglich regelmäßige Therapiekontrollen.
Bei eventuellen operativen Eingriffen muß an die beim Turner-Syndrom häufigen somatischen Anomalien, insbesondere im Herz-Kreislauf- und Urogenitalsystem gedacht werden, um Komplikationen zu vermeiden.
Zur Diagnose des Turner-Syndroms ist eine Laparotomie nicht notwendig. Eine Ausnahme bilden sehr seltene Fälle mit dem Karyotyp 46,XX. Unerläßlich wird die Laparotomie nur bei erheblicher Klitorishypertrophie, da dieser ein hormonell aktiver Tumor der Gonaden zugrunde liegen kann.

4.7. Turner-Syndrom beim männlichen Geschlecht

Unter der von einigen Autoren verwendeten Bezeichnung männliches Turner-Syndrom oder Turner-Syndrom bei Knaben und Männern sind männliche Individuen mit somatischen Symptomen des Turner-Syndroms, wie Pterygium colli, Minderwuchs und Anomalien des Herz-Kreislauf- oder des harnableitenden Systems gemeint. Zytogenetisch lassen sich meistens ein normaler männlicher Karyotyp 46,XY, in seltenen Fällen ein Mosaik oder Aberrationen des Y-Chromosoms nachweisen.
Die äußeren Sexualorgane sind männlich, aber hypoplastisch. Die Testisgröße liegt unter der Norm, in der Histologie fallen degenerative Zeichen auf. Es handelt sich also um Fälle von Hypoplasie der äußeren männlichen Sexualorgane mit den von Ullrich (1930) und Turner (1938) beschriebenen somatischen Symptomen (Abb. 4-9). Eine genaue Abgrenzung des Symptomenkomplexes erweist sich als schwer und als aus klinischer Sicht wenig sinnvoll. Deshalb werden entsprechende Patienten im Rahmen dieses Buches als männliche Individuen mit Hypoplasie der Sexualorgane klassifiziert.

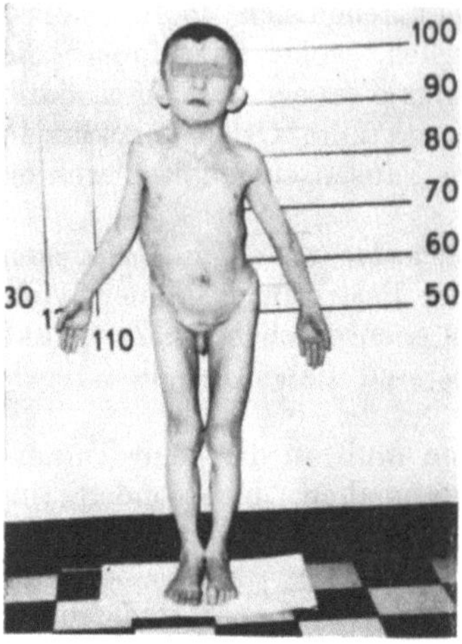

9a

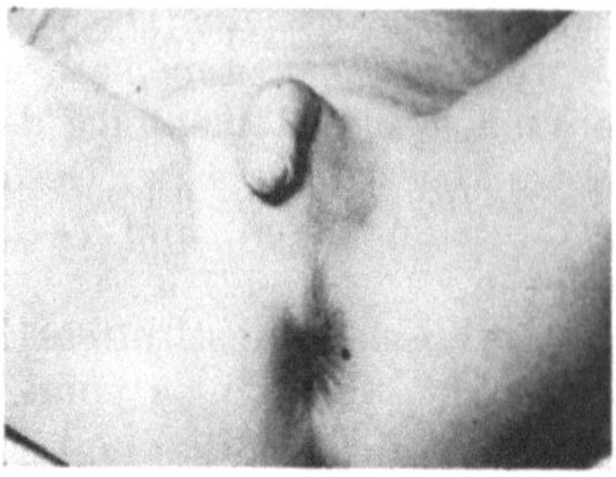

9b

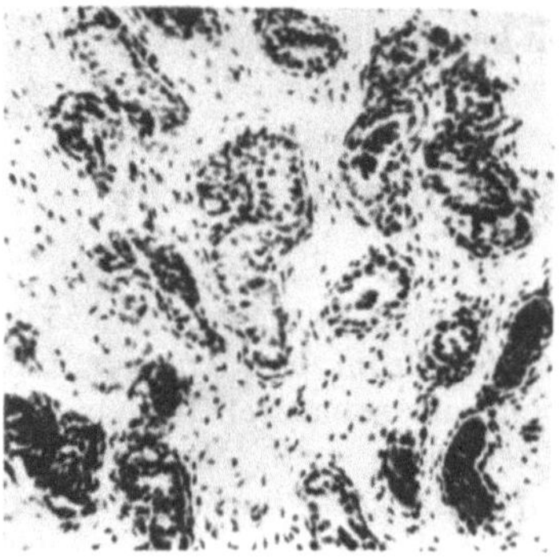

9c

Abb. 4–9. a: 7jähriger Knabe mit Turner-Stigmata und dem Karyotyp 46,XY. b: Äußeres Genitale ohne ausgebildeten Mons pubis. Der einzig vorhandene Hoden befand sich in der Bauchhöhle. c: Histologie des dysgenetischen Hodens; kleine dysgenetische Tubuli unterschiedlichen Kalibers, dazwischen Bindegewebe ohne Leydig-Zellen.

Literatur

Boczkowski K.: Maternal age and the source of the X chromosome in an XO girl. Am. J. Obstet. Gynec., **95**, 593, 1966.

Boczkowski K.: Interseksualizm. PZWL, Warszawa, 1970.

Boczkowski K.: Badania cytogenetyczne zespołu Turnera. PTL, **34**, 1653, 1979.

Boczkowski K., Fleszar I.: Radiological studies in patients with gonadal abnormalities. Bull. Pol. Med. Sci. Hist., **11**, 81, 1968.

BOCZKOWSKI K., HERMAN E., JĘDRZEJEWSKI M.: The presence of Turner's syndrome with 45,X karyotype in two generations. Am. J. Obstet. Gynec. **103**, 597, 1969.

BOCZKOWSKI K., MIKKELSEN M.: Fluorescence and autoradiographic studies in patients with Turner's syndrome and 46,XXp- and 46,XXq- karyotypes. J. Med. Genet. **10**, 350, 1973.

BOCZKOWSKI K., MIKKELSEN M., POULSEN H.: Turner syndrome with rare karyotypes. Clin. Genet. **13**, 409, 1978.

DAVIDENKOVA E. F., VERLINSKAJA D. K., MASHKOVA M. V.: Structural aberrations of the X chromosome in man. Hum. Genet., **41**, 269, 1978.

HALL B.: Mongolism in newborns. A clinical and cytogenetic study. Acta Pediatrica, Lund Suppl. 164, 1964.

HAMERTON J. L.: Sex chromosomes and their abnormalities in man and mammals. In: Handbook of Molecular Cytology. Ed. A. LIMA-de-FARIA. North-Holland Publishing Company, Amsterdam, London 1969.

HAMERTON J. L., CANNING M., RAY M., SMITH S.: A cytogenetic survey of 14,069 newborn infants. 1. Incidence of chromosome abnormalities Clin. Genet. **8**, 223, 1975.

HECHT F., BRYANT J. S., GRUBER D., TOWNES P. L.: The nonrandomness of chromosomal abnormalities. Association of trisomy 18 and Down's Syndrome. New England J. Med., **271**, 1081, 1964.

JOST A.: Sur le role des gonades foetales dans la differentation sexuelle somatique de l'embryon de lapin. Compt. rend. Ass. anat. **34**, 255, 1947.

LINDSTEN J., BOWEN P., LEE C. S. N., MACKUSICK V. A., POLANI P. E., WINGATE M., EDWARDS J. H., HAMPER J., TIPPETT P., SANGER R., RACE R. R.: Source of the X in XO females: the evidence of Xg. Lancet, **1**, 558, 1963.

MILCOU S. M., PITIS M., STANESCO V., IONESCO V., GOTTLIEB H.: Etudes histologique et histochimique de la biopsie du cartilage de croissance dans divers cas de trouble du developpment. Sem. Hop. Paris. **38**, 3430, 1962.

MILLER O. J.: The sex chromosome anomalies. Am. J. Obstet. Gynec. **90**, 1078, 1964.

NIELSEN L. B., BOCZKOWSKI K., MIKKELSEN M., DAHL G., ANDERSEN E.: Partial Turner's syndrome in four girls with Xq duplication and Xp deficiency. Hum. Genet. **61**, 12, 1982.

TURNER H. H.: A syndrome of infantilism, congenital webbed neck and cubitus valgus. Endocrinology, **23**, 566, 1938.

ULLRICH O.: Über typische Kombinationsbilder multipler Abartungen. Ztschr. Kinderh., **49**, 271, 1930.

5. XYY-Männer

Jacobs u. Mitarb. (1965) sowie Price u. Mitarb. (1966) fanden unter Männern, die wegen aggressiven Verhaltens in geschlossenen Anstalten untergebracht waren, über 2% mit dem Karyotyp 47,XYY, also einem zusätzlichen Y-Chromosom. Es handelte sich dabei um Männer mit Hochwuchs und Verhaltensstörungen (aggressive Einstellung zur Umwelt, Schlägereien und andere kleine kriminelle Delikte). Die körperliche Entwicklung erwies sich bei allen als normal männlich, d. h. männliche Proportionen, Schambehaarung und Thorax vom männlichen Typ, normale äußere Sexualorgane und Testes von unauffälliger Größe und Konsistenz.

Aus diesen Beobachtungen schlußfolgerten Jacobs u. Mitarb. (1965), daß zwei Y-Chromosomen zu aggressivem Verhalten führen. Zu diesem Problem gab und gibt es eine Reihe medizinischer und ethischer Kontroversen (Berner 1976, Hienz 1969, Hoffmann 1977). Nur ein Teil der Männer mit dem Karyotyp 47,XYY weist aggressive Verhaltensweisen auf, die meisten führen ein normales Leben. Die einzige generelle Übereinstimmung besteht im Hochwuchs, die Körperhöhe übersteigt bei Erwachsenen immer 180 cm. Ärzte und Psychologen raten häufig dazu, weder den Patienten noch dessen Eltern über den Karyotyp zu informieren, solange keine gravierenden Verhaltensstörungen auftreten, um keine Schwierigkeiten bei der gesellschaftlichen und persönlichen Adaptation hervorzurufen (Hamerton 1979, Kellermann 1977).

Allerdings treten bei allen XYY-Männern Merkmale der Persönlichkeitsstruktur auf, die zu Fehlverhalten führen können: 1. erhöhte emotionale Erregbarkeit, 2. emotionale Unbeherrschtheit, 3. herabgesetzte Fähigkeit, Angst und Vorbehalte zu überwinden und 4. psychischer Infantilismus unterschiedlichen Grades.

Die Frage bei der pränatalen Diagnostik, ob das Vorliegen des Karyotyps 47,XYY eine Indikation zur Schwangerschaftsunterbrechung darstellt, ist strittig. Die Entscheidung liegt, wie in anderen Fällen auch, bei den Eltern.

Die Mehrzahl der XYY-Männer ist fertil, nur in einzelnen Fällen

findet man Störungen der Spermiogenese, unterentwickelte Sexualorgane und Hypogonadismus (TETTENBORN u. Mitarb. 1970).
Die Häufigkeit bei Neugeborenen beträgt 1:1000 (HAMERTON u. Mitarb. 1975).

Literatur

BERNER W.: Das YY-Syndrom; ein forensisches Problem? Psychiat. Prax., **3**, 71, (1976).

HAMERTON J. L.: Ethical considerations in newborn chromosome screening programs. Birth Deffects: Original Article Series, **15**, 267, 1979.

HAMERTON J. L., CANNING N., RAY M., SMITH S.: A cytogenetic survey of 14.069 newborn infants. Clinical Genetics, **8**, 223, 1975.

HIENZ H. A.: YY-forms. Lancet, **1**, 155, 1969.

HOFFMANN B. E.: Two new cases of XYY-chromosome complement, and a review of the literature. J. Can. Psychiatr. Assoc. **22**, 447, 1977.

JACOBS P., BRUNTON M., MELVILLE M. M., BRITTAIN R. P., MACCLEMENT, W. F.: Aggressive behaviour, mental sub-normality and the XYY male. Nature, **208**, 1351, 1965

KELLERMAN J.: Behavioural treatment of a boy with 47,XYY karyotype. J. Nerv. Ment. Dis., **165**, 67, 1977.

PRICE W. H., STRONG J. A., WHATMORE P. B., MC CLEMENT W. F.: Criminal patients with XYY sex-chromosome complement. Lancet, **1**, 565, 1966.

TETTENBORN U., SCHWINGER E., GROPP A.: Zur Hodenfunktion bei Männern mit XYY-Konstitution. Meiose und morphologische Befunde. Dtsch. Med. Wschr., **95**, 158, 1970.

6. Triplo-X-Frauen

Den ersten Fall mit dem Karyotyp 47,XXX (Abb. 6–1) beschrieben JACOBS u. Mitarb. (1959). Es handelte sich um eine Frau mit sekundärer Amenorrhoe ohne andere Anomalien der Geschlechtsentwicklung oder physische und psychische Auffälligkeiten. Die Existenz dieses Karyotyps wurde bereits vorher vermutet und zwar bei besonders femininen Frauen („super female"), Schauspielerinnen und dergl.. Überraschenderweise fand man unter diesen aber Fälle mit dem Karyotyp 46,XY (Testikuläre Feminisierung). Die XXX-Frauen zeichnen sich dagegen nicht durch besonders weibliche Schönheit aus. Ihre Ovarialfunktion

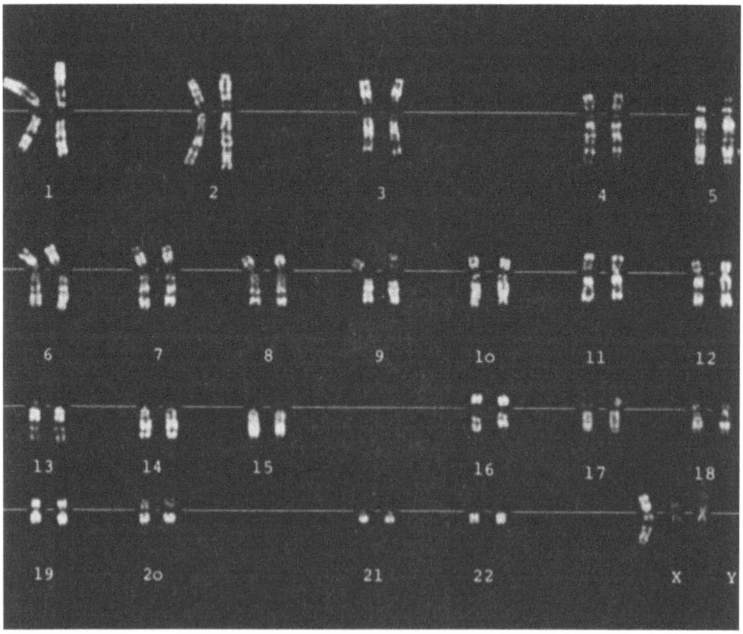

Abb. 6–1. Karyotyp 47,XXX Q-Banding (BOCZKOWSKI u. MIKKELSEN).

ist meistens gestört. Auffälligkeiten bzw. diagnostische Kriterien gibt es beim 47,XXX-Karyotyp nicht. Lediglich Symptome wie Regelstörungen, sekundäre Amenorrhoe, vorzeitige Menopause sowie Debilität können auf das Vorliegen eines Triplo-X-Syndroms hinweisen (MUELLER-HENBACH 1977). Bei den Kindern der Patientinnen findet man wider Erwarten selten Chromosomenaberrationen (ZIŽKA et al. 1975). Das Fehlen überzähliger X-Chromosomen in der Nachkommenschaft der XXX-Frauen beruht wahrscheinlich darauf, daß sich während der Meiose aus sekundären Oozyten mit zwei X-Chromosomen Polkörperchen entwickeln und nur normale sekundäre Oozyten mit einem X-Chromosom heranreifen.
Die Häufigkeit des Karyotyps 47,XXX bei Neugeborenen liegt bei 1:1000 (HAMERTON u. Mitarb. 1975).

Literatur

HAMERTON J. L., CANNING N., RAY M., SMITH S.: A cytogenetic survey of 14.069 newborn infants. Clinical Genetics, 8, 223, 1975.

JACOBS P. A., BAIKIE A. G., COURT BROWN W. M., MACGREGOR T. N., MACLEAN N., HARNDEN D. G.: Evidence for the existence of the human "super female". Lancet, 2, 423, 1959.

MUELLER-HENBACH E., GARVER K. L., CIOCCO A. M.: Prenatal diagnosis of trisomy X: Its implications for genetic counselling. Amer. J. Obstet. Gynec., 127, 211, 1977.

ZIŽKA J., BALICEK P., NIELSEN J.: XXYY son of a triple X mother. Humangenetik, 26, 159, 1975.

7. Männer mit dem Karyotyp 46,XX

Obwohl die Ätiologie des Syndroms des XX-Mannes und die des Klinefelter-Syndroms verschieden sind, unterscheiden sich die beiden Krankheitsbilder in der klinischen Symptomatik, im Bau der Sexualorgane, der Gonadenhistologie und den Hormonbefunden nur unwesentlich oder gar nicht voneinander.

Die meisten Männer mit dem Karyotyp 46,XX (Abb. 7–1) waren vor der zytogenetischen Diagnose klinisch und histologisch dem Klinefelter-Syndrom zugeordnet worden. Die phänotypischen Unterschiede sind zu gering, um von einem charakteristisch klinischen Bild des XX-Mannes sprechen zu können (Boczkowski u. Mitarb. 1969). Für die Ätiologie des Syndroms gibt es mehrere Hypothesen (de la Chapelle 1981):

1. Ein kryptisches Mosaik mit einer Zellinie mit Y-Chromosom.

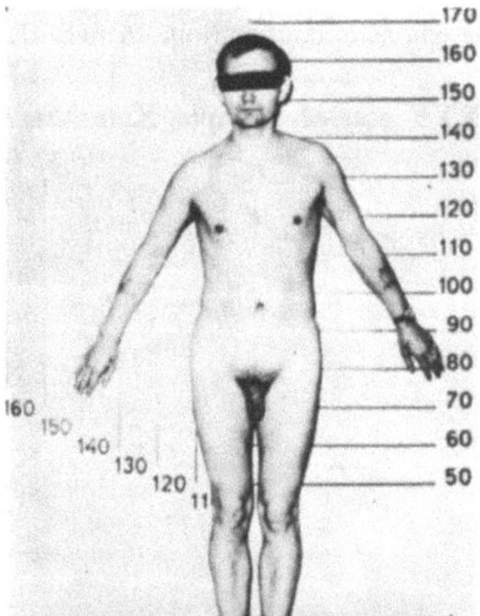

1a

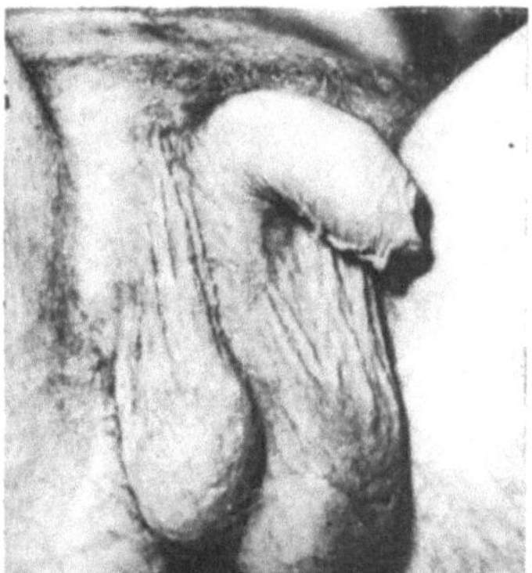

1b

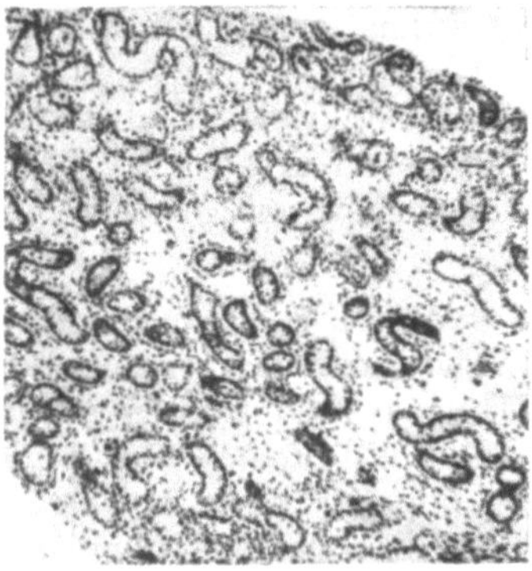

1c

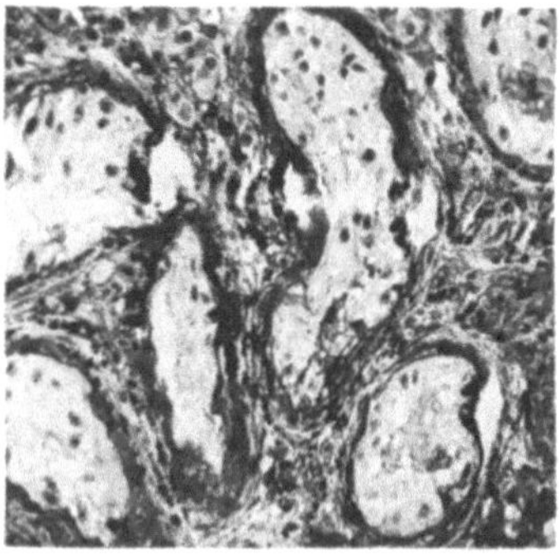

1d

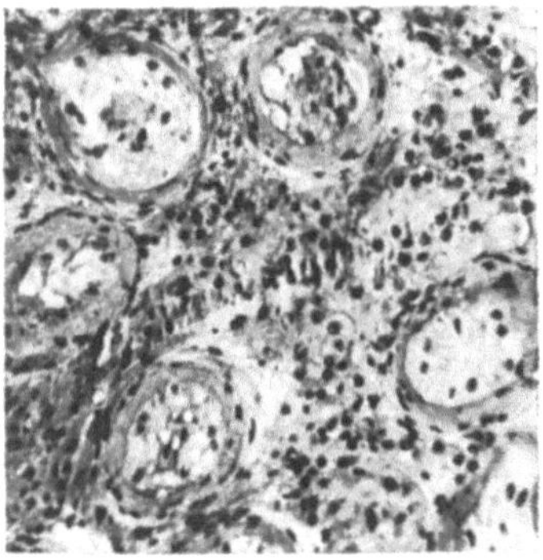

1e

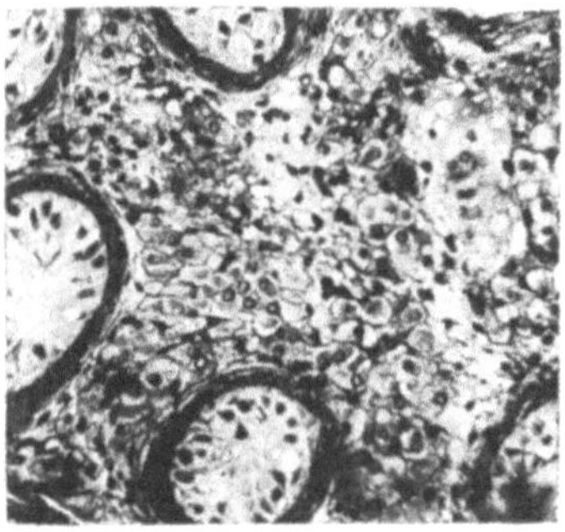

1f

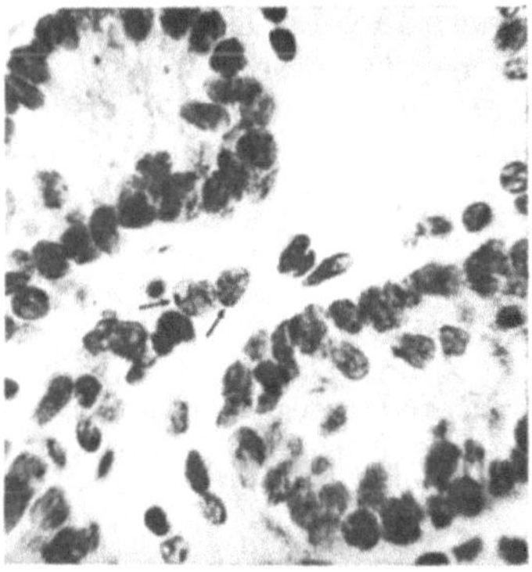

1g

Abb. 7–1. a: XX-Mann, 32 Jahre alt (BOCZKOWSKI u. Mitarb. 1969). Normale männliche Proportionen. b: Äußeres Genitale. c: Rechte, histologisch dysgenetische Gonade. d, e und f: Linke, histologisch dysgenetische Gonade, nur mit degenerierten Sertoli-Zellen ausgekleidete Tubuli. Wandverdickung und Hypertrophie der Leydig-Zellen. g: X-Chromatin in den Leydig-Zellen (Pfeile).

2. Translokation Y-chromosomaler Information auf ein anderes Chromosom.
3. Verlust des Y-Chromosoms während der frühen Embryonalentwicklung eines Individuums mit dem Karyotyp 47,XXY.
4. Mutation nicht auf chromosomaler, sondern auf Genebene im X-Chromosom.

Evans u. Mitarb. (1979) wiesen bei 8 von 12 Männern mit dem Karyotyp 46,XX eine Translokation zwischen den kurzen Armen der Chromosomen X und Y nach. Diese Befunde weisen gleichzeitig auf die Rolle des kurzen Arms des Y-Chromosoms bei der genetischen Geschlechtsdetermination hin. Die vierte Hypothese ist ebenfalls bestätigt worden, insbesondere bei den familiären Fällen von XX-Männern. Es können also verschiedene Ursachen zur Entstehung des Syndroms führen. Trotz des weiblichen Karyotyps besitzen diese Männer Gene für die Entwicklung der primären Gonadenanlagen in männlicher Richtung. Der HY-Antigenspiegel ist bei XX-Männern normal oder nur wenig erniedrigt. Auch bei Müttern dieser Männer ließ sich in einer Reihe von Fällen das HY-Antigen nachweisen (de la Chapelle u. Mitarb. 1979; de la Chapelle u. Miller 1979; Evans u. Mitarb. 1979; Wachtel u. Bard 1981; Wachtel 1983; Wolf 1982).
de la Chapelle publizierte 1972 eine umfassende Übersicht über XX-Männer. Danach sind diese im Durchschnitt kleiner als normale Männer oder solche mit Klinefelter-Syndrom. Der klinische Befund, Hodenhistologie sowie Androgenspiegel entsprechen denen beim Klinefelter- oder Del-Castillo-Syndrom.
Die Häufigkeit männlicher Individuen mit dem Karyotyp 46,XX unter Neugeborenen liegt bei 1:25000.
Männliche Geschlechtsentwicklung bei weiblichem Karyotyp kommt nicht nur beim Menschen sondern auch bei Ziegen, Schweinen und Mäusen vor. Bei der Ziege beruht diese Anomalie auf dem autosomal rezessiven Gen Polled (Basrur u. Kanagawa 1969; Hamerton u. Mitarb. 1969), bei der Maus auf dem autosomal dominanten Gen Sxr (Cattanach u. Mitarb. 1971).

Literatur

Basrur P. K., Kanagawa H.: Anatomic and cytogenetic studies on 19 hornless goats with sexual disorders. Ann. Genet. Sem. anim. 1, 349, 1969.

Boczkowski K., Janczewski Z., Philip J., Mikkelsen M.: A clinical and cytogenetical study of XX male. Hereditas **62**, 285, 1969.

CATTANACH B. M., POLLARD C. E., HAWKES S. G.: Sex-reversed mice: XX and XO males. Cytogenetics **10**, 318, 1971.

DE LA CHAPELLE A.: Nature and origin of males with XX sex chromosomes. Am. J. Hum. Genet. **24**, 74, 1972.

DE LA CHAPELLE A.: The etiology of maleness in XX men. Hum. Genet. **58**, 105, 1981.

DE LA CHAPELLE A., MILLER O. J.: Report of the commitee on the genetic constitution of chromosomes 10, 11, 12, X and Y. Cytogenet. Cell. Genet., **25**, 57, 1979.

DE LA CHAPELLE A., SIMOLA K., SIMOLA P., KNUUTILA S., GAHMBERG N., PAJUNEN L., LUNDQVIST C., MURROS J.: Heteromorphic X chromosomes in 46, XX, males? Hum. Genet., **52**, 157, 1979.

EVANS H. J., BUCKTON K. E., SPOWART G., CAROTHERS A. D.: Heteromorphic X chromosomes in 46,XX males: evidence for the involvement of X-Y interchange. Hum. Genet., **49**, 11, 1979.

HAMERTON J. L., DICKSON J. M., POLLARD C. E., GRIEVES S. A., SHORT R. V.: Genetic intersexuality in goats. J. Reprod. Fert., Suppl. **7**, 25, 1969.

WACHTEL S. S.; H-Y Antigen and the Biology of Sex Determination. Grunde and Stratton, New York, London, 1983.

WACHTEL S. S., BARD J.: The XX testis. In: The Intersex Child. Ed: JOSSO N., S. KARGER, Basel, 1981.

WOLF U.: Genetik der Geschlechtsdifferenzierung. Wien. Klin. Wschr., 94, 303, 1982

8. Reine Gonadendysgenesie

Dux u. Mitarb. (1952) sowie Swyer (1955) beschrieben als erste Frauen mit primärer Amenorrhoe, eunuchoidem Körperbau und unterentwickelten sekundären Geschlechtsmerkmalen. 1957 fanden Hoffenberg und Jackson bei einer solchen Patientin bei der Laparotomie dysgenetische Gonaden. Sie ordneten daraufhin die Fälle von Swyer der Gruppe der Gonadendysgenesie zu und nannten sie „Gonadendysgenesie bei normalen Frauen". Harnden und Stewart schlugen 1959 nach zytogenetischen Untersuchungen die Bezeichnung „Reine Gonadendysgenesie" vor, die heute allgemein üblich ist.
Stewart (1960) vermutete, daß die Reine Gonadendysgenesie häufiger vorkommt, als auf Grund des Fehlens auffälliger somatischer Symptome angenommen wurde.

8.1. Ätiologie und Pathogenese des Syndroms

Die Reine Gonadendysgenesie ist durch aplastische Gonaden bei weiblichem Somatotyp, eunuchoide Proportionen und ausbleibende Mammaentwicklung charakterisiert. Es handelt sich um ein Syndrom mit sowohl pränatalem als auch postnatalem isoliertem gonadalem Hormonmangel, was nach Jost (s. S. 67ff) unabhängig vom Karyotyp zum eunuchoiden weiblichen Somatotyp führen muß.
Meistens liegt ein normaler weiblicher (46,XX) oder männlicher (46,XY) Karyotyp vor (Boczkowski 1970a).
Familiarität der Reinen Gonadendysgenesie kommt vor. In den entsprechenden Familien sind dabei jeweils Individuen eines genetischen Geschlechts betroffen, entweder haben alle Patienten den Karyotyp 46,XX oder alle den Karyotyp 46,XY. Das läßt auf eine unterschiedliche Ätiologie der Gonadendysgenesie vom Typ 46,XX und vom Typ 46,XY schließen (Boczkowski 1970b, 1973; Simpson, J. L. u. Mitarb. 1981).
Nach Simpson u. Mitarb. (1971) folgt die Gonadendysgenesie einem autosomal rezessiven Erbgang, während die XX-Gonaden-

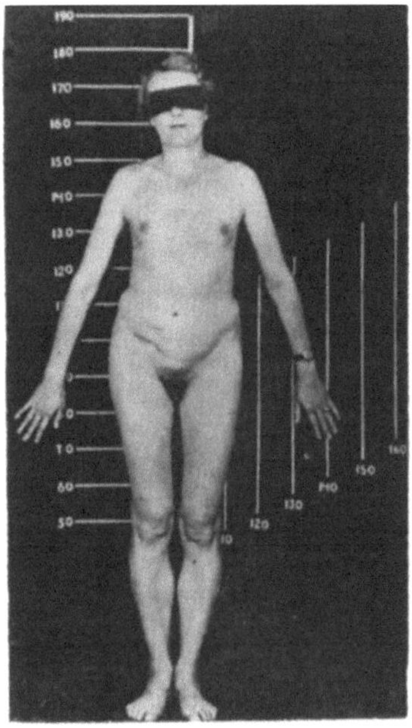

1a

Abb. 8–1. a: 43jährige Patientin mit Reiner Gonadendysgenesie (Boczkowski 1964). Eunuchoide Körperproportionen. b: Karyotyp 46,XY.

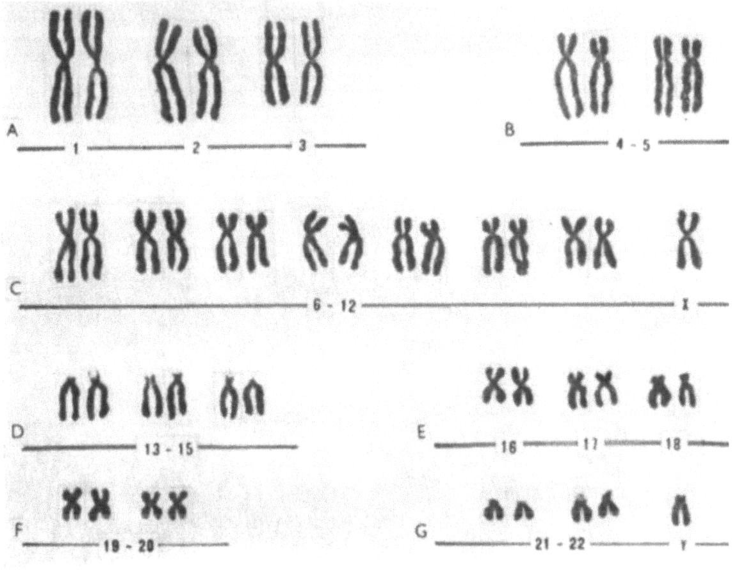

1b

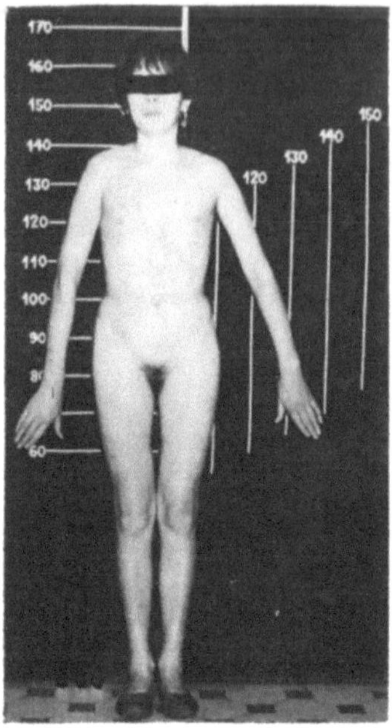

2 a

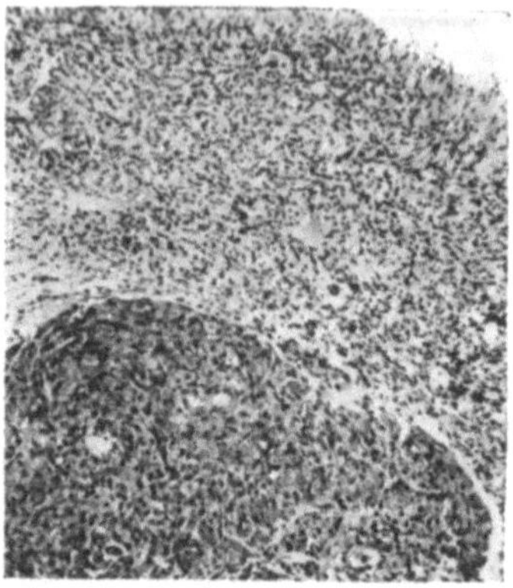

2 c

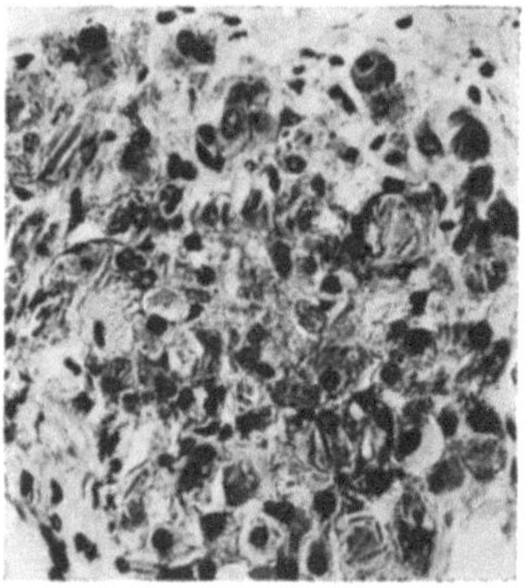

2 d

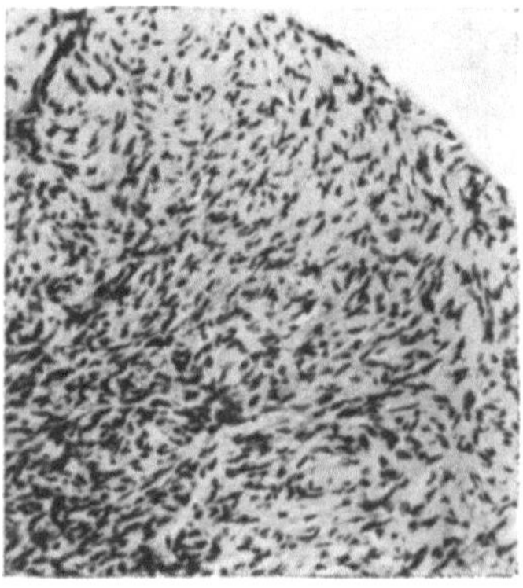

2 b

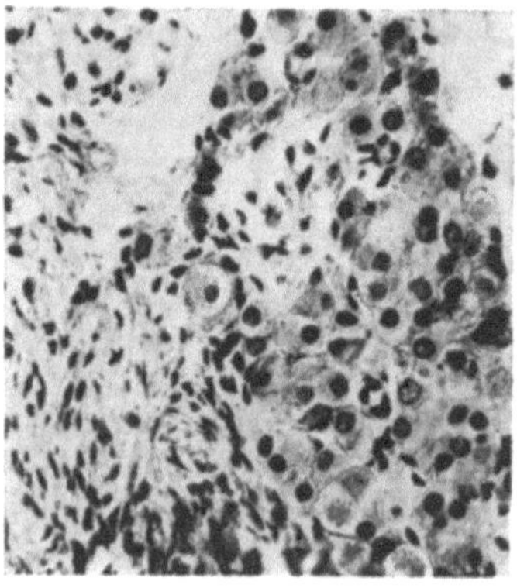

2 e

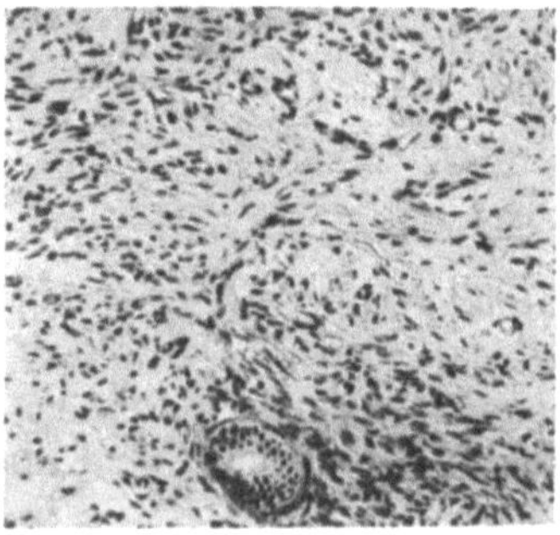

2f

Abb. 8–2. Reine Gonadendysgenesie ohne Uterus. a: Patientin, 17 Jahre alt. Karyotyp 46,XY. Auffällig die vorhandene Schambehaarung vor der Therapie. b: Histologisches Bild der rechten aplastischen Gonade. c: Histologisches Bild der linken Gonade, unten Ansammlung von Leydig-Zellen. d und e: Normale Leydig-Zellen stärker vergrößert. f: Unten vereinzelte Tubuli mit an Sertoli-Zellen erinnernden Gebilden.

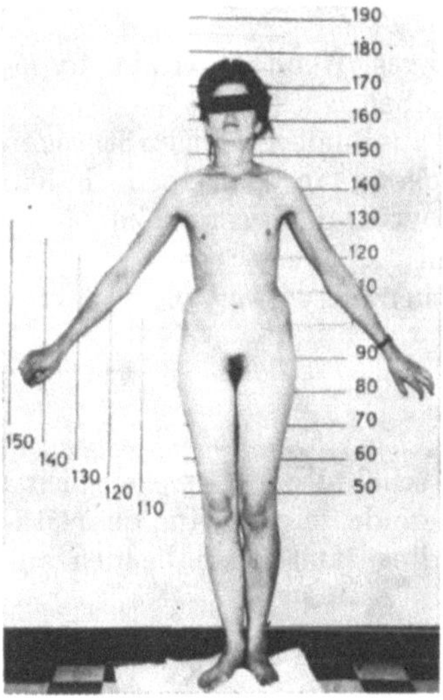

3a

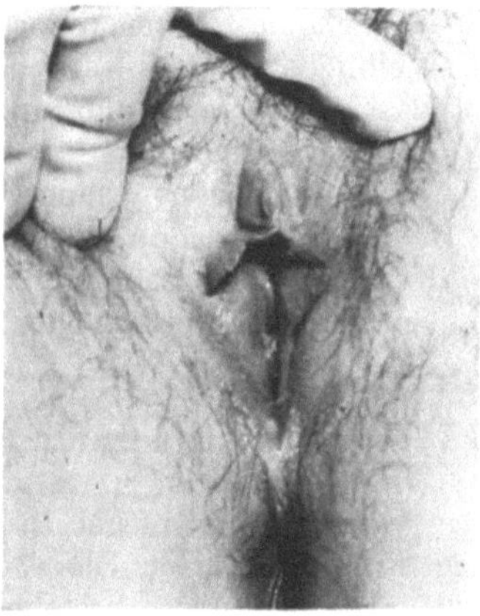

3b

Abb. 8–3. a: 22jährige Patientin mit Reiner Gonadendysgenesie. Karyotyp 46,XY. b: Äußeres Genitale, kleine Labien nur im oberen Teil entwickelt.

dysgenesie X-chromsomal oder autosomal dominant mit Beschränkung auf das weibliche Geschlecht vererbt wird. Trotz offensichtlich verschiedener Ätiologie ist die Pathogenese der reinen Gonadendysgenesie einheitlich: Jeweils Ausfall der endogenen Hormonsekretion der Gonaden.

8.2. Klinische Symptomatik

Fälle mit vollkommen dysgenetischen rudimentären Streak-Gonaden sind entweder dem Turner-Syndrom oder der Reinen Gonadendysgenesie zuzuordnen.
Patientinnen mit Turner-Syndrom werden nicht größer als 155 cm und verfügen über eine Reihe charakteristischer somatischer Mißbildungen. Bei Reiner Gonadendysgenesie bestehen weder Minderwuchs noch somatische Auffälligkeiten außer eunuchoiden Körperproportionen (Abb. 8–1, 2, 3, 4).
Reine Gonadendysgenesie läßt sich folgendermaßen charakterisieren:

1. Primäre Amenorrhoe
2. Eunuchoide Körperproportionen
3. Weibliches, hypoplastisches äußeres Genitale sowie hypoplastischer Uterus und infantile Tuben
4. Aplastische Gonaden — bestehend aus bindegewebigen Strängen (Streak-Gonaden) ohne Keimzellen, in einzelnen Fällen fehlen die Gonaden völlig (Boczkowski u. Teter 1966).
5. Keinerlei somatische Mißbildungen
6. Normaler männlicher oder weiblicher Karyotyp

8.3. Biochemische Befunde

Der Gonadotropinspiegel ist stark erhöht, der Östrogenspiegel liegt unter der Norm. Die 17-Ketosteroide zeigen keine quantitativen Abweichungen, bestehen allerdings fast ausschließlich aus Fraktionen adrenaler Provenienz.

8.4. Genetische Befunde

In den meisten Fällen von Reiner Gonadendysgenesie findet man einen normal männlichen oder weiblichen Karyotyp (Boczkowski 1970b). Ausnahmsweise treten numerische oder strukturelle Aberrationen des X- oder Y-Chromosoms auf, meistens in Form eines Mosaiks 45,X/46,XX oder der Karyotyp 46,X,del(Xq), 47,XYY oder 46, X, del(Xp).
Bei Reiner Gonadendysgenesie mit weiblichem Karyotyp 46,XX findet sich kein HY-Antigen, beim Karyotyp 46,XY kann es ebenfalls fehlen (Wachtel 1983). Fälle mit HY-Antigen verfügten

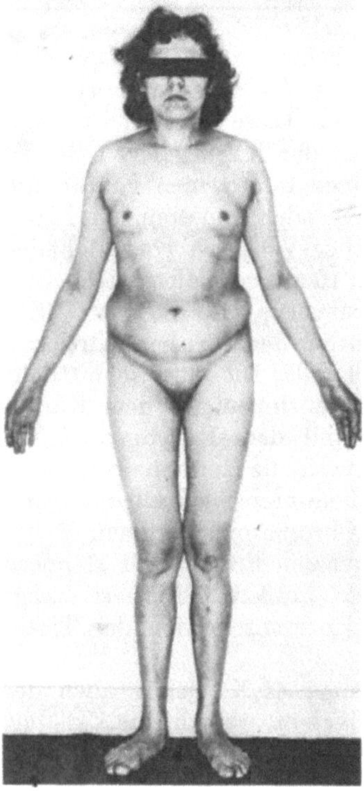

4a

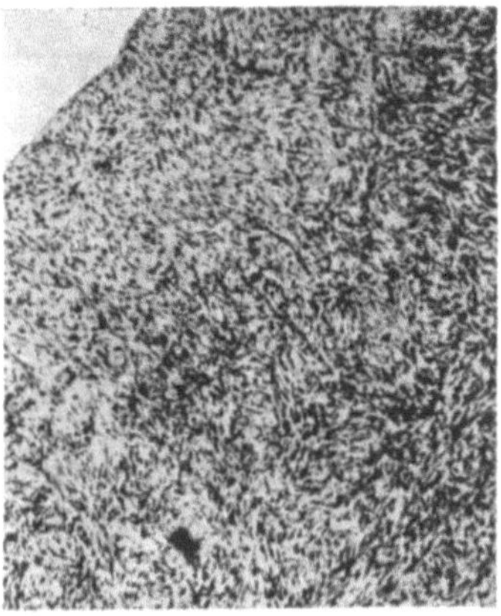

4b

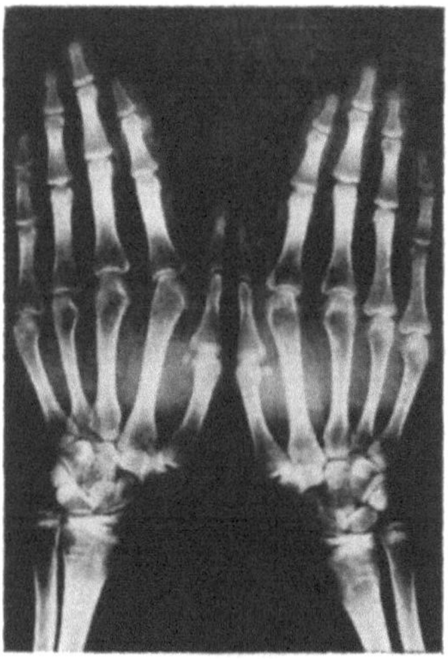

4c

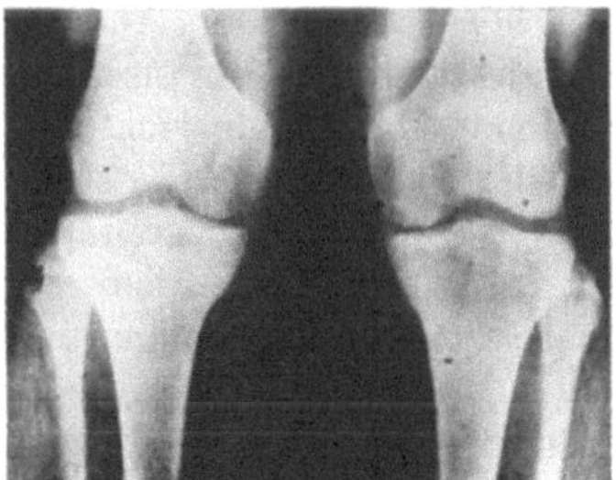

4d

Abb. 8–4. a: 26jährige Patientin mit Reiner Gonadendysgenesie. Karyotyp 46,XX. Eunuchoide Körperproportionen. b: Histologisches Bild der aplastischen Gonade (Streak-Gonade). c: Röntgenbild der Hände. Knochenalter 15 Jahre. Deutliche Osteoporose. Positives Metakarpal-Zeichen. Auffällig die Verlängerung des II. Metacarpale und Digitus valgus II — charakteristisch bei Eunuchoidismus. d: Röntgenbild der Kniegelenke. Abflachung der Hypophysen, Halbmondform der Ossifikationskerne.

wahrscheinlich nur im frühen Fetalleben vorübergehend über Hodengewebe oder über einen defekten Rezeptor der primären Gonadenanlagen für das HY-Antigen. Diese Form tritt nicht familiär auf. Die häufige Familiarität der HY-negativen Reinen Gonadendysgenesie spricht gegen einen teratogenen Faktor und für das Vorliegen einer autosomalen oder gonosomalen Mutation. Ein klinischer und paraklinischer Vergleich von 20 Fällen mit Reiner Gonadendysgenesie, davon 10 mit normalem weiblichem und 10 mit normalem männlichem Karyotyp (Boczkowski 1973) erbrachten keine Unterschiede hinsichtlich der Körperproportionen und der sekundären Geschlechtsmerkmale. Die durchschnittliche Körperhöhe betrug allerdings bei Patientinnen mit dem Karyotyp 46,XY 166 cm und bei denen mit dem Karyotyp 46,XX 160 cm. Da bei Reiner Gonadendysgenesie die Hormone gonadalen Ursprungs ausfallen, dürfte der Größenunterschied allein auf der genetischen Wirkung des X- oder Y-Chromosoms beruhen.
Der Größenunterschied zwischen normalen Frauen und Männern beträgt durchschnittlich 15 cm. Die größere Differenz hängt offensichtlich mit der zusätzlichen Hormonsekretion der Testes zusammen.
Bei zwei dieser Fälle mit dem Karyotyp 46,XY fehlte auch der Uterus bzw. ein entsprechendes Äquivalent, was auf die Existenz von Testes und Oviduktsuppressor im frühen Fetalleben schließen läßt (Abb. 8–2).

8.5. Diagnose und Differentialdiagnose

Vom Turner-Syndrom unterscheidet sich die reine Gonadendysgenesie durch die normale Körpergröße und das Fehlen charakteristischer somatischer Anomalien, von der Testikulären Feminisierung durch die typisch eunuchoiden Körperproportionen und fehlende Mammaentwicklung.
Bei der Ovarialdysplasie sind die eunuchoiden Körperproportionen nicht so deutlich ausgeprägt, abgesehen von der Mammaentwicklung. Während in Fällen von reiner Gonadendysgenesie die primäre Amenorrhoe obligat ist, können bei Ovarialdysplasie sporadisch Menstruationen auftreten.
Den Beweis für das Vorliegen einer Reinen Gonadendysgenesie bei eunuchoiden Frauen mit primärer Amenorrhoe und dem Karyotyp 46,XX kann nur die Gonadenhistologie bringen.

8.6. Therapie und Prognose

Wie beim Turner-Syndrom besteht das Therapieziel in der Induktion der sekundären Geschlechtsmerkmale und der Menstruation. Eine Hormonbehandlung wird analog zum Turner-Syndrom durchgeführt (siehe Kapitel 4).
Die Therapieerfolge sind bei Reiner Gonadendysgenesie wesentlich besser als beim Turner-Syndrom. Es lassen sich eine Mammaentwicklung, Axillar- und Schambehaarung sowie weibliche Körperproportionen erzielen (Abb. 8–5, 6). Die Unterschiede in der Reaktion auf weibliche Sexualhormone entstehen durch die ge-

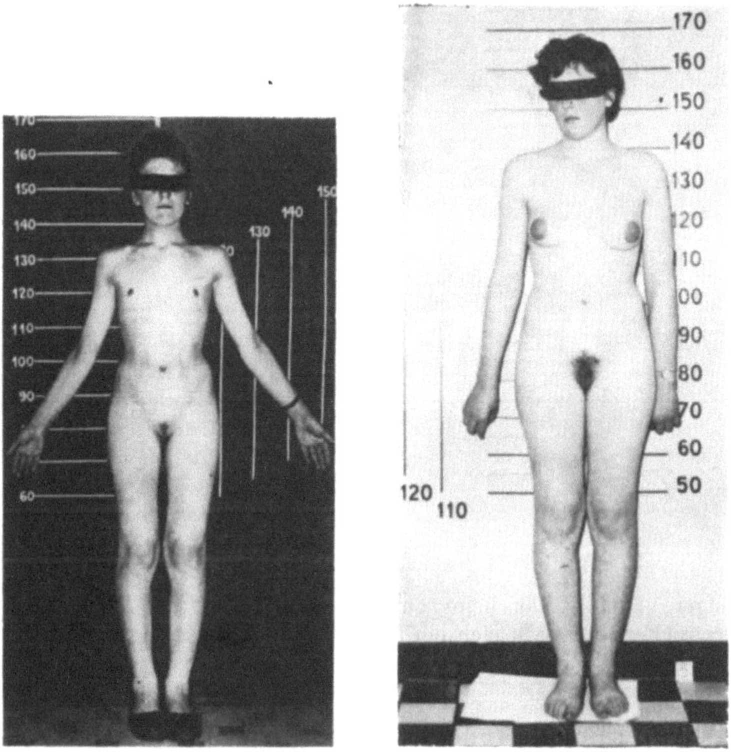

5a 5b

Abb. 8–5. Reine Gonadendysgenesie. Karyotyp 46,XY. a: Vor der Hormontherapie. b: Dieselbe Patientin nach zweijähriger Substitutionstherapie: Gute Mammaentwicklung sowie Axillar- und Schambehaarung.

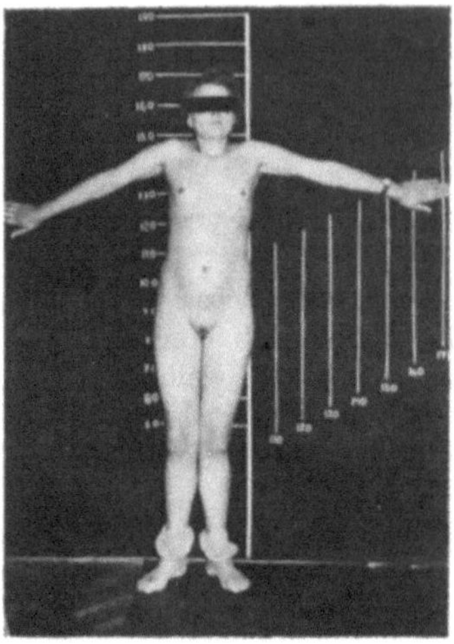

6a

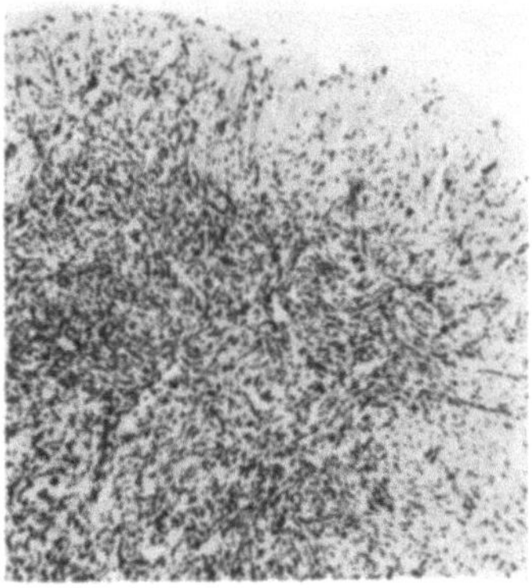

6b

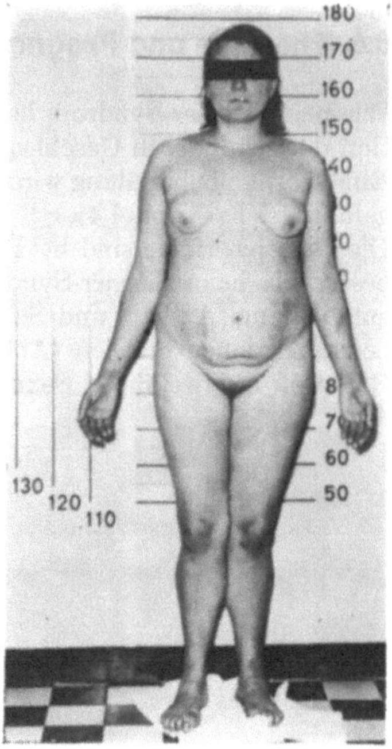

6c

Abb. 8–6. Reine Gonadendysgenesie. Karyotyp 46,XX. a: Patientin vor der Hormontherapie. b: Dieselbe Patientin nach Hormontherapie: Gute Mammaentwicklung. c: Histologisches Bild der rechten aplastischen Gonade ohne Keimzellen (Streak-Gonade).

ringere Reaktivität beim chromosomal bedingten Turner-Syndrom. Fertilität läßt sich bei Reiner Gonadendysgenesie nicht erreichen.

8.7. Eunuchoide Frauen, diagnostisches Vorgehen

Weiblichem Eunuchoidismus mit positivem X-Chromatin können Reine Gonadendysgenesie, abnorme Ovarialentwicklung oder hypogonadotroper Hypogonadismus zugrunde liegen. Letzterer fällt durch niedrigen Gonadotropinspiegel im Urin auf. Abnorme Ovarialentwicklung läßt sich an Hand der weiblicheren Körperproportionen, der Mammaentwicklung sowie vorübergehend auftretender spontaner Menstruationen erkennen. Eine Laparotomie ist bei eunuchoiden Frauen mit positivem X-Chromatin und primärer Amenorrhoe nicht angezeigt, da keine Gefahr der malignen Entartung besteht. Sie sollte nur durchgeführt werden, wenn sie für die Diagnosestellung erforderlich ist oder wenn sich daraus therapeutische Konsequenzen, z. B. im Hinblick auf eine Fertilität regeben.

Bei eunuchoiden Frauen ohne X-Chromatin sind Klitorishypertrophie oder andere Virilisierungszeichen wichtige differentialdiagnostische Kriterien. Ohne Klitorishypertrophie handelt es sich meistens um eine Reine Gonadendysgenesie, bei der die Klitoris höchstens gering vergrößert ist. Deutliche Klitorishypertrophie bei eunuchoiden Frauen weist auf einen Gonadentumor oder auf testikuläres Gewebe hin. Meistens handelt es sich um eine gemischte Gonadendysgenesie oder beidseitige rudimentäre Testes. Bei Fällen von Klitorishypertrophie mit positivem X-Chromatin besteht nach Ausschluß eines Adrenogenitalen Syndroms dringender Tumorverdacht. Deshalb sollte in allen Fällen von deutlicher Klitorishypertrophie eine diagnostische Laparotomie durchgeführt werden.

Obligatorische Untersuchungen bei eunuchoiden Frauen mit primärer Amenorrhoe sind Bestimmung von X-Chromatin und Gonadotropinspiegel im 24-h-Urin.

Literatur

Boczkowski K.: Further observations on the syndrome of pure gonadal dysgenesis. Am. J. Obstet. Gynec., **106**, 1177, 1970a.

Boczkowski K.: Pure gonadal dysgenesis and ovarian dysplasia in sisters. Am. J. Obstet. Gynec., **106**, 626, 1970b.

Boczkowski K.: A comparison of XX and XY pure gonadal dysgenesis. Med. Gyn. Andr, Soc., **7**, 18, 1973.

Boczkowski K., Philip J., Teter J.: A case of gonadal dysgenesis in a patient with a 46/XY karyotype, phallic enlargement and absence of seminiferous tubules. Acta Endocrin., **47**, 491, 1964.

Boczkowski K., Teter J.: Clinical, histological and cytogenetic observations in pure gonadal dysgenesis. Acta Endocrin. **51**, 497, 1966.

Dux K., Ruszkowski M., Graczykowska S., Materlik H.: O zespole szczątkowych jajnikow. Endokryn. Pol., **3**, 283, 1952.

HARNDEN D. G., STEWART J. S. S.: The chromosomes in a case of pure gonadal dysgenesis. Brit. Med. J., **2**, 1285, 1959.

HOFFENBERG R., JACKSON W. P. U.: Sex chromatin and intersex. J. clin. Endocr.: **17**, 454, 1957.

SIMPSON J. L., BLAGOWIDOW N., MARTIN A. O.: XY gonadal dysgenesis: genetic heterogeneity based upon clinical observations. H-Y antigen status and segregation analysis. Hum. Genet. **58**, 91, 1981.

SIMPSON J. L., CHRISTAKOS A. C., HORWITH M., SILVERMAN F. S.: Gonadal dysgenesis in individuals with apparently normal chromosomal complements: Tabulation of cases and compilation of genetic data. Birth Defects, Orig. Artic. Ser. 7/6/, 215, 1971.

STEWART J. S.: Gonadal dysgenesis: the genetic significance of unusual variants. Acta endocrin. **33**, 89, 1960.

SWYER G. J. M.: Male pseudohermaphroditism: a hitherto undescribed form. Brit. med. J. **2**, 709, 1955.

WACHTEL S. S.: H-Y Antigen and the Biology of Sex Determination. Grune and Stratton, New York, London, 1983.

9. Syndrom der Nichtansprechbarkeit auf Androgene — Testikuläre Feminisierung

Das somatische Geschlecht aller Individuen mit diesem Syndrom (SNA) — früher Testikuläre Feminisierung — ist weiblich. Der Körperbau ist vollkommen feminin mit gut entwickelten Mammae (Abb. 9–1) und weiblichem äußerem Genitale. Die normalgroßen Testes liegen gewöhnlich in der Bauchhöhle.

9.1. Pathogenese

Josts Experimente haben die Bedeutung der fetalen Hoden für die Ausbildung der inneren und äußeren männlichen Sexualorgane gezeigt. Zwei Substanzen spielen dabei eine Rolle: Ein Androgen und der nach Jost (1970) gegen die sich aus den Müllerschen Gängen entwickelnden Strukturen gerichtete sogenannte Ovidukt-suppressor. Androgene wirken auch auf entfernte Gewebe, der Anti-Müller-Faktor wirkt lokal.
Neumann und Elger (1969) bestätigten die Untersuchungen von Jost (1970), indem sie durch antiandrogene Arzneimittel die Abhängigkeit der männlichen Sexualorgandifferenzierung von Androgenen und antiandrogenunabhängigen Nichtandrogenen nachwiesen. Sie unterschieden bei der Geschlechtsentwicklung:

1. Androgenunabhängige Prozesse: Descensus testis; Regression der Müllerschen Gänge
2. Androgenabhängige Prozesse: Stabilisierung der Wolffschen Gänge (später Samenleiter); männliche Differenzierung der Urogenitalspalte (Entwicklung von Prostata und männlicher Urethra), der äußeren Sexualorgane, der Brustdrüsen (rudimentäre Entwicklung) und der Sexualzentren im Diencephalon (azyklische Hypophysenfunktion und männlicher Verhaltenstyp).

Das Bild der SNA entspricht einem Zustand, bei dem eine Androgenreaktivität ausbleibt. Deshalb entwickelt sich ein weibliches äußeres Genitale, wobei aber unter dem Einfluß des im Hoden produzierten Oviduktsuppressors die Müllerschen Gänge degenerieren.

Dem SNA liegt ein Rezeptordefekt für Testosteron oder eines seiner Metabolite zugrunde. Es werden also Androgene in ausreichendem Maße synthetisiert, sie kommen aber infolge einer Resistenz der Erfolgsorgane nicht zur Wirkung. In einem Teil der Fälle besteht ein Defekt des zytoplasmatischen Rezeptorproteins, das das Androgen zum Kern weiterleitet; in anderen Fällen kommt es trotz intakten zytoplasmatischen Rezeptors nicht zur Reaktion im Zellkern (MIGEON u. Mitarb. 1981). Da die Hoden Hauptquelle und zugleich Angriffspunkt der Androgene sind, bleiben sie infolge ihrer Androgenresistenz infantil (BOCZKOWSKI 1971). Der HY-Spiegel ist erwartungsgemäß normal.

9.2. Klinische Symptomatik

1948 beschrieben GOLDBERG und MAXWELL einen „ungewöhnlichen" Fall von Pseudohermaphroditismus masculinus und zitierten 7 weitere Fälle mit entsprechenden klinischen Symptomen, d. h. weiblichem Phänotyp trotz vorhandener Testes. WACHSTEIN und SCORZA publizierten 1951 einen ähnlichen Fall und erwähnten 20 weitere Beispiele aus der Literatur.

1953 bezeichnete MORRIS dieses Syndrom als Testikuläre Feminisierung bei männlichen Pseudohermaphroditen. Er stellte sieben charakteristische Merkmale zusammen: 1. weiblicher Habitus mit normalem Fettverteilungstyp; in einigen Fällen eunuchoide Tendenzen mit langen Extremitäten, großen Händen und Füßen; 2. normale weibliche Brust, oft überdurchschnittlich entwickelt, z. T. mit infantilen Brustwarzen; 3. fehlende oder rarifizierte Axillar- und Schambehaarung (Abb. 9–1 und 9–2), Kopfbehaarung wie bei normalen Frauen, ohne Schläfenglatze; 4. äußere Sexualorgane weiblich, eventuell Hypoplasie der Schamlippen, vorwiegend der kleinen Labien, Klitoris normal oder klein, blind endende Vagina, gewöhnlich zum Koitus ausreichend; 5. Fehlen innerer Sexualorgane mit Ausnahme eines rudimentären Uterus, selten Tuben oder Samenstränge; Testes in der Bauchhöhle oder im Inguinalkanal; 6. die Testes bestehen hauptsächlich aus Tubuli contorti ohne Spermiogenese, meistens mit deutlich vermehrten Interstitialzellen, das histologische Bild entspricht dem bei retendierten Hoden. Häufig Adenome der Tubuli contorti; Bindegewebshypertrophie; 7. testikuläre Östrogen- und Androgensekretion, teilweise erhöhter Gonadotropinspiegel.

Untersuchungen von X-Chromatin und Karyotyp erbrachten

später weitere Kriterien des Syndroms: kein X-Chromatin und normaler männlicher Karyotyp 46,XY.
Bereits in seiner ersten Arbeit 1953 wies MORRIS auf das familiäre Auftreten des Syndroms hin. Es wird autosomal dominant, auf das männliche Geschlecht beschränkt, oder X-chromosomal rezessiv vererbt.
Außer der Bezeichnung Testikuläre Feminisierung durch MORRIS gab es noch andere Nomenklaturvorschläge, die das klinische Bild und die Ätiopathogenese umschreiben sollten: „Hairless women mit Testes" oder „Familiärer angeborener männlicher Hermaphroditismus mit vollständiger Feminisierung" usw.
Vor der Pubertät fallen die Mädchen selten auf. Ein Verdacht besteht nur in Familien, in denen bereits ein bekannter Fall existiert. Die Sicherung eines männlichen Karyotyps bei Mädchen reicht für die Diagnose nicht aus, da sich nicht voraussehen läßt, ob eine Entwicklung der Mammae und der Axillar- und Schambehaarung während der Pubertät einsetzt.
Alle im Institut für klinische Endokrinologie der Medizinischen Akademie in Warschau untersuchten Fälle hatten einen weiblichen Körperbau und gute Brustentwicklung. In fast allen Fällen war allerdings die Spannweite der Arme größer als die Körperhöhe (bis zu 10 cm), es lagen also eunuchoide Körperproportionen vor. Diese Beobachtung steht nicht im Gegensatz zum oft betonten normalen weiblichen Körperbau der Patientinnen. In allen Fällen waren die kleinen Labien hypoplastisch. Die meistens vorhandenen Pickschen Adenome stellen keine Indikation zur Gonadenextirpation während der Kindheit dar, es handelt sich um gutartige Veränderungen. Bei keiner unserer Patientinnen kam es zur malignen Entartung, und deshalb halte ich die Gefahr eines Gonadentumors vor dem 25.—30. Lebensjahr nicht für so groß wie von einigen Autoren angenommen wird.

9.3. Klassifikation und Häufigkeit

1953 analysierte MORRIS 82 Fälle mit dem SNA, 1963 erwähnte er zusammen mit MAHESH weitere 102, und MAHESH beschrieb 1969 nochmals 20. Sie bezogen nur Patientinnen ein, bei denen die Diagnose durch eine histologische Untersuchung der Gonaden feststand. Es handelte sich um Patientinnen im Pubertätsalter mit erkennbaren sekundären Geschlechtsmerkmalen.
Die histologische Untersuchung der Gonaden erscheint gegenwärtig zur Diagnosestellung „Testikuläre Feminisierung" nicht

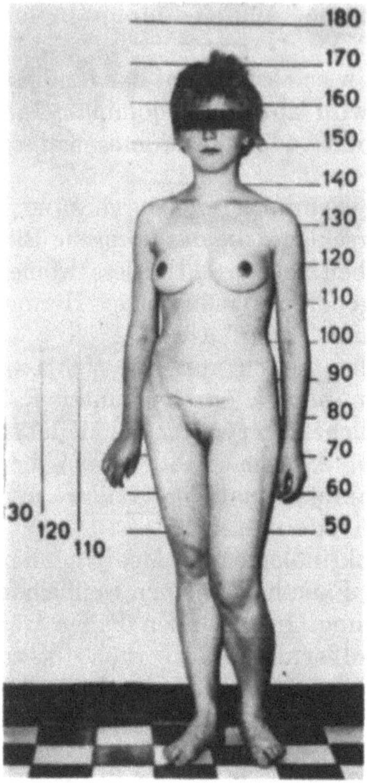

1a

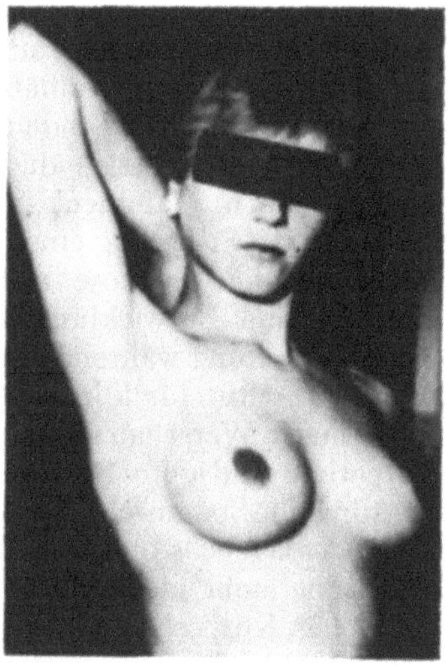

1b

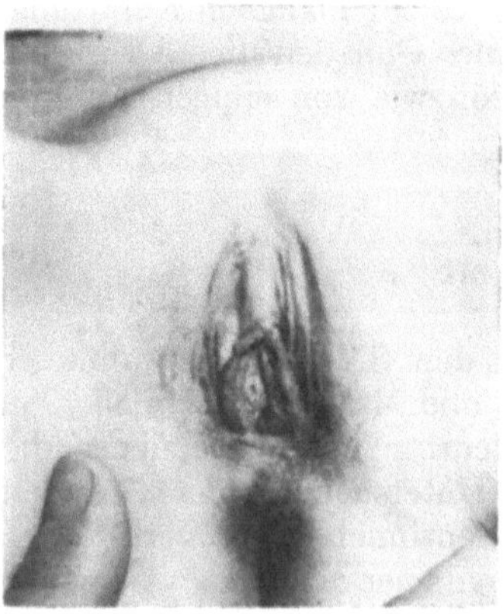

1c

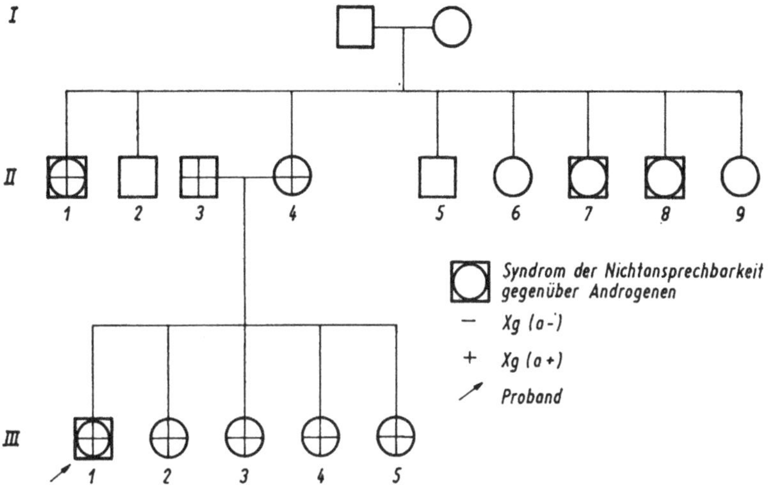

1d

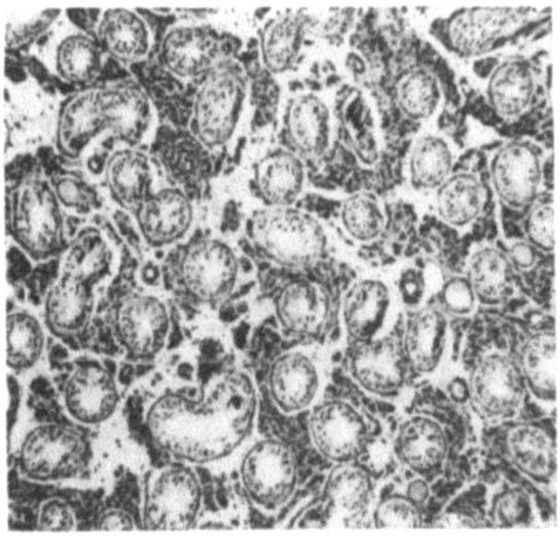

1e

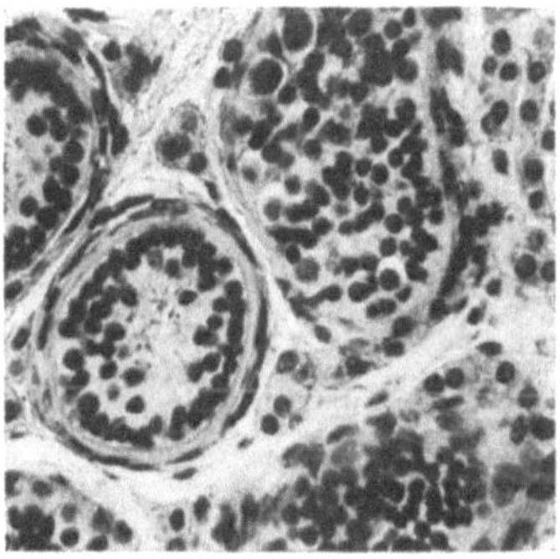

1f

Abb. 9–1. Syndrom der Nichtansprechbarkeit auf Androgene (SNA). a: 18jährige Patientin. Karyotyp 46,XY. b: Keine Axillarbehaarung. c: Weibliches äußeres Genitale ohne Schambehaarung d: Sippentafel: Vier Fälle von Testikulärer Feminisierung II/1, II/7, II/8 und III/1. e: Histologisches Bild der Hoden mit kleinen infantilen Tubuli. f: Stärkere Vergrößerung: geringe Wandverdickung der Tubuli und vereinzelt Keimzellen (Vergr. 1 : 800).

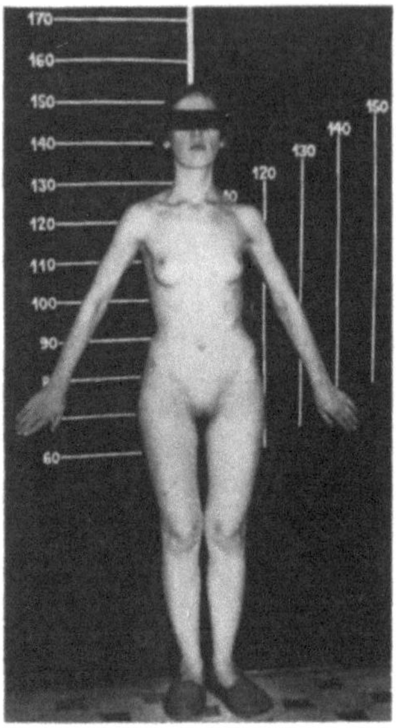

2a

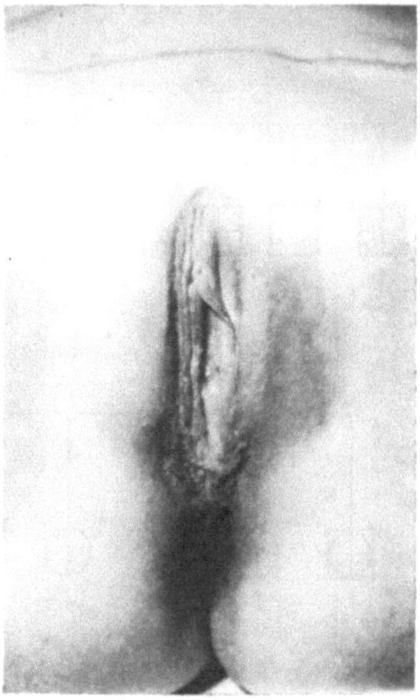

2b

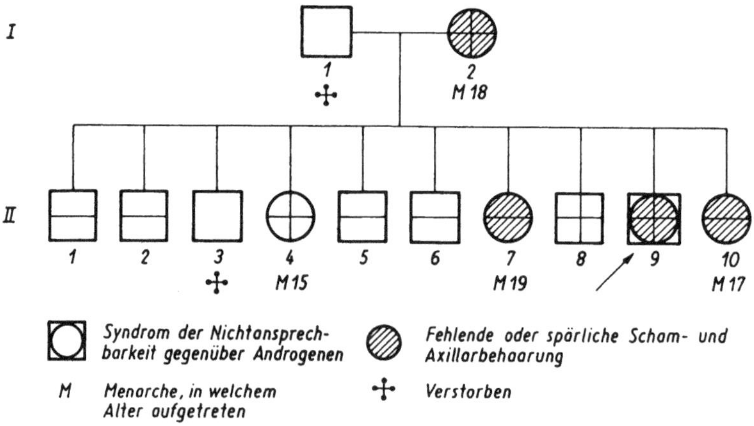

2c

Abb. 9–2. Syndrom der Nichtansprechbarkeit auf Androgene (SNA). Karyotyp 46,XY a: Patientin, b: Weibliches äußeres Genitale ohne Schambehaarung. c: Sippentafel. —: Xg (a—). +: Xg (a+).

notwendig. Der weibliche Aspekt, gute Mammaentwicklung, weibliches äußeres Genitale und blind endende Vagina reichen bei negativem X-Chromatin-Befund und männlichem Karyotyp 46,XY zur Sicherung der Diagnose „Testikuläre Feminisierung" aus.

Obwohl es formal zum Hermaphroditismus masculinus rechnet, gilt das SNA aus folgenden Gründen als selbständiges klinisches Syndrom:

1. Totale Androgenresistenz als pathogenetischer Mechanismus des Syndroms
2. Hinsichtlich der Diagnose, des klinischen Herangehens und der Prognose unterscheidet sich die Testikuläre Feminisierung vom Hermaphroditismus masculinus, sie bildet eine genau abgrenzbare Gruppe, die klinisch zu diagnostizieren ist.
3. Aus psychologischen Gründen ist es nicht sinnvoll, Frauen mit Testikulärer Feminisierung als männliche Hermaphroditen abzustempeln. In ihrer Umgebung besteht gewöhnlich kein Zweifel bezüglich ihres weiblichen Geschlechts, und da sie sich in jeder Hinsicht voll mit dem weiblichen Geschlecht identifizieren, besitzen sie Voraussetzungen für ein normales Eheleben als Frauen.

Die Häufigkeit des SNA läßt sich schwer feststellen. Leichter ist es, die Frequenz unter Fällen mit primärer Amenorrhoe einzuschätzen. Aus dem Patientenmaterial des Instituts für klinische Endokrinologie der Medizinischen Akademie in Warschau ergibt sich für das SNA eine Häufigkeit von 5% unter Frauen mit primärer Amenorrhoe.

Man hat versucht, die Häufigkeit des SNA an Hand der Häufigkeit von Leistenhernien bei Mädchen festzustellen. Dabei ergab sich ein Fall pro 62400 Männer. PRADER (1957) schätzte die Frequenz auf 1:20000 Männer ein. HAUSER (1963) auf mindestens zehnmal höher. Die Schätzung der Häufigkeit des Syndroms an Hand des Auftretens von Leistenhernien bei Mädchen erscheint nicht sinnvoll, da Leistenhernien nicht in allen Fällen von SNA auftreten bzw. auch bei anderen Formen von Hermaphroditismus masculinus vorkommen.

SNA mit Schambehaarung: Vereinzelt findet man atypische Fälle von Testikulärer Feminisierung mit Schambehaarung. Das äußere Genitale dieser Patientinnen ist vollkommen weiblich (BOCZKOWSKI 1971) (Abb. 9-3, 4). Nicht zum SNA gehören dagegen

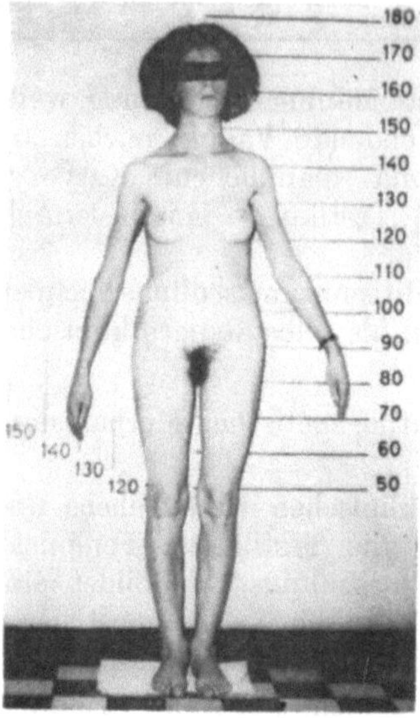

3a

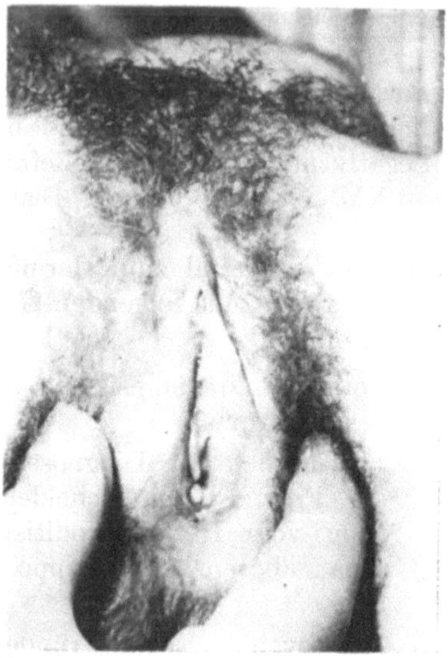

3b

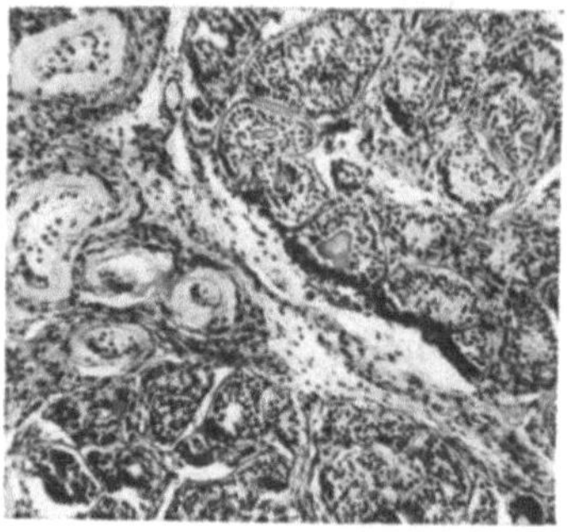

3c

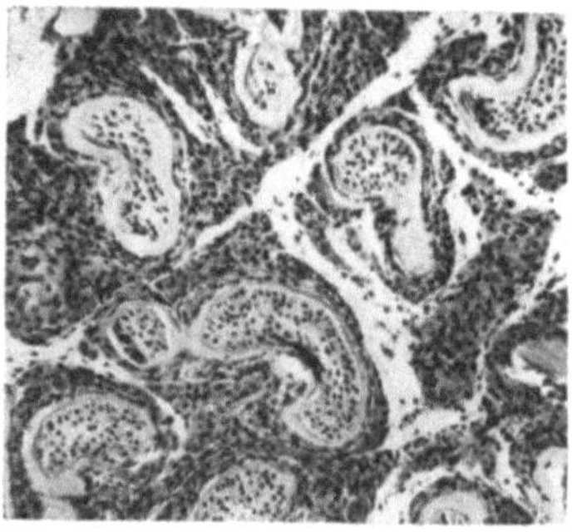

3d

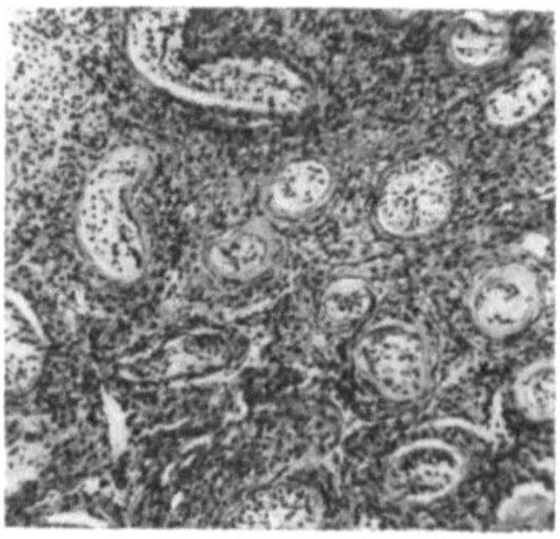

3e

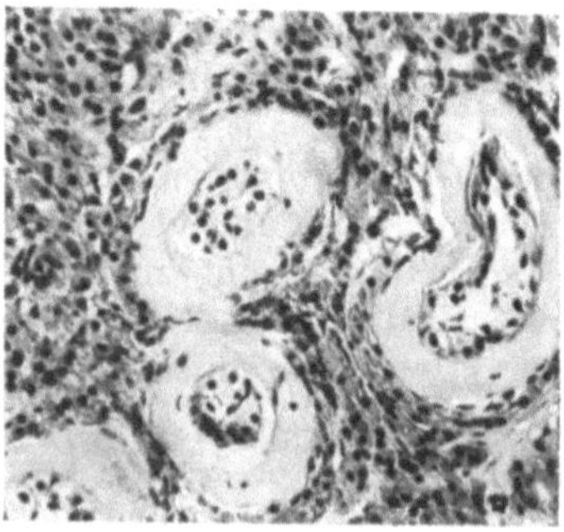

3f

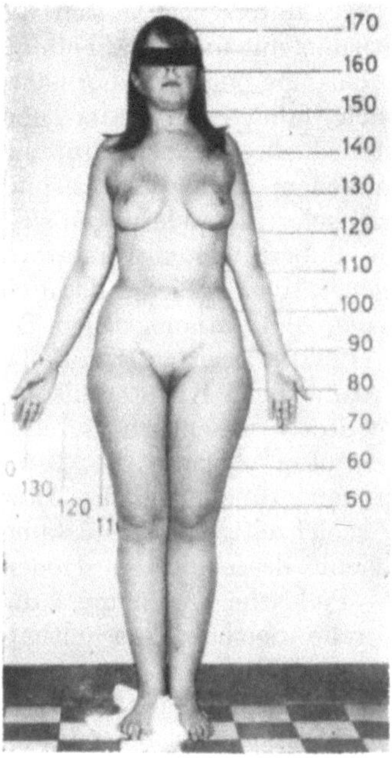

4a

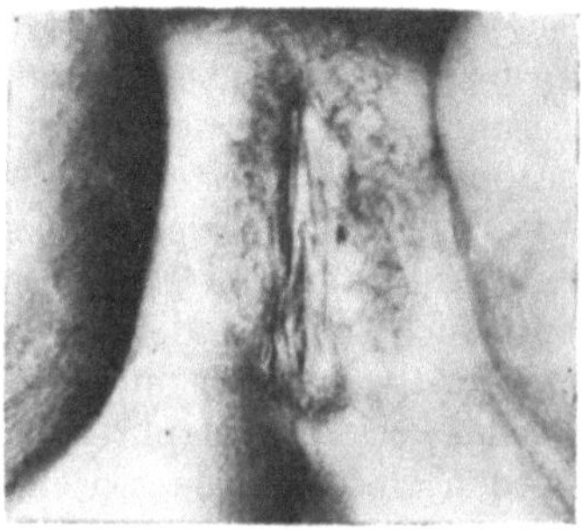

4b

Abb. 9–4. a: Patientin mit SNA. Karyotyp 46,XY. b: Weibliches äußeres Genitale mit Schambehaarung.

Fälle mit zwittrigen äußeren Sexualorganen mit oder ohne Mammaentwicklung. Hier handelt es sich um typischen Hermaphroditismus.

9.4. Hodenhistologie

Das histologische Bild der Hoden bei Mädchen mit dem SNA beschreibt Morris (1953) als ähnlich dem nicht deszendierter Testes. Später stellen sich jedoch deutliche morphologische Charakteristika für das SNA heraus.

Abb. 9–3. a: 15jährige Patientin mit dem Syndrom der Nichtansprechbarkeit gegenüber Androgenen (SNA). Karyotyp 46,XY. Schambehaarung vorhanden. b: Weibliches äußeres Genitale mit Schambehaarung. c, d, e und f: Untypisches histologisches Bild beim SNA; deutliche Wandverdickung der Tubuli. Sichtbare Kalkablagerungen.

Auch nach Bergada u. Mitarb. (1962) unterscheiden sich die Testes bei männlichem Hermaphroditismus mit und ohne Feminisierung nicht von denen bei Kryptorchismus oder von normalen präpubertalen Testes. Wahrscheinlich fanden Bergada und Mitarbeiter (1962) deshalb keine Unterschiede, weil sie größtenteils Säuglinge und Kinder mit männlichem Hermaphroditismus untersuchten, bei denen charakteristische Veränderungen der Pubertätszeit noch ausstanden. Im Pubertätsalter verstärken sich bei Pseudohermaphroditen die degenerativen Prozesse, dadurch werden Unterschiede zwischen normalen und pathologischen Te stes sichtbar. Morris und Mahesh (1963) wiesen z. B. auf die Verschiedenheit der Testes beim SNA und beim Kryptorchismus hin. Beim SNA sind die Tubuli contorti wesentlich unreifer als das Alter der Patienten vermuten ließe (Abb. 9-5). Retentierte Testes dagegen zeigen mit zunehmendem Alter einen höheren Reifegrad unter gleichzeitiger Verstärkung degenerativer Prozesse. Wie in nicht deszendierten Hoden findet man häufiger sogenannte Pick'sche Adenome, die aber beim Kryptorchismus relativ reife Sertoli-Zellen enthalten.

Charakteristisch für das SNA ist der regionale Ersatz der Leydig-Zellen durch kollagenes Interstitialgewebe. An bestimmten Stellen, insbesondere im Hilusgebiet und in der Nähe der mesogonadalen Nerven, findet man dagegen häufiger Leydig-Zellen. Bei Kryptorchismus sind diese durchgehend leicht vermehrt (Boczkowski 1974).

Gordon u. Mitarb. (1964) führten das unreife Aussehen der Testes beim SNA an Hand elektronenmikroskopischer Untersuchungen auf den fetalen Aspekt der Sertoli-Zellen und fehlende Spermiogenese zurück.

In einigen Fällen von SNA findet man im Gegensatz zum Kryptorchismus im Hilusgebiet differenziertes Bindegewebe, das an das Stützgewebe von Ovarien erinnert. Das kann irrtümlich zur Diagnose Ovotestis führen, obwohl natürlich kein echtes ovarielles Gewebe vorliegt.

Das SNA mit Schambehaarung zeigt histologisch folgende Besonderheiten: 1. deutliche regionale Hypertrophie des Interstitiums in Gebieten mit ausschließlich Interstitialzellen, 2. größere Tubuli contorti als beim normalen SNA, 3. Verdickung und Degeneration der Tubulus-Wände, 4. degenerative Veränderungen der Sertoli-Zellen.

Während das erste der genannten Merkmale auch (wenn auch weniger ausgeprägt) in typischen Fällen des SNA auftreten kann,

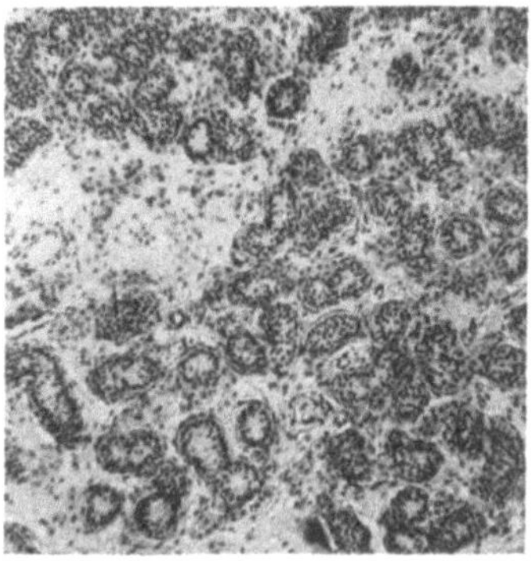

5a

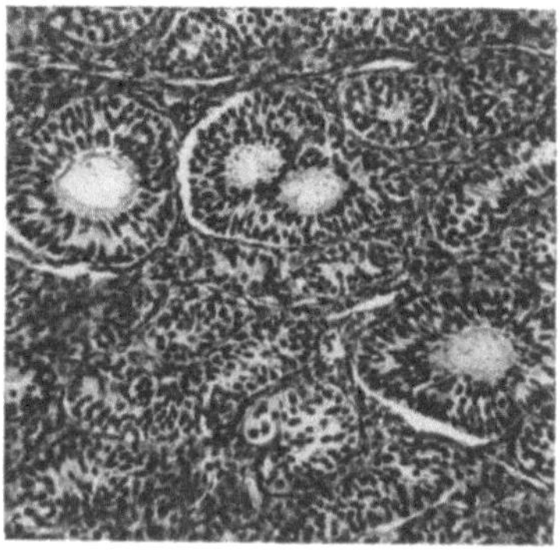

5b

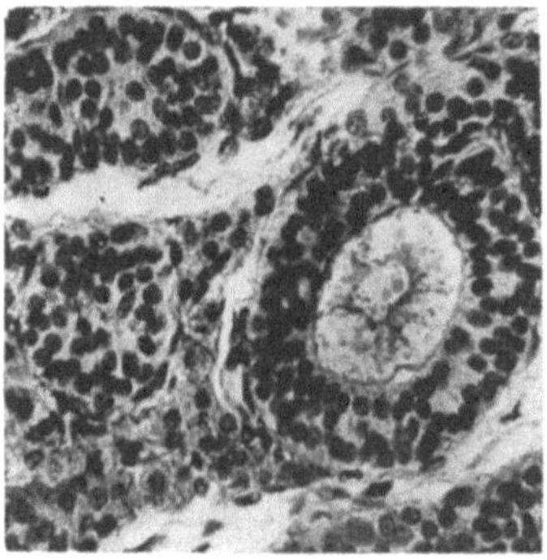

5c

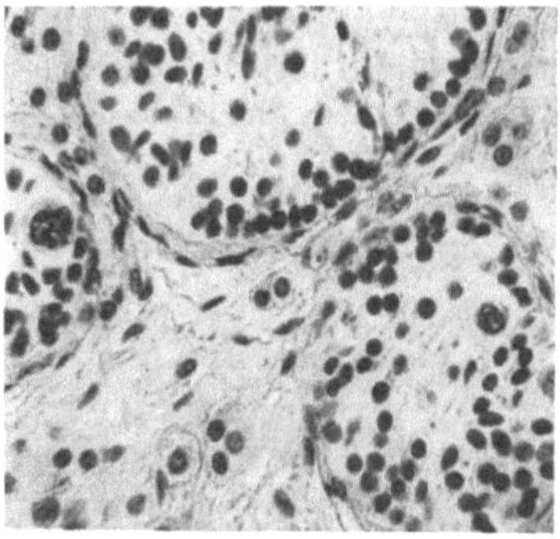

5d

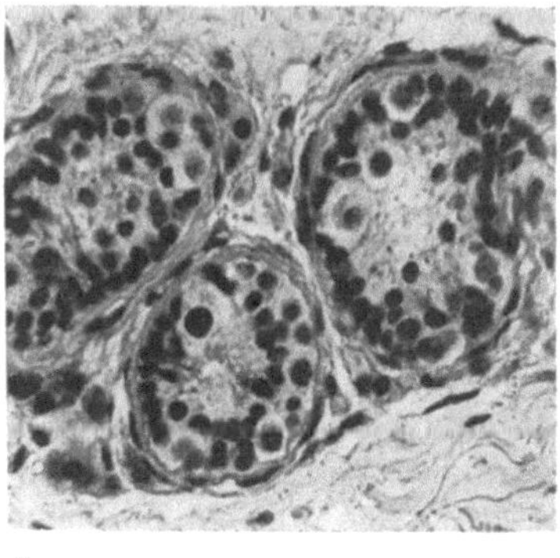

5e

Abb. 9–5. Histologisches Bild der Hoden beim SNA. a: Kleine Tubuli mit verdickten Wänden, von unreifen Leydig-Zellen umgeben (Vergr. 1:120). b und c: Intratubuläre Körper (Vergr. 1:400, 1:400). d und e: Vereinzelte Keimzellen (Vergr. 1:800).

sind die drei übrigen spezifisch. Bei typischem SNA findet man kleine Tubuli contorti mit unverdickter Wand und mit undifferenzierten, infantilen Sertoli-Zellen. In Fällen mit Schambehaarung dagegen zeigen sich deutliche degenerative Veränderungen sowohl in den Tubuluswänden als auch in den Sertoli-Zellen, die allerdings noch nicht den Grad erreichen wie beim männlichen Hermaphroditismus mit zwittrigen äußeren Sexualorganen (Boczkowski 1971, 1974).

9.5. Neoplasmen

Über die Häufigkeit von Neoplasmen bei SNA bestanden unterschiedliche Meinungen. Die von Morris (1958) angegebene Zahl erscheint mit 9% etwas zu groß, wahrscheinlich werden 5% nicht überschritten. Dazu zählen nicht die Pick'schen Adenome, die in fast allen Fällen von SNA auftreten. Genauer wird dieses Problem am Ende des 16. Kapitels (s. d.) besprochen.

9.6. Biochemische Befunde

9.6.1. Hormone im Urin

Über den 17-Ketosteroidspiegel im Urin gibt es verschiedene Angaben. Es wird sowohl über erhöhte als auch über für das männliche oder für das weibliche Geschlecht normale Werte berichtet.

Der Östrogenspiegel liegt meistens niedriger als bei normalen Frauen mit Ovulation, aber höher als bei Männern. Nach Philip u. Sele (1965) entspricht er dem normaler Frauen. Die Gonadotropinwerte sind beim SNA normal oder erhöht (Simmer u. Mitarb. 1965).

9.6.2. Hormone im Serum und ihre Metabolite im Urin

French u. Mitarb. (1966) fanden bei zwei Patientinnen mit dem SNA im Serum und im Urin einen normal männlichen Testosteronspiegel. Die Eliminationsrate von ^{14}C-Testosteron aus dem Serum entspricht ebenfalls der normaler Männer. Die Testosteronabbauprodukte im Urin verhielten sich wie bei normalen Frauen. Der Östradiolspiegel lag im Serum im Normbereich für

Frauen, der Östrogenspiegel im Urin zwischen dem für Männer und dem für Frauen (MIGEON et al. 1981). Eine Metabolisierung von Testosteron in Östrogene in vivo war nicht erkennbar.
MAHESH (1969) beschreibt bei zwei von fünf Patientinnen mit dem SNA einen normal männlichen und bei drei einen erhöhten Dehydroepiandrosteronspiegel. Die Androsteronwerte entsprachen in allen Fällen denen normaler Männer. Das Testosteron verhielt sich in einem Falle wie bei Frauen und zweimal wie bei Männern. PION u. Mitarb. (1965) fanden bei fünf Patientinnen mit SNA der Norm für Männer entsprechende Dehydroepiandrosteron- und Androsteronspiegel. Der Testosteronwert im Serum lag in drei Fällen im normal weiblichen Bereich, in einem Fall darüber. Nach Gonadotropingabe stieg der Testosteronspiegel im Blut beträchtlich an. Die Gonaden von Patientinnen mit SNA sind also unter physiologischen Bedingungen in der Lage, große Mengen von Androgenen auszuschütten. Das erklärt auch die normalen und erhöhten Testosteron- und Dihydrotestosteronwerte im Blut bei den Patientinnen (GOODMAN 1979, TREMBLAY u. Mitarb. 1972).

9.6.3. Hormone in den Hodenabflußvenen

PION u. Mitarb. (1965) fanden bei der Untersuchung von fünf Patientinnen mit SNA im Blut aus den Abflußvenen der Hoden einen mindestens 10fach höheren Östradiol- und Östrolwert als in dem aus peripheren Venen. Der Androgenspiegel lag ebenfalls um ein Vielfaches höher als im peripheren Blut. MAHESH (1969) stellte in den Abflußvenen außerdem einen deutlich erhöhten Dehydroepiandrosteronspiegel fest.
Nach FRENCH u. Mitarb. (1965) ist das 17β-Östradiol in den testikulären Abflußvenen um das 10fache gegenüber dem im peripheren Blut vermehrt. Das Gesamtöstrogen entspricht dem von Frauen während der Ovulation. Es gibt allerdings Unterschiede in den Fraktionen. Bei ovulierenden Frauen bildet Östradiol den Hauptanteil, bei vier von fünf untersuchten Patientinnen mit dem SNA steht Östron im Vordergrund auf Kosten von Östradiol (PION u. Mitarb. 1965).
In einem Fall fand MAHESH (1968) kein Testosteron in den Abflußvenen der Hoden, dafür aber Dehydroepiandrosteron und Androstendion. Dieser Befund sowie ein niedriger Testosteron-

spiegel im Serum und das Verhalten verschiedener Testosteronvorstufen in Hodenschnitten in vitro weisen auf Unterschiede in der Steroidsynthese histologisch ähnlicher Gonaden hin.

9.6.4. Testikuläre Steroidsynthese in vitro

Testes sind in der Lage, in vitro verschiedene Steroide aus den Vorstufen zu synthetisieren. Über Art und Menge der produzierten Hormone gibt es unterschiedliche Meinungen, die wahrscheinlich nicht nur methodisch, sondern auch durch die Verschiedenheit testikulärer Synthesewege bedingt sind.
Bei Inkubation von Hodenschnitten von zwei Fällen mit dem SNA zeigte sich deutlich eine Testosteronsynthese aus Androstendion, aber sehr schwach aus anderen Vorstufen. Östron und Östradiol entstanden nur aus Androstendion. In mit ^{14}C-Androstendion inkubierten Schnitten fanden Pion u. Mitarb. (1965) lediglich eine Testosteron- aber keine Östrogensynthese.

9.7. Genetische Befunde

9.7.1. Zytogenetik

Unter über 100 zytogenetisch untersuchten Fällen von SNA fanden sich nur wenige mit Chromosomenaberrationen. Es handelte sich u. a. um die Mosaike: 45,X/46,XY/46,XX; 46,XY/47,XYY/47,XXY; 45,X/46,XY/47,XXY.
Chromosomenaberrationen gehören also nicht zum SNA, zumindest kommen sie nicht als ätiologischer Faktor in Frage.

9.7.2. Genkopplung beim SNA

1963 wies Morris auf die Familiarität des Syndroms hin. Es wird von normalen Frauen auf einen Teil ihrer Söhne übertragen und autosomal dominant mit geschlechtsunterschiedlicher Manifestation oder X-chromosomal rezessiv vererbt. Anhand der Stammbaumanalyse läßt sich keine der beiden Möglichkeiten ausschließen, weil die Betroffenen infertil sind (Abb. 9–6).
Die Frage, ob das SNA-Gen auf dem X-Chromosom oder einem Autosom liegt, kann aber mit Hilfe von anderen Merkmalen, die nachweislich auf einem Autosom oder dem X-Chromosom

liegen, geklärt werden. Von mehr als 100 Merkmalen mit sicherer X-chromosomaler Vererbung lassen sich wegen der erforderlichen Häufigkeit für eine gezielte Kopplungsuntersuchung nur zwei, die Blutgruppe Xg und Farbenblindheit, verwenden.

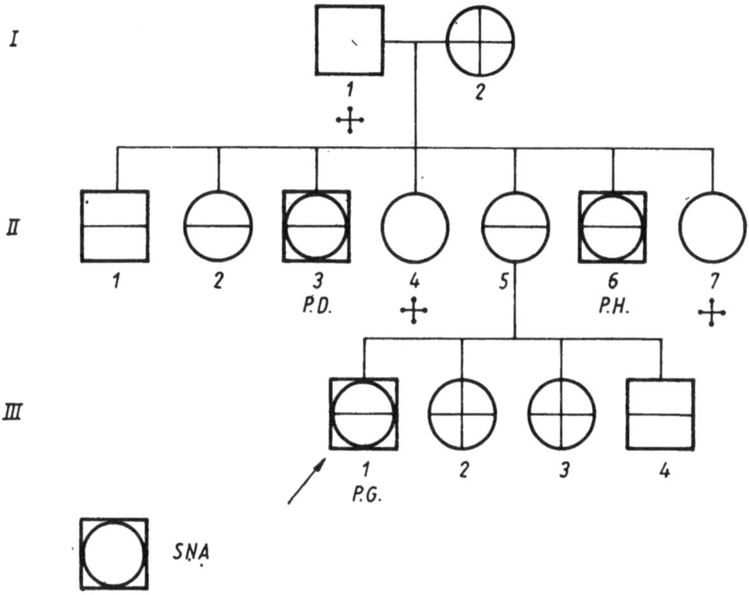

Abb. 9–6. Sippentafel mit drei Fällen von SNA. — : Xg (a —), + : Xg (a +).

Publiziert wurden Untersuchungen mit der Blutgruppe Xg in über 10 Familien mit dem SNA. Es konnte keine Kopplung zwischen dem SNA- und dem Xg-Locus gefunden werden. Auch hinsichtlich der Farbenblindheit gab es keine Anhaltspunkte.

Obwohl also keine Kopplung mit diesen beiden Loci nachgewiesen wurde, läßt sich ein X-chromosomaler Locus für das SNA nicht ausschließen, da eine Kopplungsgruppe nur einen Bruchteil der Länge des X-Chromosoms ausmacht und die Mehrzahl seiner Gene nicht mit dem für Xg oder Farbenblindheit gekoppelt ist. Kopplungen zwischen dem SNA-Gen und den autosomalen Genen für die Blutgruppensysteme AB0, MNSs, Rh, Kell und Duffy konnten ausgeschlossen werden (Boczkowski 1968).

Lyon und Hawkes (1970) entdeckten bei der Maus einen Stamm mit Individuen, die vergleichbare Symptome der testikulären

Feminisierung des Menschen aufwiesen. Für diese Mutation bei der Maus ließ sich eine X-chromosomale Lokalisation nachweisen. Da sich das X-Chromosom bei den Wirbeltieren als sehr konservativ erwiesen hat und sich vor allem innerhalb der Säugetierreihe X-chromosomale Loci kaum verändern, kann man in Analogie zur Maus auch für den Menschen einen X-chromosomalen Locus der SNA annehmen. Neuerdings gibt es Anhaltspunkte für die Lokalisation des HY-Rezeptor-Gens in der Zentromerregion des menschlichen X-Chromosoms.

9.7.3. Geschlechtsverhältnis

In betroffenen Familien scheint die Anzahl der Patienten mit dem SNA die der normalen Männer zu übertreffen (Petterson u. Bonnier 1937, Taillard u. Prader 1957). Lenz (1959) führte diese Feststellung jedoch auf die Art der Erfassung zurück, die ausschließlich Familien mit familiärem Vorkommen des Syndroms einbezog. Wenn man aus dem von Boczkowski 1968 vorgestellten Material nur die beiden Familien mit familiärem SNA auswählt, ergibt sich für Betroffene (nach Ausschluß der Probanden) ebenfalls eine größere Zahl als für normale Männer. Das Verhältnis zwischen beiden Gruppen beträgt 5:4. Analysiert man aber alle elf Familien, liegt mit einem Verhältnis von 5:15 der Anteil der Patienten deutlich niedriger als der normaler Männer (nach Ausschluß der Probanden).
Das Verhältnis der Anzahl der Frauen (also genotypisch weiblicher Individuen) zu der Gesamtzahl der normalen Männer und der Fälle mit SNA (also genotypisch männlicher Individuen) beträgt 22:22, was mit dem theoretischen Geschlechtsverhältnis von 1:1 übereinstimmt. Das spricht selbst ohne zytogenetische Untersuchung für ein genetisch männliches Geschlecht der Individuen mit dem SNA. Würde man die Fälle mit SNA zu den genetisch weiblichen Individuen zählen, dann würde das Geschlechtsverhältnis erheblich von dem theoretisch zu erwartenden Wert 1:1 abweichen.

9.8. Axillar- und Schambehaarung

Drei von Boczkowski (1971) beschriebene Fälle mit dem SNA wiesen Schambehaarung, jedoch keine Axillarbehaarung auf. Es sind auch andere Fälle mit guter Mammaentwicklung,

weiblichem äußerem Genitale und mit Schambehaarung publiziert worden (Jones u. Scott 1971).
Wie aus eigenen Beobachtungen und der Literatur hervorgeht, gibt es solche Fälle mit Schambehaarung und etwas vom typischen Bild des SNA abweichender Hodenhistologie (siehe Abb. 9–3, 4). In klinischer Hinsicht und im Therapieergebnis unterscheiden sie sich aber nicht von den anderen Fällen. Es ist dagegen unzweckmäßig, im Rahmen des SNA eine Form mit partieller Nichtansprechbarkeit auf Androgene abzugrenzen, da diese zum männlichen Hermaphroditismus gerechnet werden muß. Mit hohen Androgendosen erreicht man kein deutliches Wachstum der Axillar- und Schambehaarung, es kommt auch nicht zur Klitorishypertrophie (Morris u. Mahesh 1963, Wilkins 1957, Boczkowski 1971). In einigen Fällen gaben wir (Boczkowski 1971) 50—100 mg Östrogene monatlich, teilweise mit Progesteron kombiniert (30 mg monatlich) über ein Jahr und länger. Mit einem derartigen Regime läßt sich bei Reiner Gonadendysgenesie mit männlichem oder weiblichem Karyotyp sowie bei Ovarialdysplasie immer eine gute Axillar- und Schambehaarung erzielen, nicht aber beim SNA.

9.9. SNA bei männlichem und weiblichem Genotyp

Fehlende oder schwache Scham- und Axillarbehaarung bei normalen Frauen aus Familien mit Fällen mit dem SNA wurde wiederholt beschrieben (Gayral u. Mitarb. 1960, Kjessler 1959, Mishell 1938, Pion u. Mitarb. 1965, Scharplatz 1958, Schultze 1930, Spurny u. Ulm 1958). Bei den Frauen aus zwei Familien trat die Menarche verspätet ein (Beatty u. Mitarb. 1953).
Im eigenen Material (Boczkowski 1968, 1974) konnte bei Frauen aus drei Familien von Patienten mit dem SNA keine oder schwache Axillar- und Schambehaarung festgestellt werden. In einer dieser Familien kam ebenfalls verspätete Menarche vor (Abb. 9–2 c).
Die rarifizierte Axillar- und Schambehaarung bei den normalen Frauen spricht für eine Heterozygotenexpression des SNA-Gens, die nicht die Androgensynthese, sondern die Androgenwirkung betrifft.
Beobachtungen von Boczkowski (1968) wurden durch die Untersuchungsergebnisse von Tettenborn u. Mitarb. (1971) bestätigt. Bei für das SNA-Gen heterozygoten weiblichen Mäusen stellten sie Unterschiede in der phänotypischen Ausprägung fest. So läßt sich also eine rarifizierte Sexualbehaarung bei einigen

heterozygoten Frauen mit der bekannten phänotypisch variablen Expressivität X-chromosomaler Gene im weiblichen Geschlecht erklären.

9.10. Differentialdiagnose

Vom Turner-Syndrom unterscheidet sich das SNA durch normalen Wuchs, weibliche Körperproportionen sowie gute Brustentwicklung, von der Reinen Gonadendysgenesie ebenfalls durch weibliche Körperproportionen und Brustentwicklung.
Der männliche Hermaphroditismus läßt sich vom SNA an Hand eines maskulinen Körperbaus, des intersexuellen äußeren Genitales mit Klitorishypertrophie sowie fehlender Brustentwicklung unterscheiden.

9.11. Therapie und Prognose

Der mit einem SNA-Fall konfrontierte Arzt muß selbst von der Weiblichkeit der Patientin fest überzeugt sein. Weder die Patientin noch sonst irgendwer aus der Familie darf über die Existenz der Testes in Kenntnis gesetzt werden, da von ihrer hormonellen Funktion kein maskulinisierender Effekt zu erwarten ist und allein der Begriff unnötige Befürchtungen hinsichtlich des weiblichen Geschlechts hervorrufen könnte. In Gegenwart der Patientin sollte auch nicht von „Testikulärer Feminisierung“ gesprochen werden. Da diese Patientinnen die Chance haben, ein erfülltes Leben als Frau zu führen, ist es besonders wichtig, daß der Arzt keine Zweifel weckt. Die SNA-Patientinnen leben meistens unauffällig wie normale Frauen. Die therapeutische Intervention beschränkt sich auf die Orchidektomie nach der Pubertät und anschließende ständige oder zyklische Östrogengaben. Lediglich bei extrem kurzer Vagina, die ein normales Geschlechtsleben verhindert, muß eine Plastik durchgeführt werden.
Die Orchidektomie sollte nach der Pubertät erfolgen, um die endokrine Wirkung der Hoden während dieser Zeit noch zu nutzen, aber auch der Gefahr maligner Entartung mit zunehmendem Alter zu entgehen. Anschließend muß eine Substitutionstherapie einer Ausfallssymptomatik zuvorkommen. Falls entsprechende Symptome, wie z. B. aufsteigende Hitze, bereits vor der Orchidektomie eintreten, sollte schon mit der Östrogentherapie be-

gonnen werden. Östrogene werden vom ersten bis zwanzigsten Tag jedes Monats gegeben, z. B. Stilbestrol 1—2,5 mg täglich. Bei schlechter Toleranz oraler Präparate verordnet man 4 × aller 5 Tage intramuskuläre Injektionen von 5 mg Östradiol. Anschließend folgt eine 10tägige Pause.

Die Prognose hinsichtlich eines erfüllten Ehelebens dieser Frauen ist günstig. Man sollte lediglich die Patientin und den prospektiven Ehemann über die Infertilität informieren.

Literatur

BEATTY D. C., CHAMP C. J., SWYER G. J. M.: Case of male pseudohermaphroditism. Brit. Med. J. **1**, 1369, 1953.

BERGADA C., CLEVELAND W. W., JONES H. W. Jr., WILKINS L.: Gonadal histology in patients with male pseudohermaphroditism and atypical gonadal dysgenesis: relation to theories of sex differentiation. Acta Endocrin. **40**, 493, 1962.

BOCZKOWSKI K.: Genetical studies in testicular feminization syndrome. J. med. Genet. **5**, 181, 1968.

BOCZKOWSKI K.: Testicular feminization syndrome without and with sexual hair. Obstet. Gynec. **38**, 719, 1971

BOCZKOWSKI K.: Gonadal morphology and non-responsiveness to androgens in the testicular feminization syndrome. In: The Endocrine Function of the Human Testis. Ed. JAMES V. H. T., SERIO M., MARTINI L., Proceeding of the Serono Foundation Symposia. Acad. Press. Inc., 2, 1974.

FRENCH F., BAGGATT B., VAN WYK JUDSON J., TALBERT L. M., HUBBARD W. R., JOHNSTON R. F., WEAVER R. P.: Testicular feminization: clinical, morphological and biochemical studies. J. Clin. Endocrin. **25**, 661, 1965.

FRENCH F. S., VAN WYK J. J., BAGGETT B., EASTERLING W. E., TALBERT L. M., JOHNSTON F. R., FORCHIELLI E., DEY A. C.: Further evidence of a target organ defect in the syndrome of testicular feminization. J. Clin. Endocrin. **26**, 493, 1966.

GAYRAL L., BARRAUD M., CARRIE J., CANDEBAT L.: Pseudo-hermaphrodisme a type de „testicule feminisant". 11 cas. Toulouse Medical, **61**, 637, 1960.

GOLDBERG M. B., MAXWELL A. F.: Male pseudohermaphroditism proved by surgical exploration and microscopic examination: case report with speculations concerning pathogenesis. J. Clin. Endocrin., **8**, 367, 1948.

GOODMAN R. M.: Genetic Disorders Among Jewish People. Johns. Hopkins University Press, Baltimore 1979.

GORDON G. B., MILLER L. R., BENSCH K. G.: Electron microscopic observations of the gonad in the testicular feminization syndrome. Lab. Invest. **13**, 152, 1964.

HAUSER G. A.: Gonadal dysgenesis. In: Intersexuality. OVERZIER C., Academic Press — London 1963.

JONES H. W. Jr., SCOTT W. W.: Hermaphroditism, Genital Anomalies and Related Endocrine Disorders. The Williams and Wilkins Company, Baltimore, 1971.

JOST A.: Hormonal factors in the sex differentiation of the mammalian fetus. Phil. Trans. Roy. Soc. Lond. B. **259**, 119, 1970.

KJESSLER A.: Über einen weiteren Fall von totaler testikulärer Feminisierung mit Stilgedrehter Hydrosalpinx. Geburtsh. Frauenheilk. **6**, 508, 1959.

LENZ W.: Genetic study of the total and partial syndrome of testicular feminization. J. Genet. Human 8, 199, 1959.

LYON M. F., HAWKES S. G.: X-linked gene for testicular feminization in the mouse. Nature, Lond., **227**, 1217, 1970.

MAHESH V. B.: Testicular feminization. In: Selected Topics on Genital Anomalies and Related Subjects. Ed. RASHAD M. N., MORTON W. R. M., CHARLES C. Thomas Publisher, Springfield, Illinois 1969.

MIGEON C. J., BROWN T. R., FICHMAN K. R.: Androgen insensitivity syndrome. In: The Intersex Child. Ed. JOSSO N., S. Karger, Basel 1981.

MISHELL D. R.: Familial intersexuality: a report of three unusual cases. Am. J. Obstet. Gynec. **35**, 960, 1938.

MORRIS J. McL: The syndrome of testicular feminization in male pseudohermaphrodites. Am. J. Obstet. Gynec. **65**, 1192, 1953.

MORRIS, J. McL., MAHESH, V. B.: Further observations on the syndrome of testicular feminization. Am. J. Obstet. Gynec. **87**, 731, 1963.

NEUMANN F., ELGER W.: Der Einfluß von Antiandrogenen auf Differenzierungsvorgänge. In: Advances in the Biosciences. 1. Schering Symposium on Endocrinology Berlin. 1967. ed. RASPE G. Pergamon Press, Oxford, Braunschweig 1969.

PETTERSSON G., BONNIER G.: Inherited sex mosaic in man. Hereditas, **23**, 49, 1937.

PHILIP J., SELE V.: Testicular feminization. Acta Endocrin. **48**, 297, 1965.

PION R. J., DIGNAM W. J., LAMB E. J., MOORE J. G., FRANKLAND M. V., SIMMER H. H.: Testicular feminization. Amer. J. Obstet. Gynec. **93**, 1067, 1965.

PRADER A.: Gonadendysgenesie und testiculäre Feminisierung. Schweiz. Med. Wschr. **87**, 278, 1957.

SCHARPLATZ A.: Intraabdominelles Seminom bei Pseudohermaphroditismus masculinus. Gynaecologia, **146**, 335, 1958.

SCHULTZE G. K. F.: Pseudohermaphroditismus masculinus externus et internus. Zbl. Gynäk. **54**, 1173, 1930.

SIMMER H. H., PION R. J., DIGNAM W. J.: Testicular Feminization. Springfield, Illinois, Charles C. Thomas, 1965.

SPURNY J., ULM R.: Testiculare Feminisierung bei Geschwistern. Wien. med. Wschr., **108**, 886, 1958.

TAILLARD W., PRADER A.: Etude genetique du syndrome de feminisation testiculaire totale et partielle. J. Genet. Hum. **6**, 13, 1957.

TETTENBORN U., DOFUKU R., OHNO S.: Noninducible phenotype exhibited by a proportion of female mice heterozygous for the X-linked testicular feminization mutation. Nature New Biol. **234**, 37, 1971.

TREMBLAY R. R., FOLEY T. P. Jr., CORVOL P., PARK I. J., KOWARSKI A., BLIZZARD R. M., JONES H. W. Jr., MIGEON C. J.: Plasma concentration of testosterone dihydrotestosterone, testosterone-oestradiol binding globulin, and pituitary gonadotrophins in the syndrome of male pseudohermaphroditism with testicular feminization. Acta Endocrin. **70**, 331, 1972.

WACHSTEIN M., SCORZA A.: Male hermaphroditism: a type showing female habitus, absence of interns and male gonads often associated with testicular tubular adenoma; report of a case and review of literature. Am. J. Clin. Path., **21**, 10, 1951.

WILKINS L.: The Diagnosis and Treatment of Endocrine Disorders in Childhood and Adolescence (ed. 2). Charles C. Thomas, Springfield, 1957.

10. Männlicher Hermaphroditismus — Pseudohermaphroditismus masculinus

Der männliche Hermaphroditismus umfaßt eine große Gruppe von Abweichungen der Geschlechtsentwicklung mit männlichen Gonaden aber verweiblichten Sexualorganen und sekundären Geschlechtsmerkmalen. Das klinische Bild männlicher Zwittrigkeit (Hermaphroditismus) ist vielfältig und reicht von Formen mit männlichen Körperproportionen aber gespaltenem Scrotum, Hypospadie und kleiner Scheidenöffnung bis zu solchen mit vollkommen weiblichem Habitus, die als Syndrom der Nichtansprechbarkeit auf Androgene (SNA) klassifiziert werden (s. vorhergehendes Kapitel). Eine Unterteilung des Hermaphroditismus auf der Grundlage der histologischen Merkmale wurde 1876 von Klebs vorgeschlagen. Er unterschied 3 Typen des Hermaphroditismus: Echter Hermaphroditismus — gleichzeitiges Vorliegen von testikulären und ovariellen Strukturen; männlicher Pseudohermaphroditismus — zwittrige Sexualorgane und Testes; weiblicher Pseudohermaphroditismus — zwittrige Sexualorgane und Ovarien. Im vorliegenden Buch verwendet der Autor anstelle des verbreiteten Begriffs Pseudohermaphroditismus masculinus den Begriff männlicher Hermaphroditismus. Diese Bezeichnung ist kürzer und das „männlich" weist deutlich daraufhin, daß es nicht um den sogenannten echten Hermaphroditismus geht, bei dem männliches und weibliches Gonadengewebe vorliegt, sondern um Fälle mit männlichen Gonaden. Gleichfalls kürzer und einfacher im Gebrauch ist die Bezeichnung weiblicher Hermaphroditismus anstatt Pseudohermaphroditismus femininus.

Der männliche Hermaphroditismus dürfte die zuerst beschriebene Form geschlechtlicher Fehlentwicklung sein. Skulpturen und Bildnisse von Hermaphroditen findet man bereits in der Kunst der Antike. Sie genossen Verehrung, da man mit dem Hermaphroditismus die höchste menschliche Vollkommenheit und eine Reihe außergewöhnlicher Fähigkeiten in Verbindung brachte, unter anderem die Kunst, die Zukunft vorauszusehen.

Als Beispiel sei der Priester Tyresias aus Homers „Odyssee" und Sophokles „König Ödipus" genannt. Die Plastiken der Herma-

phroditen waren in der Antike idealisiert, wie etwa die Darstellung eines Individuums mit idealen weiblichen Brüsten und gleichzeitig männlichen und weiblichen Sexualorganen. Auch der Mythos über die Entstehung von Hermaphroditen zeichnet ein Idealbild: Hermaphroditos, der Sohn von Hermes und Aphrodite, war der Geliebte der Nymphe Salmakis. Auf Bitten der Nymphe, die sich nicht von ihrem Geliebten trennen wollte, verbanden die Götter die beiden zu einem Geschöpf.
Aber sowohl die griechischen Mythen als auch die plastischen Darstellungen der Antike spiegelten die Wahrheit über den Hermaphroditismus nicht wider, denn der Hermaphroditismus ist keine glückliche Vereinigung männlicher und weiblicher Eigenschaften, keine harmonische Verbindung beider Geschlechter und auch nicht die Potenz zu sexueller Allseitigkeit des Menschen. Hermaphroditismus entsteht als Ergebnis einer abnormen Entwicklung in männliche und weibliche Richtung, wobei es zur Ausbildung von Eigenschaften des anderen Geschlechts kommt. Es handelt sich also um eine Zwischenstellung zwischen dem männlichen und weiblichen Geschlecht mit Hypoplasie der Sexualorgane.

10.1. Pathogenese des männlichen Hermaphroditismus

Die Pathogenese des männlichen Hermaphroditismus (MH) wird durch Hormonsynthesestörungen der fetalen Hoden bestimmt. Dabei handelt es sich aber nicht, wie ursprünglich angenommen, um den einzigen bzw. den einzig wesentlichen pathogenetischen Faktor bei der Entstehung des männlichen Hermaphroditismus. Zum Beispiel gibt es eine Nichtansprechbarkeit auf Androgene nicht nur beim SNA, sondern auch bei typischen Formen des männlichen Hermaphroditismus, indem diese eine unterschiedliche Reaktivität auf Androgene zeigen.
In den sechziger Jahren schien die Pathogenese des männlichen Hermaphroditismus bis auf kleine Reste geklärt. Man unterschied zwei wesentliche Gruppen: 1. Testikuläre Feminisierung und 2. alle übrigen Erscheinungsformen des Pseudohermaphroditismus mit zwittrigen Sexualorganen und Brustentwicklung oder mit zwittrigen bzw. weiblichen Sexualorganen, ohne Brustentwicklung. Da das Syndrom der Nichtansprechbarkeit auf Androgene klinisch und pathogenetisch gut abgrenzbar ist, wurde es zuerst abgegrenzt. Für die anderen Formen gab es unterschiedliche Klassifikationsversuche. Rosenfield u. Mitarb. (1971) z. B. untersuchten einen Fall von männlichem Hermaphroditis-

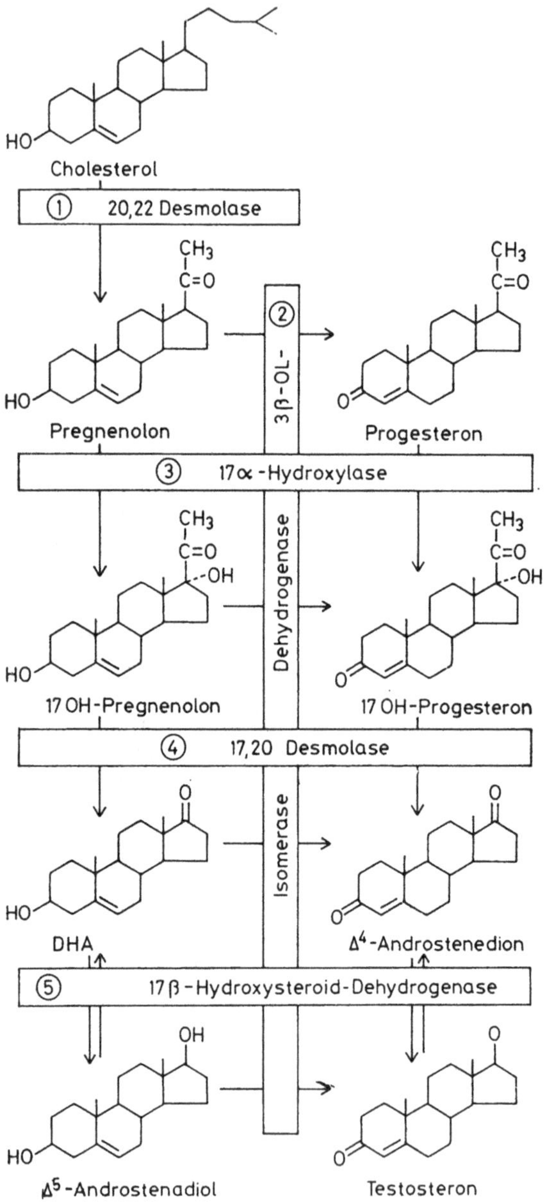
HO
Cholesterol
① 20,22 Desmolase
CH3
C=O
HO
Pregnenolon
② 3β-OL-Dehydrogenase-Isomerase
O
Progesteron
③ 17α-Hydroxylase
OH
17 OH-Pregnenolon
17 OH-Progesteron
④ 17,20 Desmolase
DHA
Δ4-Androstenedion
⑤ 17β-Hydroxysteroid-Dehydrogenase
Δ5-Androstenadiol
Testosteron

1a

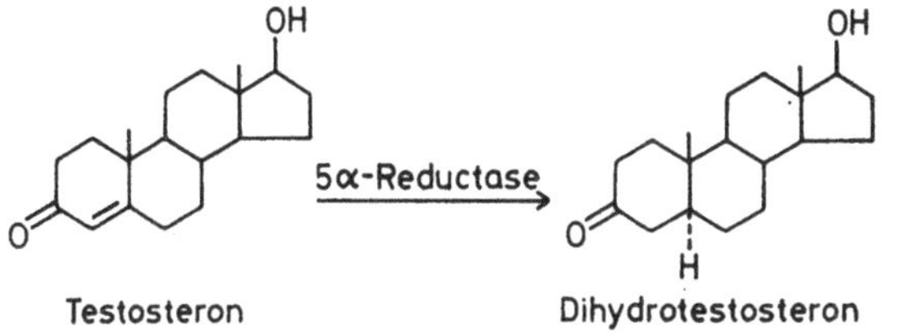

1b

Abb. 10-1. a: Testosteronbiosynthese (FOREST 1981). 1—5: Mögliche Enzymdefekte. b: Syntheseschritt vom Testosteron zum Dihydrotestosteron.

mus, den sie als „inkomplette Form des SNA" bezeichneten, weil das äußere Genitale des 13jährigen Patienten zwittrig war. Es bestand eine partielle Nichtansprechbarkeit auf Androgene. SAEZ u. Mitarb. (1971) stellten bei 10 von 24 Fällen mit männlichem Hermaphroditismus Störungen der Hodenfunktion fest. Bei 4 Patientinnen diagnostizierten sie ein SNA mit völligem Fehlen der Androgensensitivität. Bei den anderen erwiesen sich sowohl die testikuläre Androgensynthese als auch die Androgensensitivität als normal. Diese pathogenetische Heterogenität widerspricht den alten Vorstellungen von den Entstehungsmechanismen des männlichen Hermaphroditismus.

Eigene Untersuchungen über die Pathogenese des männlichen Hermaphroditismus an 7 erwachsenen Patientinnen führten zu folgenden Schlußfolgerungen:

1. Nichtansprechbarkeit gegenüber Androgenen spielt auch bei der Pathogenese des männlichen Hermaphroditismus eine Rolle. Offensichtlich besteht eine Korrelation zwischen dem Grad der Nichtansprechbarkeit und dem der Feminisierung der äußeren Sexualorgane sowie der weiblichen Brustentwicklung. Die geringste Androgenreaktivität haben Individuen mit weiblicher Brustentwicklung und starker Feminisierung der äußeren Sexualorgane. Bei hoher Androgenreaktivität ist die Virilisierung entsprechend stark.
2. Sowohl die gestörte Androgensynthese im Hoden als auch die verminderte Androgenreaktivität sind am Pathogenesemechanismus des männlichen Hermaphroditismus beteiligt. Trotzdem lassen sich nicht alle Formen des männlichen Hermaphroditismus durch diese beiden Faktoren erklären. Das liegt wahrscheinlich daran, daß wir den Defekt nur vom postnatalen Leben und nicht von der wesentlichsten Phase, der Fetalperiode, kennen.

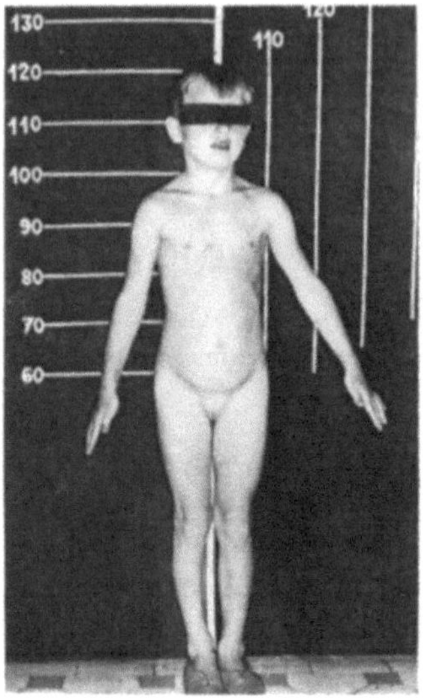

2a

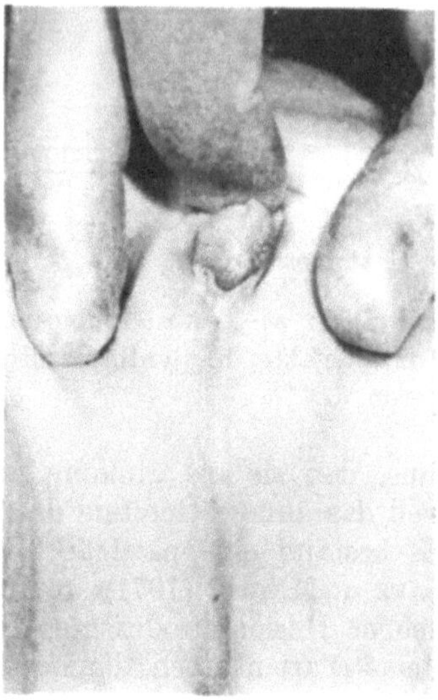

2b

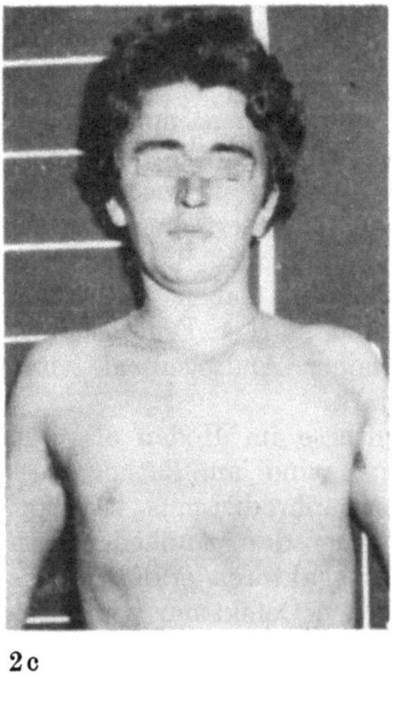

2c

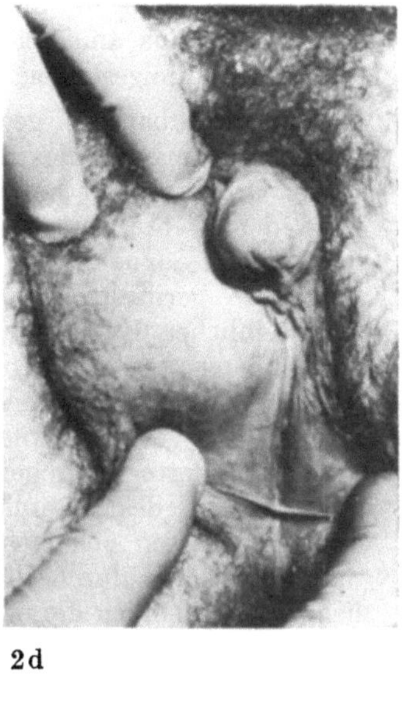

2d

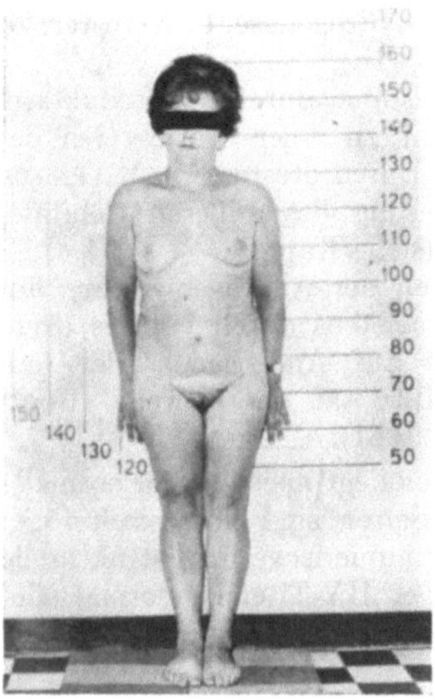

2e

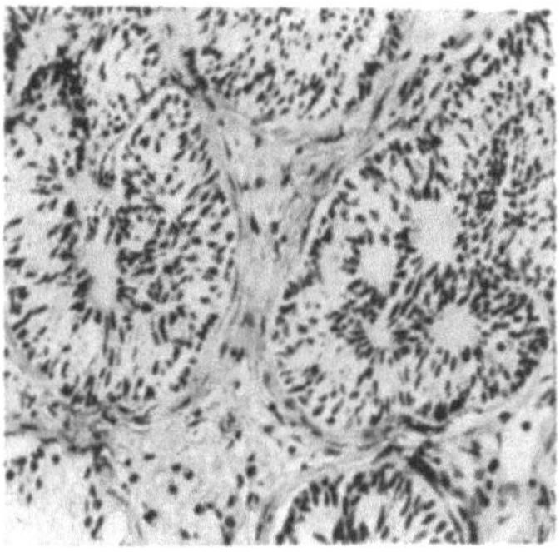

2f

Abb. 10–2. a und b: 12jähriger Patient mit männlichem Hermaphroditismus. Soziales Geschlecht männlich, Karyotyp 46,XY. c: 21jährige Patientin mit männlichem Hermaphroditismus. Soziales Geschlecht weiblich. Karyotyp 46,XY. d: Zwittriges äußeres Genitale. Testis im Labio-Scrotum. Freigelegter Introitus vaginae unterhalb des rudimentären Penis. e: Patientin mit 29 Jahren nach Hormontherapie. Gute Mammaentwicklung. f: Histologisches Bild der rechten Gonade. Dysgenetische Tubuli, nur mit Sertoli-Zellen ausgekleidet, Verkalkungen.

Die Ergebnisse biochemischer Untersuchungen der letzten Jahre erlauben einen genaueren Einblick in die Pathogenese des männlichen Hermaphroditismus und die Abgrenzung von bisher vier verschiedenen Formen:

1. Funktionsstörung der fetalen Testes infolge teratogener Noxen. Es kommt zu ungenügender Maskulinisierung der inneren und/oder äußeren Sexualorgane. Dieser Typ wird als dysgenetischer männlicher Hermaphroditismus bezeichnet (Rayfer u. Walsh 1981).
2. Defekte der Testosteronbiosynthese auf Grund des genetisch bedingten Mangels jeweils eines der beteiligten Enzyme: 3β-Hydroxysteroiddehydrogenase, 17α-Hydroxylase, 17-20β-

Desmolase, 17β-Hydroxysteroiddehydrogenase, 17-Ketosteroidreduktase (FOREST 1981) (Abb. 10–1a).

3. Defekt des Testosteronmetabolismus durch 5α-Reduktase-Mangel (Abb. 10–16). Es kommt zu einer Störung bei der Umwandlung von Testosteron zu Dihydrotestosteron (SAENGER 1981), das für die Maskulinisierung des äußeren Genitales männlicher Feten notwendig ist (siehe Kap. 2).
4. Totales oder partielles Ausbleiben der Androgenwirkung auf die Gewebe der Erfolgsorgane, meistens durch völliges (Syndrom der Nichtansprechbarkeit auf Androgene) oder teilweises Fehlen der Androgenreaktivität der Gewebe (BOCZKOWSKI 1974, MIGEON u. Mitarb. 1981).

Beim männlichen Hermaphroditismus liegt meistens ein normaler männlicher Karyotyp 46,XY vor. Selten sind ein Mosaik 45,X/46,XY, der Karyotyp 47,XXY oder numerische bzw. strukturelle Aberrationen des Y-Chromosoms. Der HY-Titer ist normal oder leicht gegenüber den Normalwerten vermindert.

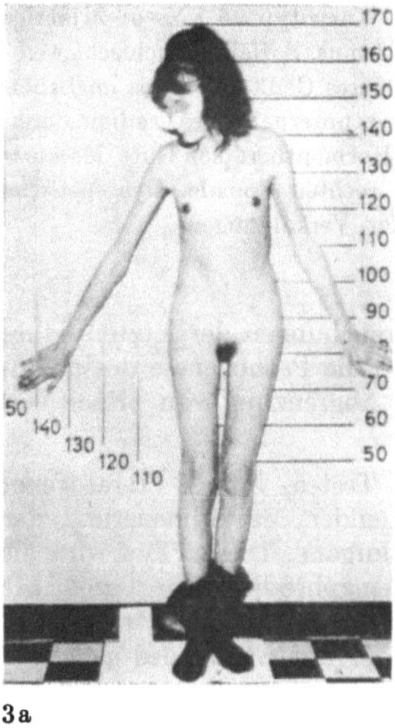

3a

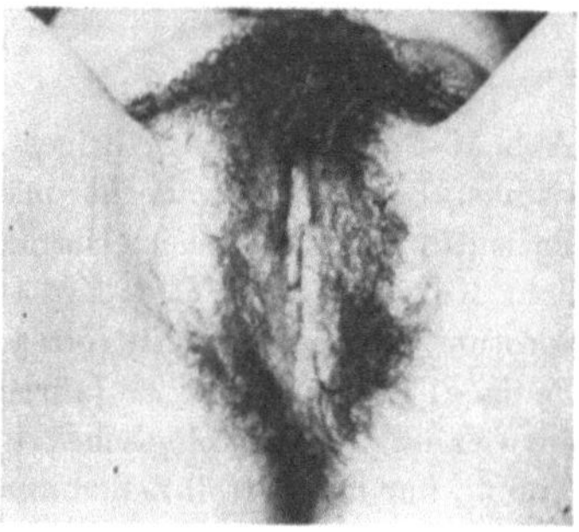

3b

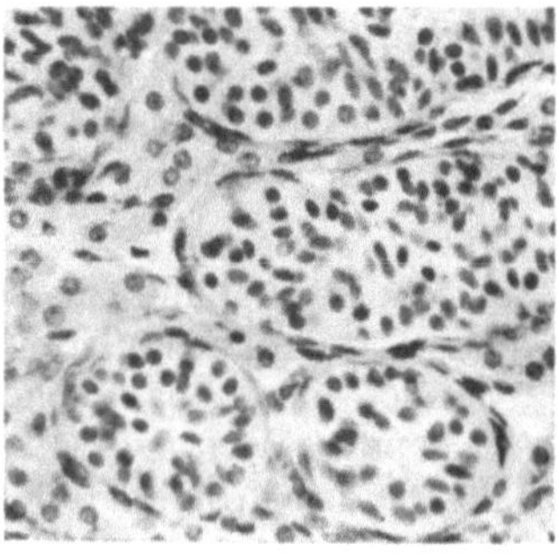

3c

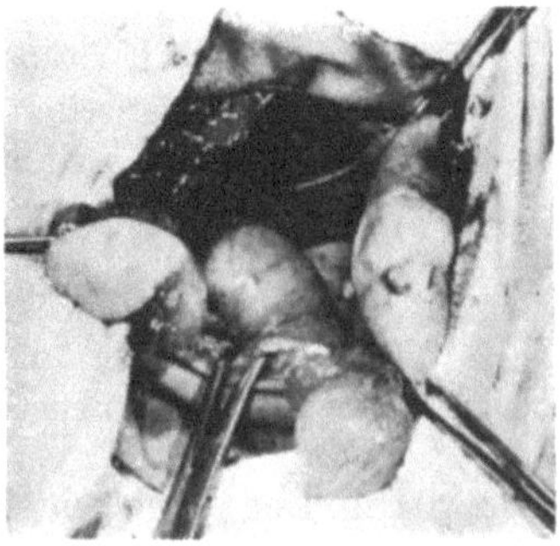

3d

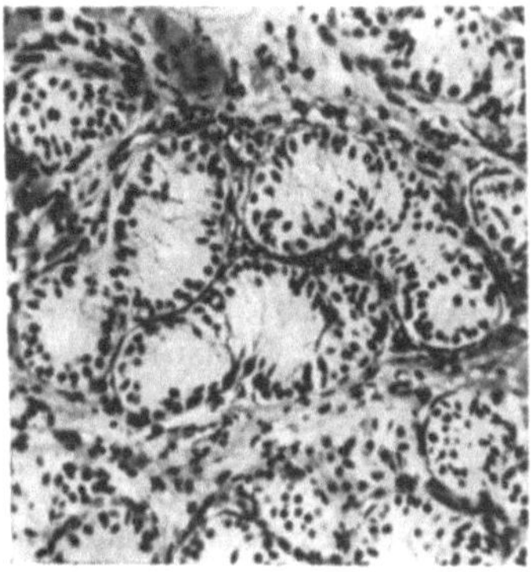

3e

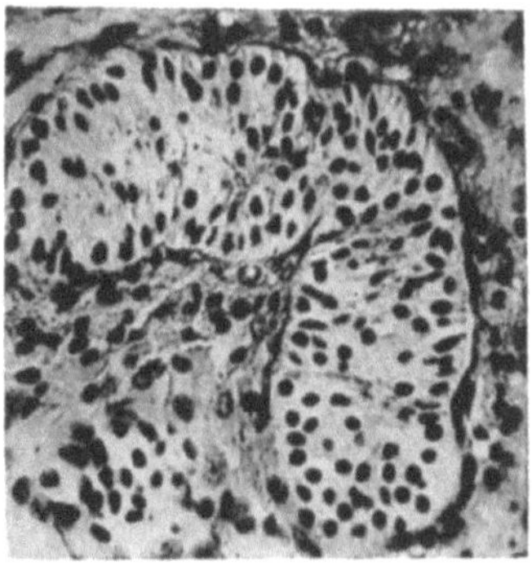

3f

Abb. 10–3. a: 16jährige Patientin mit männlichem Hermaphroditismus. Karyotyp 46,XY, primäre Amenorrhoe, keine Mammaentwicklung (Boczkowski 1971). b: Äußeres Genitale: leichte Klitorishypertrophie und Hypoplasie der kleinen Labien. c: Histologie des rechten dysgenetischen Hodens: kleine Tubuli mit undifferenzierten Sertoli-Zellen (Vergr. 1:400). d, e und f: Ein ähnliches Bild bei einer 18jährigen Patientin. Karyotyp 46,XY mit primärer Amenorrhoe, ohne Mammaentwicklung (Boczkowski u. Teter 1969). Weibliches äußeres Genitale mit Hypoplasie der kleinen Labien. d: Laparotomie: kein Uterus, makroskopisch gut entwickelte Hoden. e und f: In den Tubuli ausschließlich unreife Sertoli-Zellen und/oder Keimzellen.

10.2. Klinische Symptomatik

Die Patienten suchen gewöhnlich wegen eines dysplastischen, meist zwittrigen äußeren Genitales (Abb. 10–2), seltener wegen primärer Amenorrhoe und ungenügender Brustentwicklung (Abb. 10–3) den Arzt auf.
Spezifika des Patienten oder der Patientin gibt es nicht, sowohl kräftiger männlicher Körperbau ohne Brustentwicklung als auch breites Becken, weiblicher Fettverteilungstyp und Brustentwicklung kommen vor.
Die äußeren Sexualorgane sind meistens zwittrig. Der Geschlechtshöcker entwickelt sich zu einer vergrößerten Klitoris oder einem Phallus. Eine Vagina endet blind.
Auch die inneren Sexualorgane zeigen eine Zwischenstellung: dysgenetische Hoden, kleiner oder rudimentärer Uterus, Eileiter oder Samenstränge. Es können auch auf der einen Seite Uterus mit Eileiter und auf der anderen Seite, meistens neben dem besser entwickelten Hoden, Nebenhoden und rudimentärer Samenstrang vorkommen.
Die Klassifikation des männlichen Hermaphroditismus ist noch nicht abgeschlossen. Nach Abtrennung des SNA lassen sich bei Erwachsenen zwei Hauptgruppen unterscheiden:

1. ohne Brustentwicklung mit zwittrigen oder weiblichen Sexualorganen (Abb. 10–4)
2. mit weiblicher Brustentwicklung und zwittrigem Genitale (Abb. 10–5)

Die Grenzen zwischen männlichem Hermaphroditismus und Hypospadie mit Scrotum bifidum sind aspektmäßig fließend, wobei die Existenz einer rudimentären Vagina das entscheidende Kriterium für Zwittrigkeit der Sexualorgane und für die Einstufung als männlicher Hermaphroditismus darstellt.
Individuen ohne Brustentwicklung mit zwittrigen oder weiblichen Geschlechtsorganen: Zugrunde liegt eine ungenügende Androgensekretion des prä- und postnatalen Hodens, die nach den Untersuchungsergebnissen von Jost (1953) eine ungenügende Maskulinisierung der Erfolgsorgane zur Folge hat. Derartige Fälle können sich innerhalb einer Geschwisterschaft wiederholen, zeigen aber sonst keine familiäre Häufung. Bei Einzelfällen liegt entweder eine Genmutation oder eine teratogene Schädigung des fetalen Hodens vor.
Individuen mit Brustentwicklung und zwittrigen Sexualorganen:

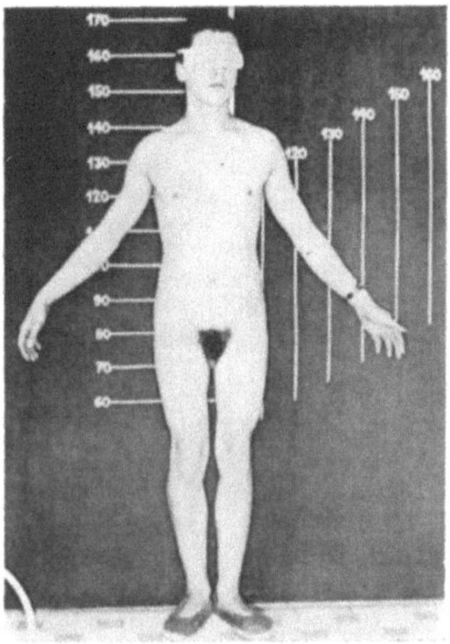

4a

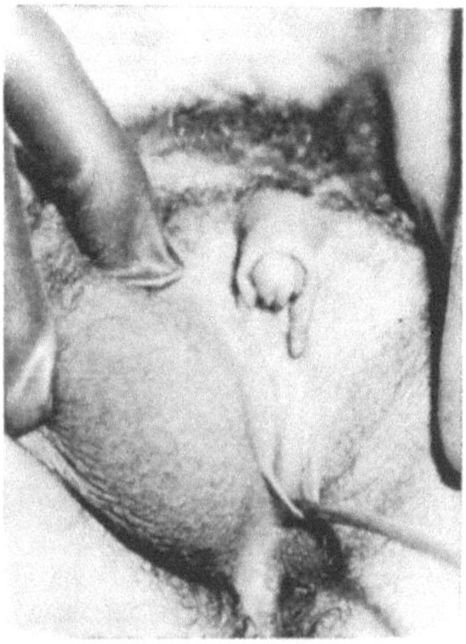

4b

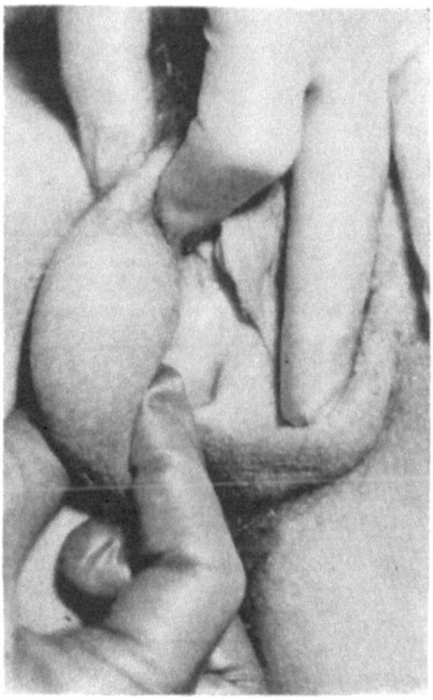

4c

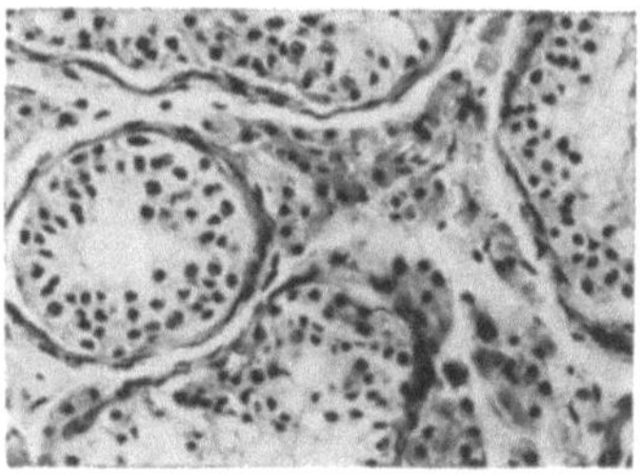

4d

Abb. 10–4. a: Männlicher Hermaphrodit ohne Mammaentwicklung. Karyotyp 46,XY. b: Zwittriges äußeres Genitale. Hoden im Labio-Scrotum. c: Freigelegter Introitus vaginae unterhalb des kleinen Penis. d: Histologisches Bild der rechten Gonade. In den Tubuli unvollständige Spermiogenese.

Brustentwicklung bei männlichen Hermaphroditen deutet auf die Wirkung weiblicher Hormone hin, kann aber auch mit einer eingeschränkten Androgenreaktivität oder mit der kombinierten Wirkung beider Faktoren zusammenhängen.

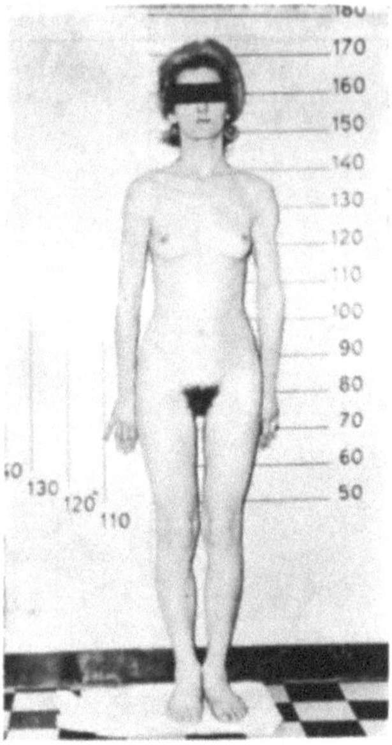

5a

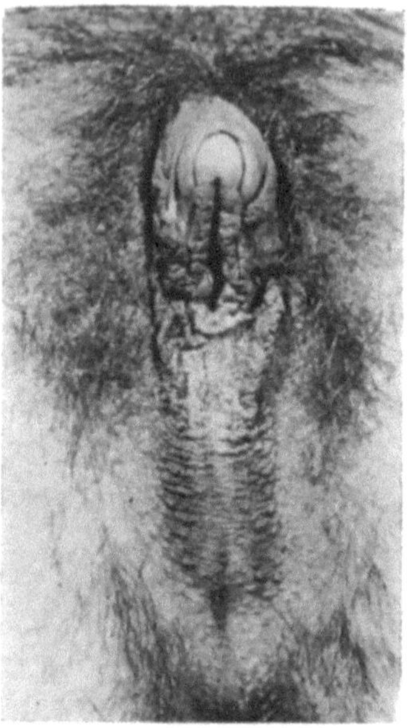

5b

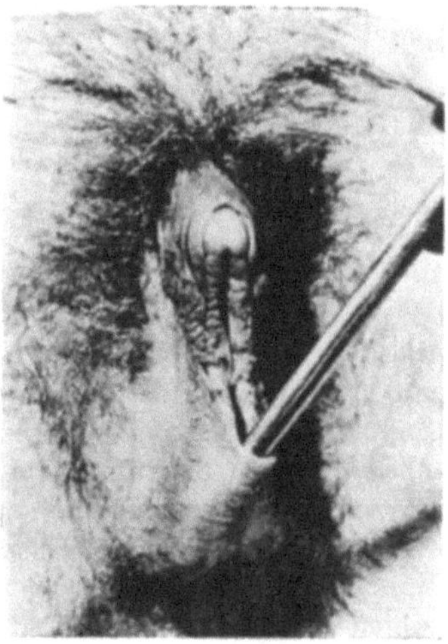

5c

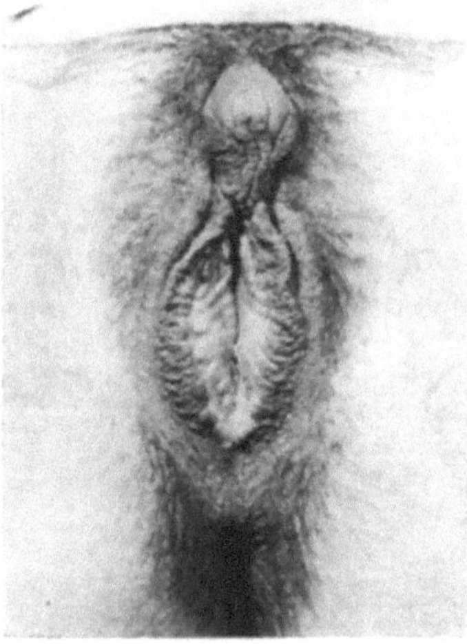

5d

Abb. 10–5. a: Männlicher Hermaphroditismus mit Mammaentwicklung. Karyotyp 46,XY. b: Zwittriges äußeres Genitale. c: Den Eingang zur Vagina verdeckende Hautfalte. d: Äußeres Genitale nach Inzision der Hautfalte und Plastik kleiner Labien.

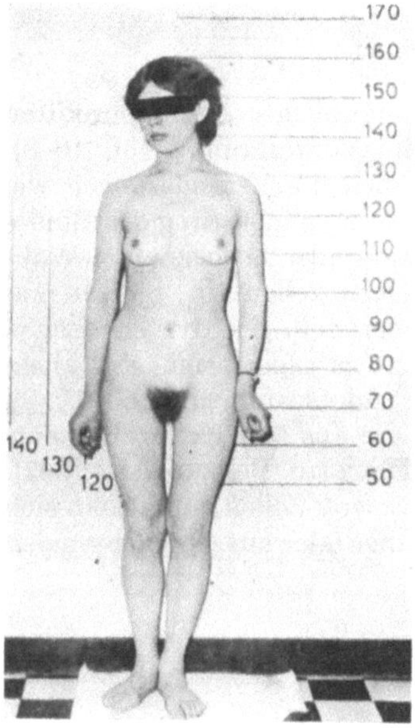

6a

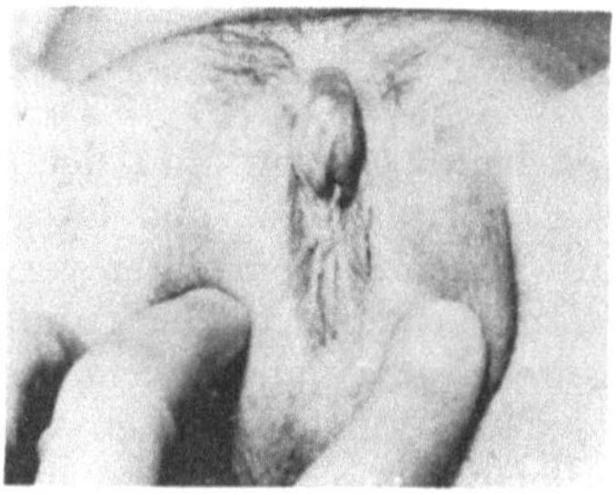

6b

Abb. 10–6. a: 15jährige Patientin mit familiärem männlichen Hermaphroditismus (Boczkowski u. Mitarb. 1972). Karyotyp 46,XY. b: Zwittriges äußeres Genitale, unterhalb des Penis der Introitus vaginae.

Männlicher Hermaphroditismus mit Brustentwicklung (Abb. 10–6, 7) wird über normale Frauen auf einen Teil der Söhne vererbt. Ob der Erbgang dabei autosomal dominant mit geschlechtsbegrenzter Manifestation oder X-chromosomal rezessiv ist, läßt sich mit Hilfe von Sippentafeln nicht entscheiden, weil die Betroffenen infertil sind (Boczkowski u. Mitarb. 1972).
Kopplungsuntersuchungen mit der Blutgruppe Xg und Farbsinnstörungen in Familien von männlichen Hermaphroditen erbrachten keine enge Nachbarschaft der entsprechenden Gene. Auch eine Kopplung mit den autosomalen Blutgruppen-Loci für das AB0-, Duffy- und MNSs-System konnte ausgeschlossen werden (Boczkowski 1970a).
Klinische Befunde und genetische Analyse ergänzen einander auch bei der Klassifikation der einzelnen Formen des männlichen Hermaphroditismus. So zeigt die Gruppe ohne Brustentwicklung im Gegensatz zu der mit Brustentwicklung kein Vorkommen in mehreren Generationen.

10.3. Morphologie der Gonaden

Im histologischen Bild der Hoden männlicher Hermaphroditen stehen Hypoplasie und Dysgenesie im Vordergrund (Abb. 10–8). Mit zunehmendem Alter verstärken sich die Veränderungen wie Wandverdickungen der Tubuli contorti, Hyalinisierung des Bindegewebes sowie allmähliche Degeneration aller Zellelemente. Während der Pubertät treten vereinzelt Keimzellen auf, die mit zunehmendem Alter vollkommen degenerieren. Die dysgenetischen oder hypoplastischen Gonaden neigen zu Neoplasien, vor allem zu Dysgerminomen, Seminomen, Gonadoblastomen (Abb. 10–9), Teratomen und Chorioncarcinomen, die aus den Keimzellen entstehen (BOCZKOWSKI u. Mitarb. 1967, TETER u. BOCZKOWSKI 1967). Tumoren der Leydig-Zellen oder der Sertoli-Zellen entwickeln sich aus Überbleibseln der Geschlechtsstränge oder aus mesenchymalen Elementen.

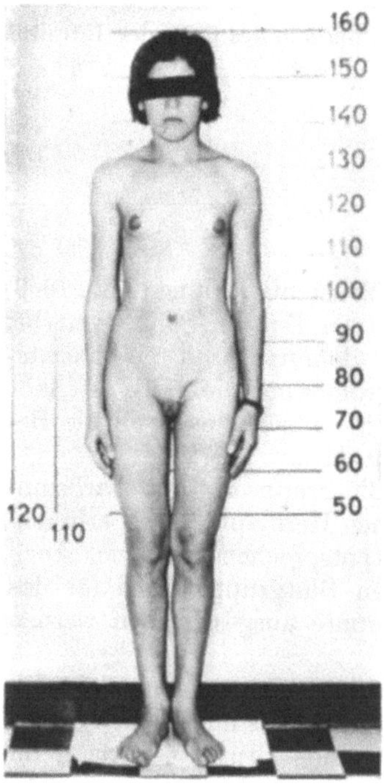

7a

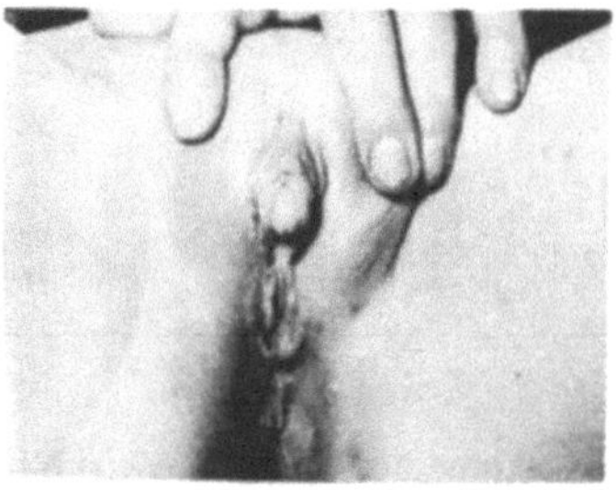
7b

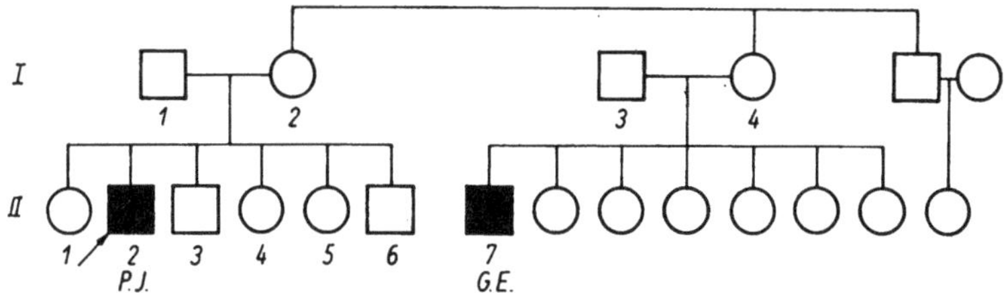

7c

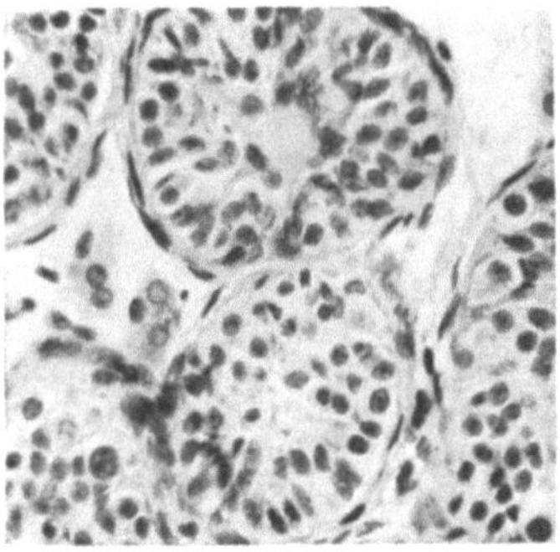

7d

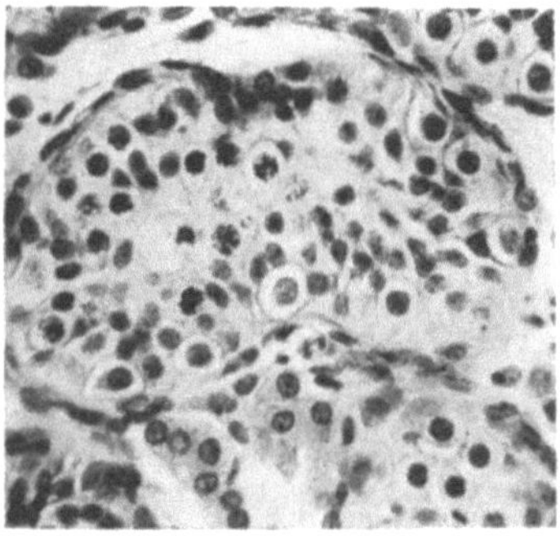

7e

Abb 10–7. a: 15jährige Cousine der Patientin von Abb. 10–6 mit männlichem Hermaphroditismus. Karyotyp 46,XY. b: Zwittriges äußeres Genitale, mehr maskulinisiert als Abb. 10–6. Unterhalb des Penis Introitus vaginae. c: Sippentafel. d und e: Histologisches Bild der rechten Gonade. Spermiogenese erkennbar.

Die Häufigkeit von Gonadentumoren bei männlichen Hermaphroditen beträgt 30% und hängt offensichtlich von der Art des pathogenetischen Faktors ab. Die vergleichsweise niedrige Frequenz von Gonadentumoren beim SNA (unter 5%) läßt auf einen Zusammenhang mit der erhöhten Gonadotropinstimulation der Gonaden beim männlichen Hermaphroditismus schließen. Beim SNA ist der Gonadotropinspiegel meistens nicht erhöht, die Hoden sind infantil und wie andere Erfolgsorgane resistent gegenüber Androgenen.

Da die Nichtansprechbarkeit auf Androgene in einem Teil der Fälle von männlichem Hermaphroditismus eine pathogenetische

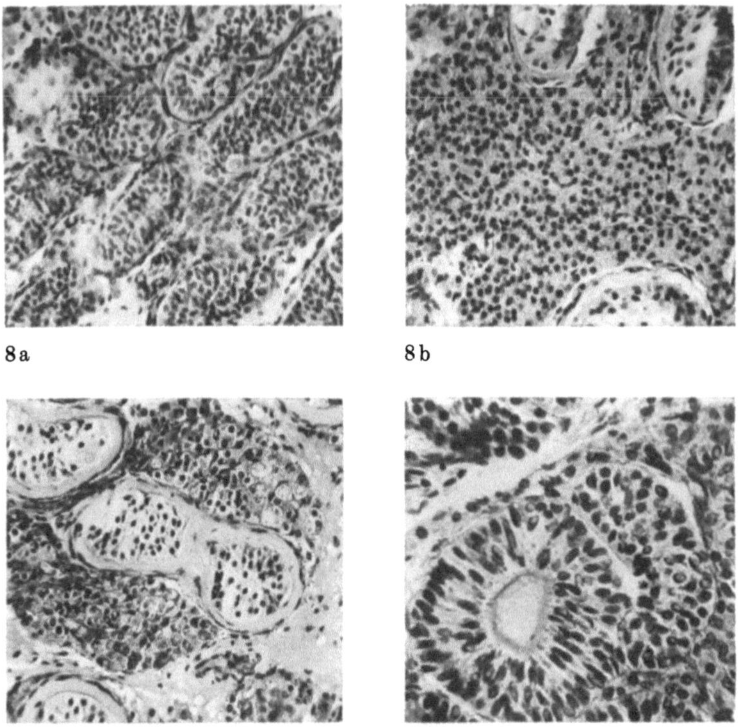

8a 8b 8c 8d

Abb. 10–8. Histologische Bilder von Hoden männlicher Hermaphroditen. a: Infantile Tubuli mit einzelnen Keimzellen bei einem 18jährigen Patienten. Das Bild ähnelt dem beim SNA. b: Hypertrophie der Leydig-Zellen. c: Deutliche Wandverdickung und -degeneration der Tubuli. d: Verkalkter intratubulärer Körper.

Rolle spielt, dürfte die Häufigkeit von Gonadentumoren bei diesen Formen geringer sein als bei solchen, die nur auf Defekten in der Androgensynthese beruhen.

10.4. Differentialdiagnose

Das Adrenogenitale Syndrom bei Frauen unterscheidet sich vom männlichen Hermaphroditismus durch den normalen weiblichen Karyotyp 46,XX sowie die erhöhte 17-Ketosteroid- und Pre-

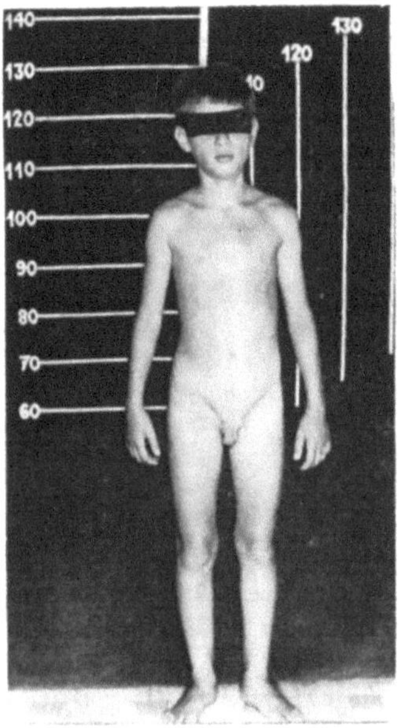

9a

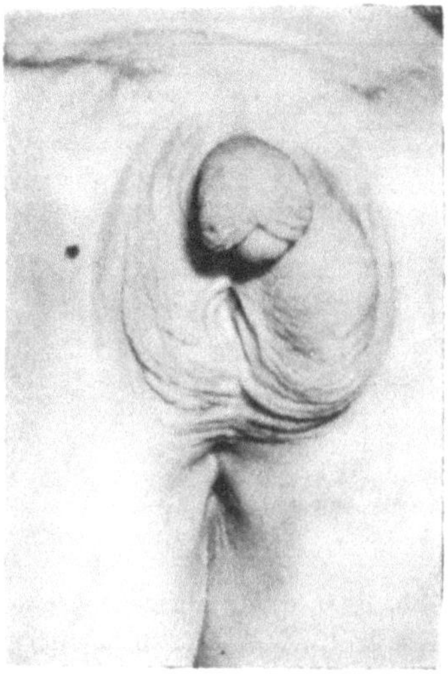

9b

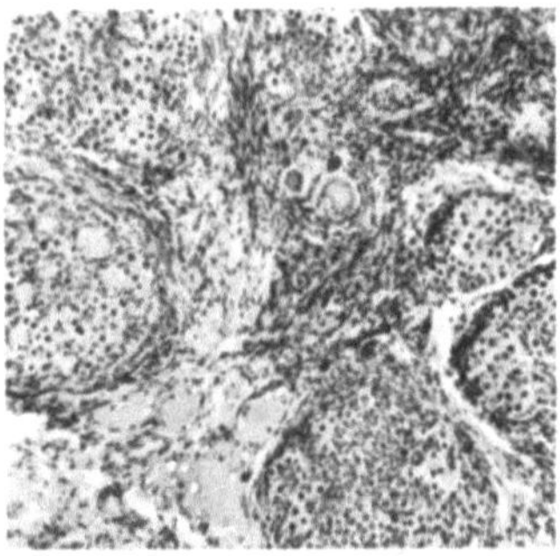

9c

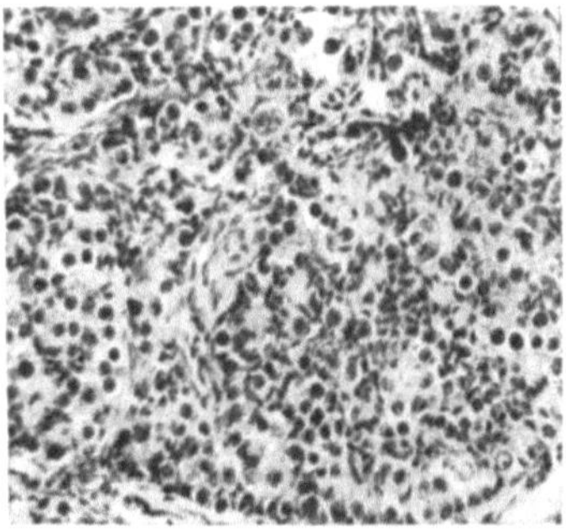

9d

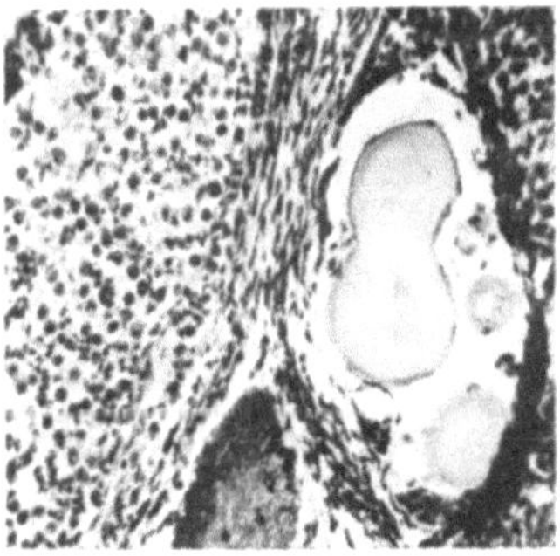

9e

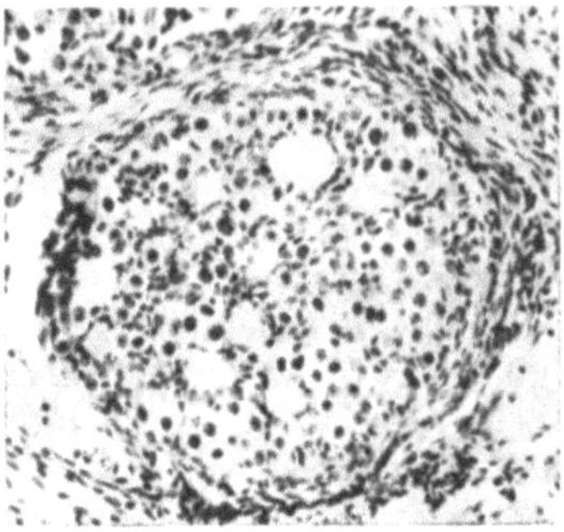

9f

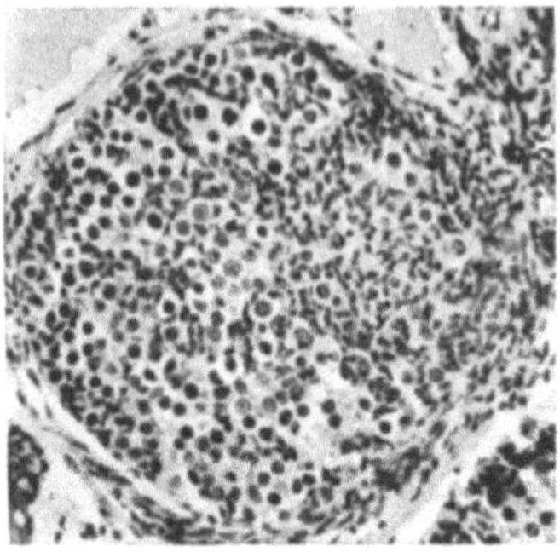

9g

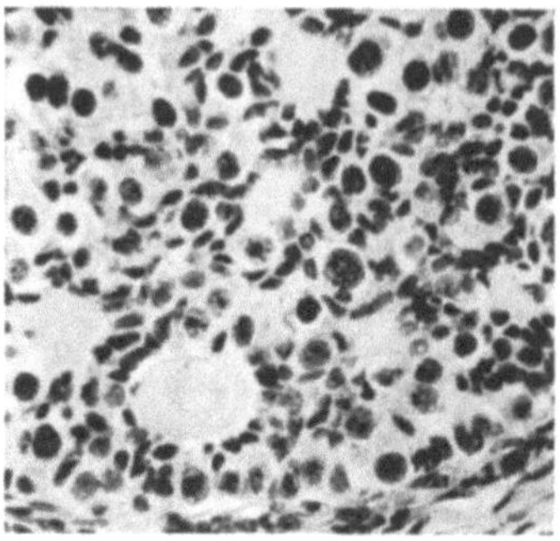

9h

Abb. 10–9. a: 10jährige Patientin mit männlichem Hermaphroditismus. Mosaik 45,X/46,XY. b. Zwittriges äußeres Genitale. c und d: Histologisches Bild der rechten Gonade mit Gonadoblasten (Gonocytom III). e: Verkalkungen und Gonadoblastomherde im Tubulus. f und g: Gonadoblastomherde innerhalb der Tubuli in Bindegewebe eingebettet. h: Gonadoblastom: gesamtes Gesichtsfeld (1:800).

gnantriolausscheidung im Urin. Eine Bestätigung durch Laparotomie und histologische Untersuchung der Gonaden ist nicht erforderlich. Bei echtem Hermaphroditismus ist der Karyotyp ebenfalls meistens normal weiblich. Seltene Fälle mit männlichem Karyotyp oder Mosaiken können differentialdiagnostisch nur an Hand der Gonadenhistologie gesichert werden.
Eine genaue Abgrenzung zwischen männlichem Hermaphroditismus und auf andere Weise verursachter Hypoplasie der Sexualorgane ist nicht immer möglich und hängt vom Kriterium der Zwittrigkeit ab. In der vorliegenden Arbeit haben wir die gleichzeitige Existenz einer Vagina und eines Phallus als solches herangezogen.

10.5. Therapie und Prognose

Wenn es um das Problem Geschlechtseinordnung bei abnormer Geschlechtsentwicklung geht, muß davon ausgegangen werden, daß nicht das „wahre Geschlecht“ gefunden werden kann und daß es eine Geschlechtsentwicklung auf ganz unterschiedlicher Ebene gibt. Entsprechend unterschiedlich sind die einzelnen Kriterien, wie Histologie der Gonaden, äußeres Genitale, psychische

Einstellung usw., die bei ein und demselben Patienten zu unterschiedlichen Resultaten führen, d. h. zu einem Teil männlich und zum anderen weiblich ausfallen. Auf der Grundlage solcher Untersuchungsergebnisse läßt sich dann die für den jeweiligen Fall günstigste Lösung bestimmen. Wie alle Autoren übereinstimmend unterstreichen, sind die psychosexuelle Orientierung des Patienten und der Zustand seiner äußeren Geschlechtsorgane, also die Kohabitationsfähigkeit als Frau oder als Mann, ausschlaggebend. Die Gonadenhistologie oder der Chromosomensatz dagegen dürfen nicht über die Geschlechtswahl entscheiden. Eine Einordnung der Intersexualitätsfälle in Abhängigkeit vom Chromosomensatz führt aus klinischer Sicht zu falschen Schlußfolgerungen. Das gleiche gilt für die X-Chromatin-Befunde, auf deren Grundlage anfänglich Patienten mit Turner-Syndrom als genetische Männer und mit Klinefelter-Syndrom als genetische Frauen angesehen werden. Sowohl das X-Chromatin als auch der Chromosomensatz erweisen sich jedoch für die Differentialdiagnose und das klinische Konzept als wesentlich. Der Chromosomensatz darf aber nicht über die Führung eines Patienten als Mann oder Frau entscheiden.
Zu weitgehende Schlußfolgerungen werden nach wie vor aus der Gonadenhistologie gezogen, indem dysgenetische Testes oder Ovarien als Grundlage für die Geschlechtseinordnung und psychologische Führung dienen. Dem histologischen Bild der Gonaden zu große Bedeutung beimessen, heißt jedoch pauschal an die Inter-

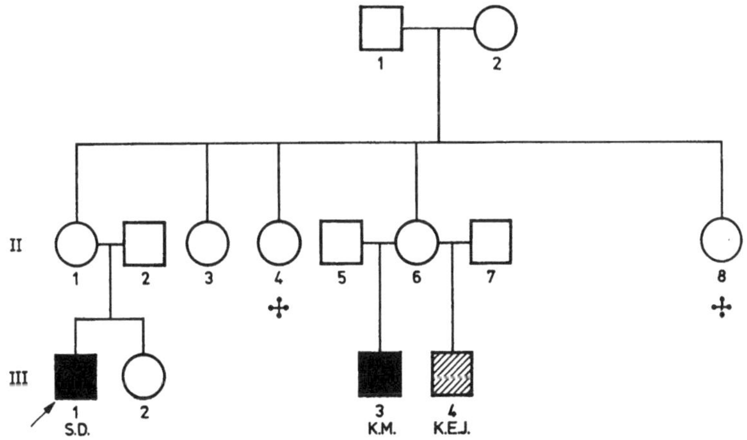

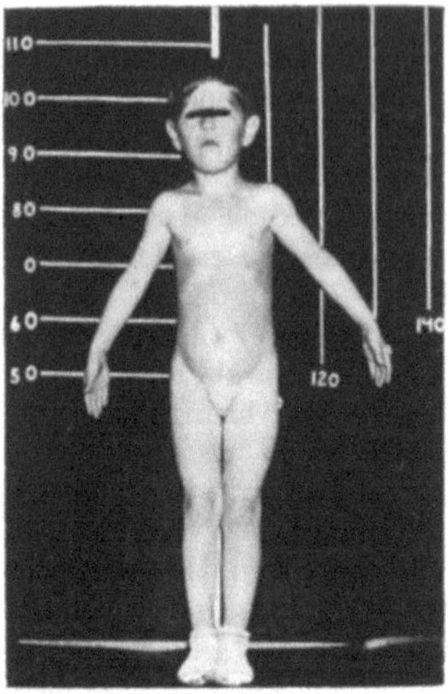

10b

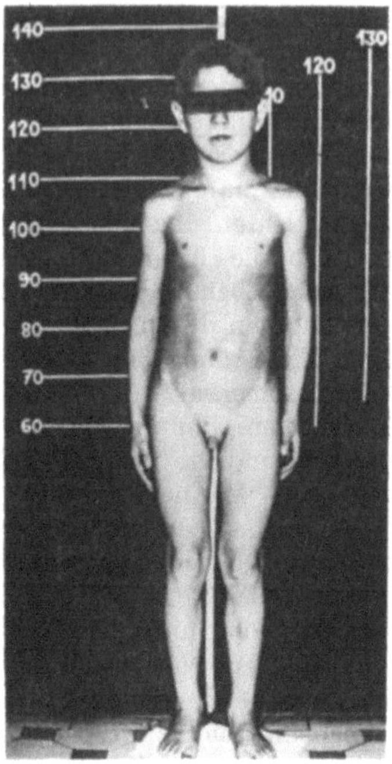

10c

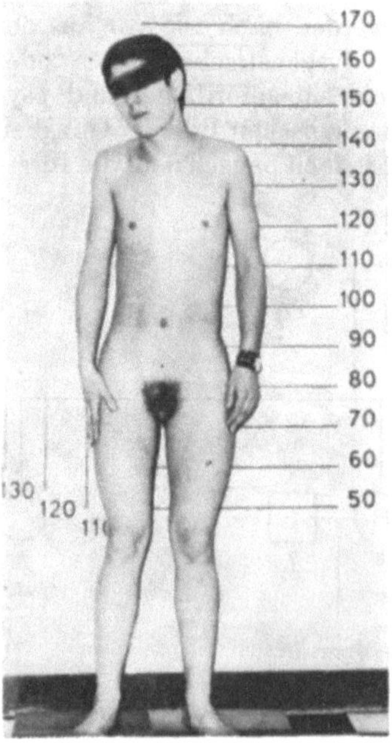

10d

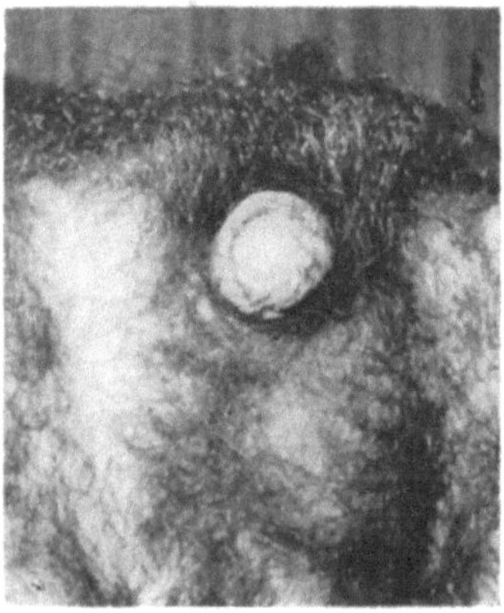

10e

sexualitätsfälle herangehen und entspricht nicht dem letzten Stand des medizinischen Wissens. Die Grundfrage in solchen Fällen ist nicht die nach der histologischen Struktur, sondern die nach der endokrinen Funktion der Gonaden. Es entscheidet die Wirkung der Hormone und nicht die Histologie der Gonaden über die Entwicklungspotenz eines solchen Individuums.

Eine weitere wesentliche Frage in diesem Zusammenhang ist die nach der Entwicklungsrichtung eines Individuums mit verminderter Hormonwirkung. Die Antwort ist eindeutig, die Entwicklung vollzieht sich bei Störungen immer in weiblicher Richtung. Die dritte Frage lautet: In welche Richtung läßt sich ein Fall mit zwittrigen Sexualorganen aus ärztlicher Sicht leichter korrigieren? Generell dürfte sich eine operative Plastik zu weiblichen Sexualorganen als wesentlich leichter erweisen als zu männlichen.

Die letzte Frage betrifft den sexuellen Bereich. Die Frau spielt hier eine mehr passive Rolle. Eine Asexualität bei ihr ist nicht so folgenschwer wie die damit verbundene Impotenz des Mannes. Zusammenfassend ergibt sich, daß technisch die Korrektur des männlichen Hermaphroditismus in weibliche Richtung mehr Erfolg verspricht als die in männliche (Abb. 10–10, 11, 12, 13).

Die Prognose ist deshalb individuell unterschiedlich am günstigsten für von Geburt an weiblich geführte Fälle, bei denen dygenetische Gonaden extirpiert wurden.

Extirpation der dysgenetischen Hoden: Bei zwittrigen äußeren Sexualorganen sind nur dysgenetische Hoden zu erwarten. Die endokrine Wirkung solcher Hoden ist zu schwach, um eine vollständig normale Entwicklung des Individuums in männliche Richtung zu gewährleisten, reicht aber aus, seine weibliche Differenzierung zu stören.

Wenn es um die Indikation zur Orchidektomie bei Intersexualität geht, sollte man sich von der gegenwärtigen oder zu erwartenden endokrinen Aktivität der Hoden leiten lassen. Dabei muß die Gefahr maligner Entartung in Betracht gezogen werden. Dys-

←

Abb. 10–10. a: Sippentafel: Familiärer männlicher Hermaphroditismus (Boczkowski u. Teter 1965) Patienten S. D. und K. E. mit zwittrigen äußeren Geschlechtsorganen. Bei Patient K. E. männlicher Hypogenitalismus. b: 6jähriger Patient mit männlichem Hermaphroditismus (S. D.). Männliches soziales Geschlecht. Karyotyp 46,XY. c: Der Patient mit 10 Jahren. d: Der Patient mit 18 Jahren. e: Genitalaspekt.

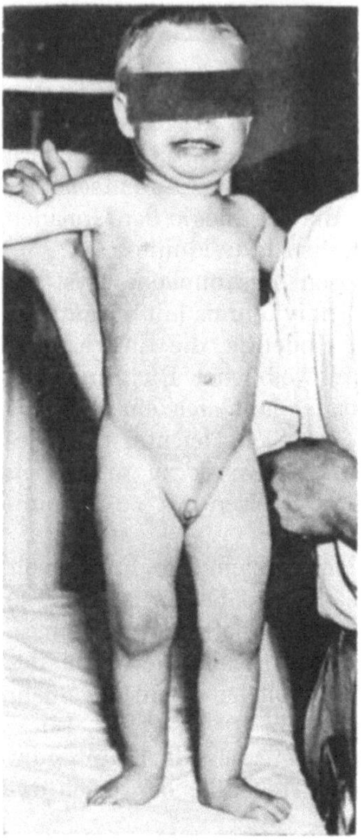

11 a

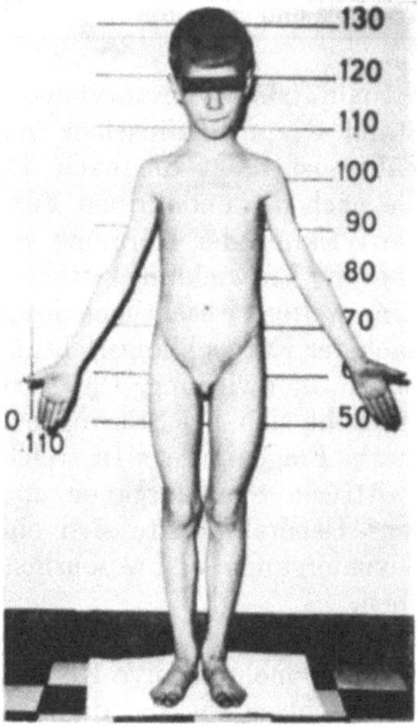

11 c

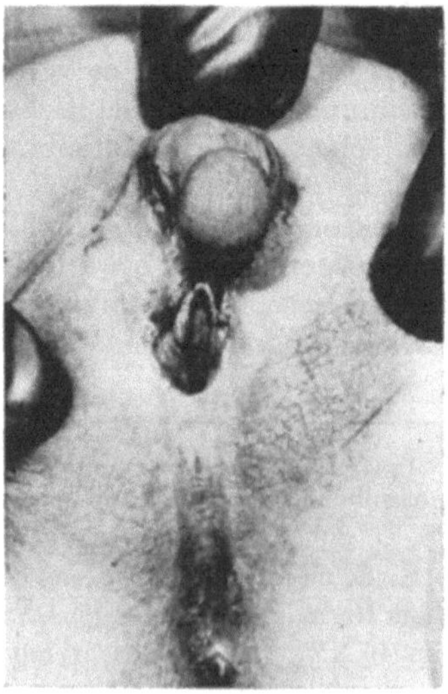

11 b

Abb. 10–11. a: 2jähriger Cousin des Patienten von Abb. 10–10 mit männlichem Hermaphroditismus. Männliches soziales Geschlecht. Karyotyp 46,XY. b: Zwittriges äußeres Genitale im Alter von 7 Jahren. c: Der Patient mit 10 Jahren.

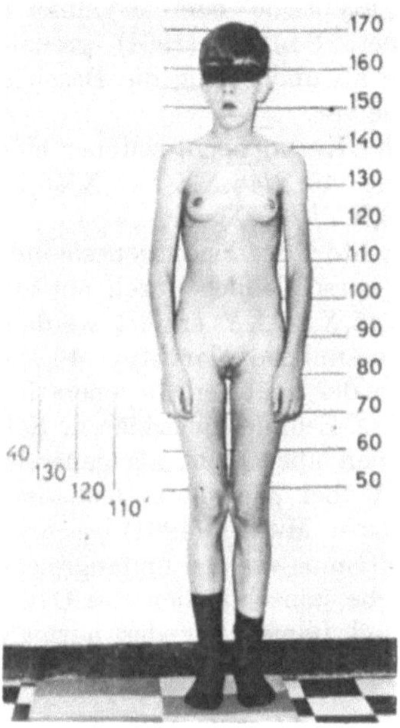

12a

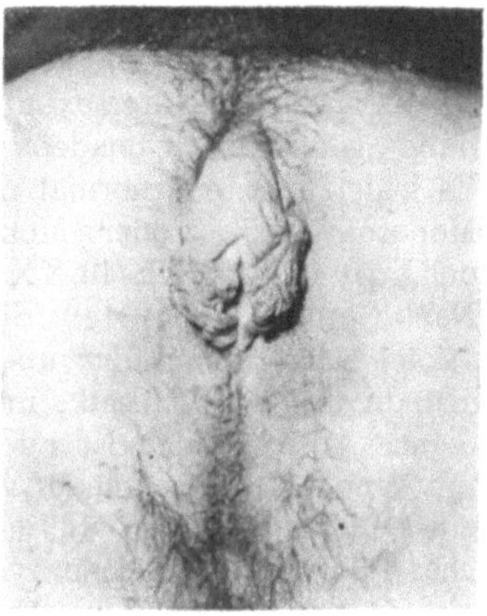

12b

Abb. 10–12. a und b: 15jähriger Patient mit männlichem Hermaphroditismus. Weiblicher Körperbau. Männliches soziales und psychisches Geschlecht. Im Hinblick auf Geschlechtsrolle und Geschlechtsleben ungünstige Prognose.

genetische Hoden sollten jedoch nicht voreilig entfernt werden, da ihre Restfunktion noch über einen gewissen Zeitraum von Nutzen sein kann.

10.6. Gemischte Gonadendysgenesie

Die gemischte Gonadendysgenesie repräsentiert eine Zwischenform zwischen männlichem Hermaphroditismus und Turner-Syndrom bzw. Reiner Gonadendysgenesie (Abb. 10 14, 15, 16), indem hier ein dysgenetischer Hoden gemeinsam mit einer aplastischen, fehlenden oder entarteten Gonade bei einem Individuum vorkommt.

Derartige Fälle wurden zunächst als „atypische“ oder „asymmetrische“ Gonadendysgenesie bezeichnet. SOHVAL (1964) grenzte sie als speziellen Intersexualitätstyp ab und schlug die Bezeichnung „gemischte“ Gonadendysgenesie vor.
Es liegen meistens normal männliche Karyotypen, seltener eine Monosomie 45,X oder Mosaike wie 45,X/46,XY, 45,X/46,X, del(Xq); 45,X/46,XY/46,XX oder 46,XY/46,XX vor.
Nach SOHVAL (1964) stellt die gemischte Gonadendysgenesie eine ätiologische Einheit dar und kann ausschließlich durch ein zugrunde liegendes Mosaik, meistens 45,X/46,XY erklärt werden. Seiner Ansicht nach ist auch der männliche Karyotyp 46,XY mit einem kryptischen Mosaik oder der späteren Degeneration einer ursprünglich existierenden 45,X-Zellinie zu erklären. Solche Fälle kommen sicher vor, können aber nicht als generelle Erklärung für den Karyotyp 46,XY bei gemischter Gonadendysgenesie dienen. In einem von ROOT u. Mitarb. (1964) beschriebenen Fall von echtem Hermaphroditismus wurden umfangreiche zytogenetische Analysen vieler Gewebe, einschließlich des Ovars und des Ovotestis, durchgeführt und immer nur der normale

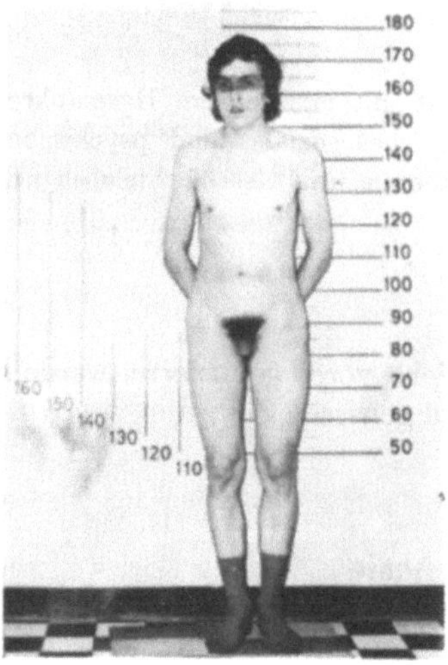

13a

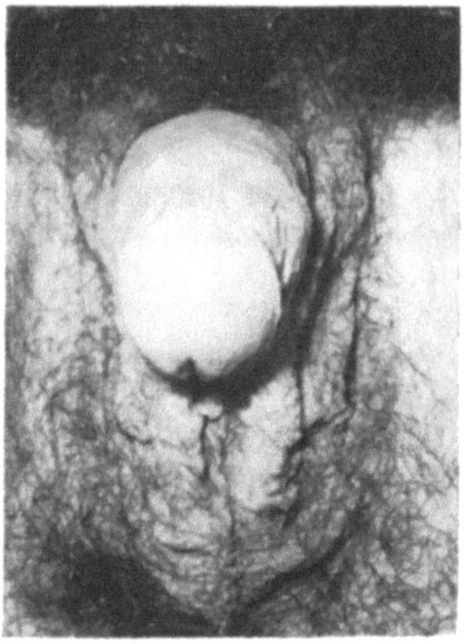

13b

Abb. 10–13. a und b: 19jährige Patientin mit männlichem Körperbau sowie sozial und psychisch weiblichem Geschlecht. Umwandlung des sozialen Geschlechts zum männlichen. Günstige Prognose.

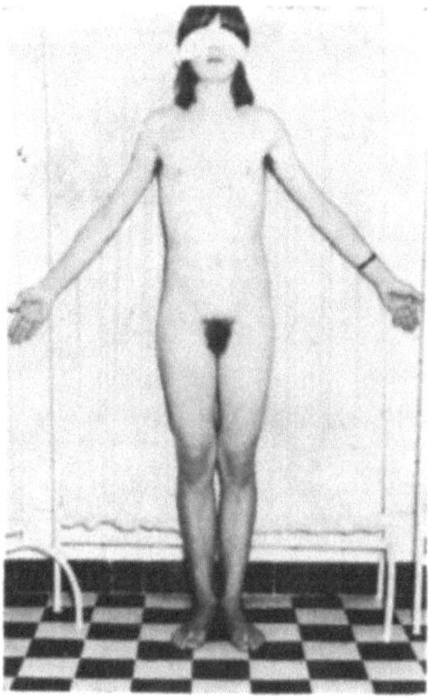

14a

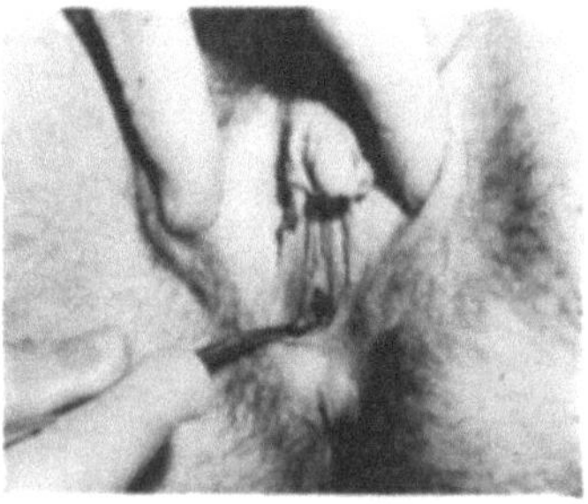

14b

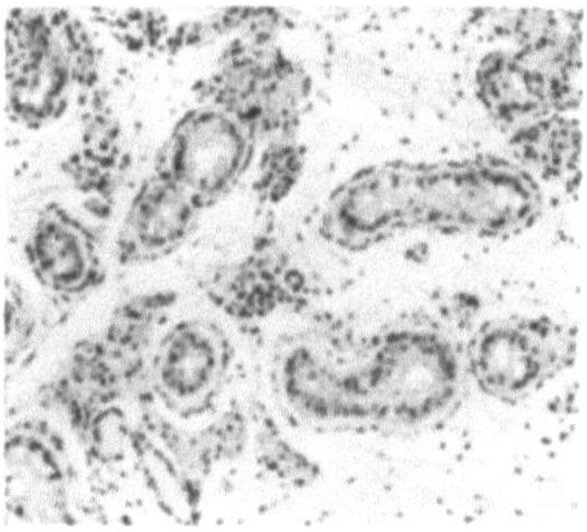

14c

Abb. 10–14. a: 15jährige Patientin mit gemischter Gonadendysgenesie, Karyotyp 46,XY. Fehlende Mammaentwicklung, gute Axillar- und Schambehaarung. b: Äußeres Genitale zwittrig. Unterhalb des Phallus ist der Introitus vaginae sichtbar. c: Das histologische Bild der linken Gonade entspricht dem eines dysgenetischen Hodens.

weibliche Karyotyp ohne Anhaltspunkte für ein Mosaik oder eine andere Chromosomenaberration gefunden.

Bei unseren zytogenetischen Untersuchungen (Boczkowski u. Teter 1966, Boczkowski 1970a) zeigte sich eine Korrelation zwischen dem Chromosomensatz und somatischen Merkmalen. Danach gibt es zwei Formen der gemischten Gonadendysgenesie:

1. Ohne somatische Anomalien, mit normaler Körpergröße und mit dem Karyotyp 46,XY. Diese Fälle stehen dem männlichen Hermaphroditismus nahe;
2. mit Minderwuchs und somatischen Anomalien wie beim Turner-Syndrom. In dieser Gruppe findet man gewöhnlich das Mosaik 45,X/46,XY.

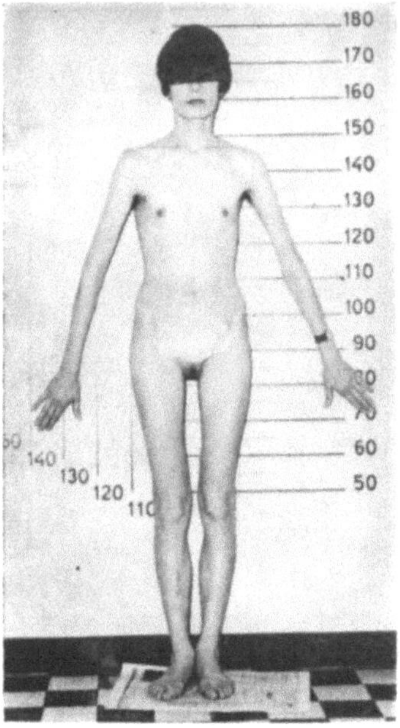

15a

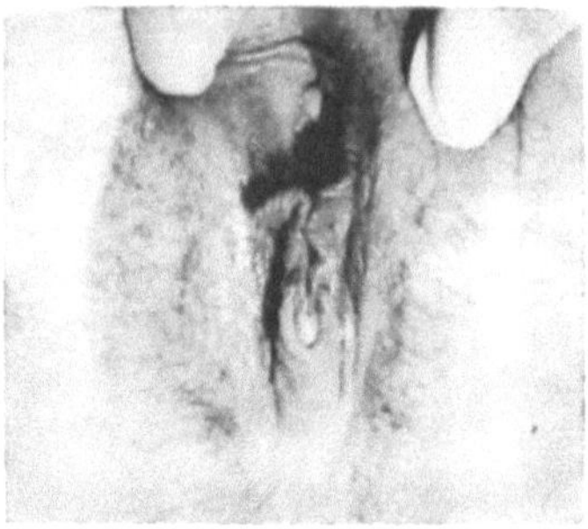

15b

Abb. 10–15. a: 26jährige Patientin mit gemischter Gonadendysgenesie, Karyotyp 46,XY. b: Äußeres Genitale: deutliche Klitorishypertrophie, Mißbildung der kleinen Labien im unteren Teil.

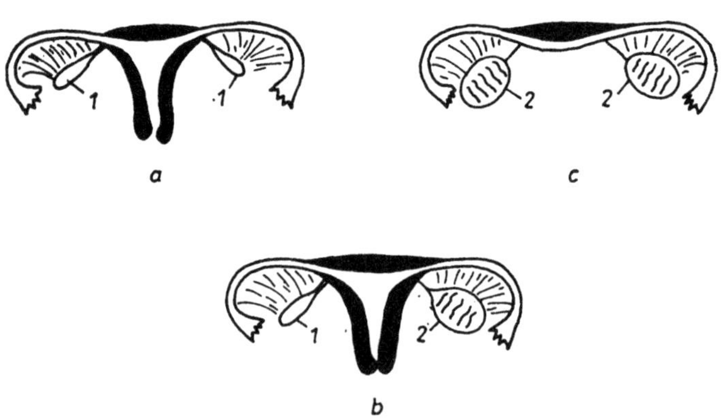

Abb. 10–16. Schematische Darstellung der Gonaden bei a: Reiner Gonadendysgenesie und Turner-Syndrom. b: Gemischter Gonadendysgenesie. c: Männlichem Hermaphroditismus 1) aplastische Gonade, 2) dysgenetischer Hoden.

Dieser Befund entspricht der Beobachtung beim Turner-Syndrom, wonach die einzige obligate somatische Anomalie bei Fehlen eines Gonosoms der Minderwuchs ist.
Da in jedem Falle ein dysgenetischer Hoden vorliegt, besteht praktisch kein Unterschied zum männlichen Hermaphroditismus, von dem die gemischte Gonadendysgenesie in den letzten Jahren abgetrennt wurde. Aus klinischer Sicht besteht keine Veranlassung, diese Fälle gesondert zu behandeln.

Literatur

BARR M. L., CARR D. H., PLUNKETT E. R., SOLTAN H. C., WIENA R. G.: Male pseudohermaphroditism and pure gonadal dysgenesis in sisters. Amer. J. Obstet. Gynec. **99**, 1047, 1967.

BOCZKOWSKI K.: Interseksualizm. PZWL, Warszawa 1970a.

BOCZKOWSKI K.: Presence of dysgenetic testes in eunuchoidal females. Am. J. Obstet. Gynec. **107**, 319, 1970b.

BOCZKOWSKI K.: Male hermaphrodites with female legal sex. Am. J. Obstet. Gynec. **108**, 474, 1970c.

BOCZKOWSKI K.: Testicular feminization syndrome without and with sexual hair. Obstet. Gynec. **38**, 719, 1971.

BOCZKOWSKI K.: Respons to androgensin male hermaphrodites. Obstet. Gynec. **41**, 419, 1973.

BOCZKOWSKI K.: Gonadal morphology and non-responsiveness to androgens in the testicular feminization syndrome. In: The Endocrine Function of the Human Testis ed. JAMES V. H. T., SERIO M., MARTINI L.; Proceedings of the Serono Foundation Symposia. Academic Press, Inc. **2**, 197, 1974.

BOCZKOWSKI K., TETER J.: Familial male pseudohermaphroditism. Acta Endocrin. **49**, 497, 1965.

BOCZKOWSKI K., TETER J.: Mixed gonadal dysgenesis with 46,XY karyotype. Gyneaceologia (Basel) **162**, 69, 1966.

BOCZKOWSKI K., TETER J.: Intersexuality characterized by female external genitals and intra-abdominal rudimentary testes. Am. J. Obstet. Gynec. **103**, 1167, 1969.

BOCZKOWSKI K., TETER J.: STERNADEL Z.: Sibship occurrence of XY gonadal dysgenesis with dysgerminoma. Am. J. Obstet. Gynec. **113**, 952, 1972.

BOCZKOWSKI K., TETER J., TOMASZEWSKA H., PHILIP J.: Gonadoblastoma (gonocytoma III) in a boy with XO/XY mosaicism. Case report with a survey of literature. Acta path. microbiol. Scand. **71**, 46, 1967.

BOCZKOWSKI K., WAWRYK R., KRUPA B., MICKIEWICZ E.: Familial

occurrence of male pseudohermaphrodites with ambignous external genitals. Am. J. Obstet. Gynec. **112**, 192, 1972.

FOREST M. G.: Inborn errors of testosterone biosynthesis. In: The Intersex Child. Ed. Josso N., S. Karger, Basel 1981.

JOST A.: Problems of fetal endocrinology: the gonadal and hypophyseal hormones. Recent Progr. Hormone Res. 8, 379, 1953.

KLEBS E.: Handbuch der pathologischen Anatomie. Hirschwald-Verl. Berlin 1876.

MIGEON C. J., BROWN T. R., FICHMAN K. R.: Androgen insensitivity syndrome. In: The Intersex Child. Ed. Josso N., S. Karger, Basel, 1981.

RAJFER J., WALSH P. C.: Mixed gonadal dysgenesis – dysgenetic male pseudohermaphroditism. In: The Intersex Child. Ed. Josso N., S. Karger, Basel, 1981.

ROOT A. W., EBERLEIN W. R., BRIEBART S., MOORHEAD P. S., MELLMAN W. J.: Chromosomal analysis of multiple tissues from a true hermaphrodite. J. clin. Endocr. Metab. **24**, 467, 1964.

ROSENFIELD R. L., LAWRENCE A. M., LIAO S., LANDAU R. L.: Androgens and androgen responsiveness in the feminizing testis syndrome. Comparision of complete and "Incomplete" forms. J. Clin. Endocr. **32**, 625, 1971.

SAENGER P.: Steroid 5a-reductase deficiency. In: The Intersex Child. Ed. Josso N., S. Karger, Basel, 1981.

SAEZ J. E., FREDERICH A., BERTRAND J.: Endocrine and metabolic studies in children with male pseudohermaphroditism. J. Clin. Endocrin. Met., **32**, 611, 1971.

SIMPSON J. L.: Disders of Sexual Differentation. Academic Press, New York, 1976.

SOHVAL A. R.: Hermaphroditism with "atypical" or "mixed" gonadal dysgenesis. Amer. J. Med. **36**, 281, 1964.

TETER J., BOCZKOWSKI K.: Occurrence of tumors in dysgenetic gonads. Cancer, **20**, 1301, 1967.

VALLET H. L., PORTER I. H. In: Genetic Mechanisms of Sexual Development. Academic Press, New York, London 1979.

11. Echter Hermaphroditismus

Echter Hermaphroditismus ist definiert als Intersexualitätsform, bei der nebeneinander in einem Individuum sowohl testikuläres als auch ovarielles Gonadengewebe existiert. Histologisch lassen sich Primärfollikel mit Oozyten und Samenkanälchen erkennen (Abb. 11–1). Theoretisch besitzen diese Individuen also

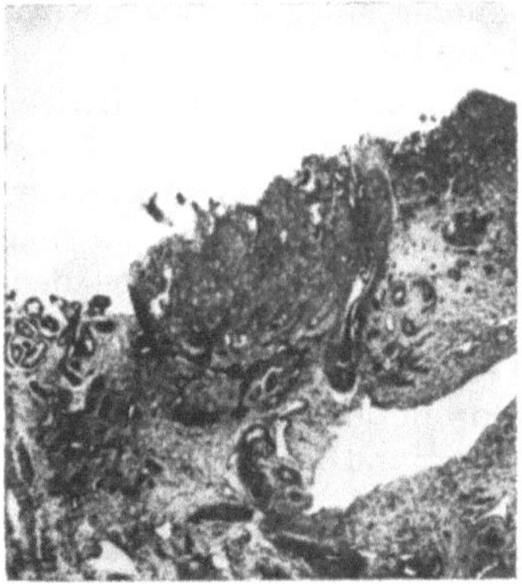

1a

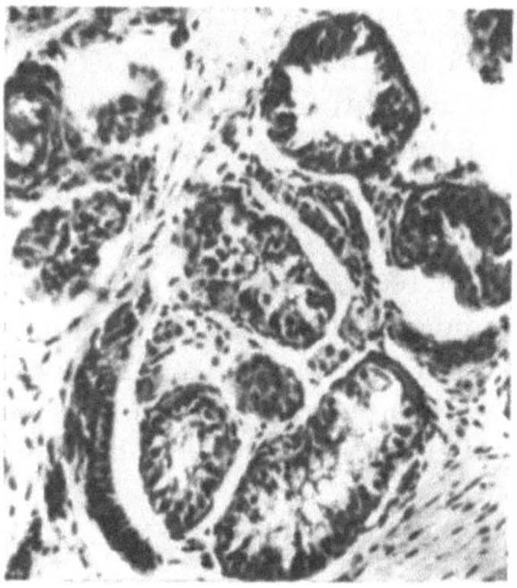

1c

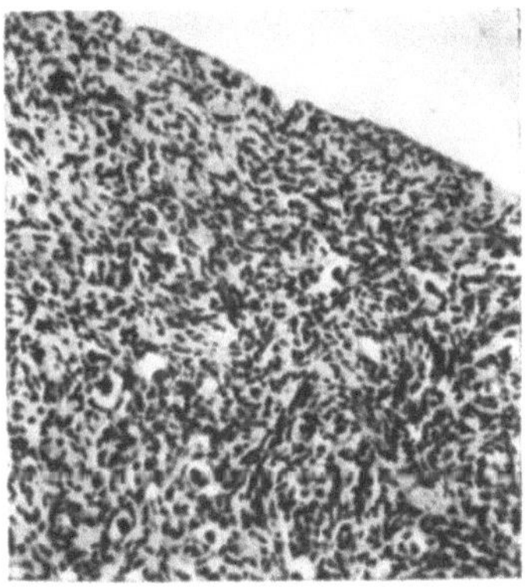

1b

Abb. 11–1. Ovotestis. a: Oben rechts Ovarial-, oben links testikuläres Gewebe (Vergr. 1:50). b: Ovarialgewebe von a mit Primärfollikel (Vergr. 1:400) c: Hodengewebe von a mit dysgenetischen Tubuli (Vergr. 1:400).

männliche und weibliche Fortpflanzungspotenzen. Bei vielen Wirbeltieren, einschließlich des Menschen, kommt es jedoch nicht zur Ausreifung von Gameten, weil sich die Gonaden beider Geschlechter nicht normal entwickeln.
Familiäres Auftreten des echten Hermaphroditismus läßt eine genetische Ursache vermuten. Die meisten Fälle treten allerdings sporadisch auf.

11.1. Pathogenese und Ätiologie

Zugrunde liegt ein Defekt der Gonadendifferenzierung, indem sich entweder gleichermaßen Rinde und Mark einer Gonadenanlage zu Ovotestis oder Testovar weiterentwickeln (bilateraler echter Hermaphroditismus) oder auf der einen Seite ein Ovar und auf der anderen Seite ein Hoden entsteht (alternativer echter Hermaphroditismus). Als Folge davon kommt es zur zwittrigen Ausbildung der übrigen Sexualorgane.
Die meisten Fälle von echtem Hermaphroditismus besitzen einen normalen weiblichen Karyotyp 46,XX. Deshalb nimmt man als Ursache für die Weiterentwicklung des Marks der Gonadenanlage ähnliche Mechanismen wie beim XX-Mann (s. d.) an.
Ein Zusammenhang zwischen echtem Hermaphroditismus mit dem Karyotyp 46,XX und dem Syndrom des XX-Mannes (Abb. 11-2) ergab sich in den letzten Jahren an Hand des bei beiden nach-

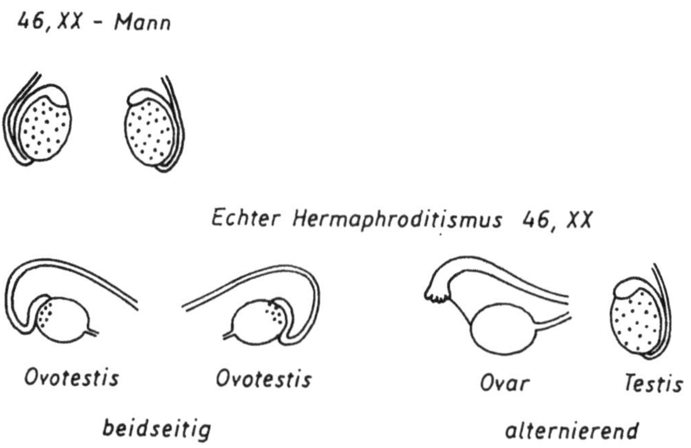

Abb. 11-2. Zusammenhang zwischen XX-Männern und echtem Hermaphroditen mit dem Karyotyp 46,XX (Modif. nach WACHTEL 1979).

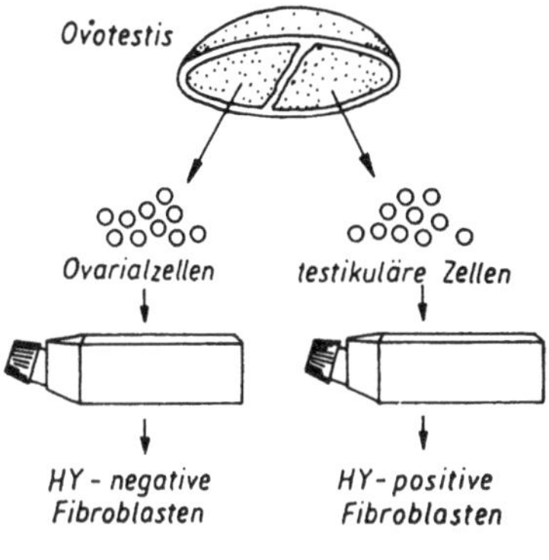

Abb. 11–3. Vorkommen des HY-Antigens im Ovotestis (WACHTEL u. BARD 1981).

weisbaren HY-Antigens (MOREIRA-FILHO u. Mitarb. 1980; NIEKERK u. RETIEF 1981). In den Ovotestes lassen sich dabei regionale Unterschiede erkennen: Im ovariellen Anteil ist das HY nur in ganz kleinen Mengen oder gar nicht, in den testikulären Strukturen dagegen in normaler Quantität nachweisbar (Abb. 11–3).

Klassifikation

Histologisch werden drei Typen des echten Hermaphroditismus unterschieden: 1. Alternativer echter Hermaphroditismus mit einem Hoden und einem Ovar. 2. Unilateraler echter Hermaphroditismus mit Ovotestis oder Testovar auf der einen und Hoden oder Ovar auf der anderen Seite. 3. Bilateraler echter Hermaphroditismus mit Ovotestis bzw. Testovar auf beiden Seiten.

In NIEKERKS (1981) Zusammenstellung von 384 Patienten aus der Literatur hatten 30% der Fälle einen alternativen und 30% einen unilateralen echten Hermaphroditismus mit Ovotestis und Ovar. Ovotestis und Testis fanden sich nur in 10% und bilaterale Ovotestes in 20% der echten Hermaphroditen. Bei den restlichen war auf der einen Seite ein Ovotestis vorhanden, die zweite Gonade blieb unbekannt bzw. erwies sich als völlig entartet.

Beim Menschen entwickelt sich die rechte Gonade bevorzugt zum Hoden, die linke zum Ovar (Tab. 11–1). Auf 806 untersuchte Gonaden von Hermaphroditen kommen 357 Ovotestis, 269 Ovarien, 180 Testes.

Die in 195 Fällen durchgeführten zytogenetischen Untersuchungen erbrachten in 59% der Fälle den Karyotyp 46,XX und in 12% 46,XY (Tab. 11–2). Das Mosaik 46,XX/46,XY kam in 12%, das Mosaik 46,XY/47,XXY in 5% der Fälle vor. Der Zusammenhang zwischen Phänotyp und Karyotyp ist in der

Tabelle 11–1

Topographie der Gonaden in 806 Fällen von echtem Hermaphroditismus (nach NIEKERK u. RETIEF (1981)

Gonade	links	rechts	gesamt
Ovar	169 (62,8%)	100 (37,2%)	269
Testis	73 (40,5%)	107 (59,5%)	180
Ovotestis	151 (42,3%)	206 (57,7%)	357
			806

Tabelle 11–2

Art der Gonaden und Karyotyp bei 195 Fällen von echtem Hermaphroditismus (nach NIEKERK und RETIEF 1981)

Art der Gonaden	46,XX	46,XX/46,XY	46,XY	46,XY/47,XXY	45,X/46,XY	Andere Mosaike	Gesamt
Ovar-Testis	23	10	13	5	4	5	60
Ovar-Ovotestis	43	7	3	3	1	2	59
Ovotestis-Ovotestis	33	6	2	2	0	2	45
Ovotestis-Testis	12	2	5	0	1	2	22
Ovotestis-unbekannt	5	0	1	1	1	1	9
Gesamt	116 (59,5%)	25 (12,8%)	24 (12,3%)	11 (3,5%)	7 (3,5%)	12 (6,2%)	195

Tabelle 11–3 dargestellt (nach NIEKERK 1981). In Fällen mit dem Mosaik 46,XX/46,XY besteht die Möglichkeit, daß eine Eizelle von zwei Spermien — einem mit X-Chromosom und einem mit Y-Chromosom — befruchtet wurde. Ein derartiger Fall wurde von GARTLER u. Mitarb. (1962) publiziert.

Bei familiärem Vorkommen ergaben Stammbaumanalysen einen autosomal rezessiven Erbgang. Eine entsprechende Mutation, die z. B. das HY-System betreffen könnte, dürfte auch einem Teil der sporadischen Fälle zugrunde liegen. Für die Entstehung eines Mosaiks gibt es mehrere Möglichkeiten. GARTLER u. Mitarb. (1962) machten bei einem Fall von Mosaik (46,XX/46,XY) Chimärismus wahrscheinlich, d. h. das Individuum entwickelt sich aus zwei Zygoten, von denen die eine durch ein 22,X und die andere durch ein 22,Y-Spermium befruchtet wurden.

Tabelle 11–3

Der Zusammenhang zwischen Phänotyp und Karyotyp bei echtem Hermaphroditismus (nach NIEKERK 1981)

Phänotyp	Karyotyp					
	46,XX	46,XX/ 46,XY	46,XX/ 47,XXY	46,XY	Andere Mosaike	Gesamt
weiblich	27	4	5	0	2	38
männlich	28	8	5	12	3	56
Gesamt	55	12	10	12	5	94

11.2. Klinische Symptomatik

Die Neugeborenen oder Kinder fallen meistens durch zwittrige äußere Sexualorgane auf.

Echte Hermaphroditen wachsen gewöhnlich als Knaben heran und kommen spätestens zum Arzt, wenn während der Pubertät weibliche sekundäre Geschlechtsmerkmale (Gynäkomastie) oder Menstruationsblut im Urin auftreten. Bei Frauen fällt neben den zwittrigen äußeren Sexualorganen vor allem die primäre Amenorrhoe auf.

Der Körperbau der Patienten hängt von Art und Stärke der ovarialen bzw. testikulären Hormonsekretion ab. Meistens bestehen eunuchoide Körperproportionen mit mehr oder weniger ausgeprägter Mammaentwicklung von der Pubertät an. Die Sexualorgane unterscheiden sich von Fall zu Fall erheblich, angefangen bei weiblichem äußerem Genitale mit Klitorishypertrophie bis hin zu Fällen mit männlichem äußerem Genitale und einem rudimentären Uterus in der Bauchhöhle.

11.3. Differentialdiagnose

Der Verdacht auf echten Hermaphroditismus besteht bei allen Fällen mit zwittrigen Sexualorganen. Da es sich um eine äußerst seltene Krankheit handelt, wird er sich jedoch in den meisten Fällen nicht bestätigen. Die endgültige Diagnose kann auf Grund der Definition nur an Hand des histologischen Nachweises von testikulärem und ovariellem Gewebe gestellt werden.

11.4. Therapie und Prognose

Das ärztliche Vorgehen richtet sich nach den Geschlechtsorganen, dem allgemeinen Körperbau, dem Selbstidentifizierungsgeschlecht und der Libidorichtung des jeweiligen Patienten. Wie in anderen Fällen mit zwittrigen Sexualorganen entscheiden über die Therapie die psychosexuelle Orientierung des Patienten, die chirurgischen Möglichkeiten und die pharmakologischen Voraussetzungen.

Die Prognose hängt von den äußeren Geschlechtsorganen und ihrer Übereinstimmung mit der psychischen Einstellung und dem Sexualverhalten ab. Bessere Therapieerfolge lassen sich wie beim männlichen Hermaphroditismus (s. d.) bei Führung des Patienten in weibliche Richtung erreichen.

Literatur

Gartler S. M., Waxmann S. H. and Giblett E.: An XX/XY human hermaphrodite resulting from double fertilization. Proc. Nat. Acad. Sci., USA 48, 332, 1962.

Moreira-Filho C. A., Otto P. G., Mustacchi Z., Frota-Pessoa O., Otto P. A.: H-Y antigen expression in a case of XX true hermaphroditism. Hum. Genet, **55**, 309, 1980.

Niekerk W. A.: True hermaphroditism. In: The Intersex Child. Ed. Josso N., S. Karger, Basel 1981.

Niekerk W. A., Retief A. E.,: The gonads of human true hermaphrodites. Hum. Genet. **58**, 117, 1981.

Wachtel S. S.: Immunogenetic aspects of abnormal sexual differentation. Cell, **16**, 691, 1979.

Wachtel S. S., Bard J.: The XX testis In: The Intersex Child. Ed: Josso N., S. Karger, Basel 1981.

12. Adrenogenitales Syndrom

Die Symptome des Adrenogenitalen Syndroms entstehen auf der Grundlage einer erhöhten Androgensyntheserate in den Nebennieren. Es kommt zur Virilisierung, die bei genetisch weiblichen Individuen zu Zwittrigkeit, d. h. weiblichem Hermaphroditismus führt. Bereits im 17. Jahrhundert wurden Fälle mit Symptomen dieses Syndroms bekannt. STERN (1968) zitiert eine solche Beschreibung aus dem Jahre 1601: Es handelte sich um einen Soldaten, den man für einen normalen Mann hielt, bis er nach dem Beischlaf mit einem anderen Soldaten ein Kind gebar. Einen genauen anatomischen Bericht über die Sexualorgane eines weiblichen Hermaphroditen gab CRECCHIO im Jahre 1865; die Sektion erbrachte bei hypoplastischen, männlichen äußeren Sexualorganen keine Testes, aber Uterus, Tuben und Ovarien in der Bauchhöhle. Die Nebennieren waren stark vergrößert, fast so groß wie die Nieren.

12.1. Pathogenese

Zugrunde liegt eine Cortisol-Synthesestörung in der Nebenniere. Cortisol wird unter physiologischen Bedingungen aus Progesteron durch aufeinanderfolgende enzymatische Hydroxylierungen an den Kohlenstoffatomen 17, 21 und 11 synthetisiert (Abb. 12–1). Beim Adrenogenitalen Syndrom liegt eine Störung in einem dieser Syntheseschritte vor (NEW u. LEVIN 1981). Der Blut-Cortisol-Spiegel bewirkt eine vermehrte ACTH-Ausschüttung im Hypophysenvorderlappen, was wiederum eine Hypertrophie und Hyperplasie der Nebennierenrinde nach sich zieht. Dadurch können lebenserhaltende minimale Mengen Cortisol produziert werden. Gleichzeitig synthetisiert die Nebennierenrinde enorme Mengen von Hormonen mit androgener Wirkung. Bei der häufigsten Form des Adrenogenitalen Syndroms kommt es auf Grund eines autosomal rezessiv bedingten 21-Hydroxylase-Mangels nicht zur Hydroxylierung am Kohlenstoffatom 21 und dadurch zur vermehrten Ausschüttung von 17-Hydroxyprogesteron, das anschließend zu

Pregnantriol und anderen Androgenen (Androsteron, Etiocholanolonin, geringere Mengen Dehydroepiandrosteron) umgewandelt wird. Diese Substanzen können die ACTH-Synthese im Hypophysenvorderlappen bzw. die verstärkte Stimulation der Nebennierenrinde nicht hemmen.

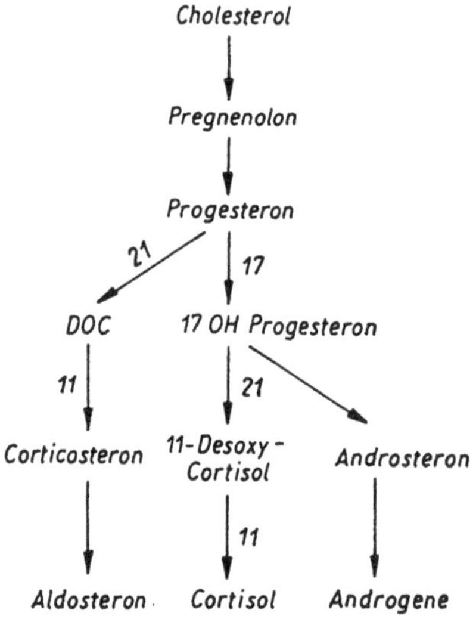

Abb. 12–1. Vereinfachtes Schema der Steroidsynthese. 11 = 11-Hydroxylase, 17 = 17-Hydroxylase, 21 = 21-Steroidhydroxylase. Das Fehlen einer dieser Hydroxylasen führt zum Adrenogenitalen Syndrom.

Das Adrenogenitale Syndrom ist die einzige Pseudohermaphroditismusform bei genetisch weiblichen Individuen. Zum männlichen Hermaphroditismus kommt es durch verminderte Hormonsynthese in den Hoden, weiblicher Hermaphroditismus dagegen hängt nicht mit der endokrinen Funktion der Ovarien zusammen. Er entsteht allein durch die maskulinisierende Fehlfunktion der Nebenniere, auch „dritte Gonade" genannt.
Eine pränatale Maskulinisierung weiblicher Individuen kann auch entstehen, wenn die Mutter während der Schwangerschaft virilisierende Hormone eingenommen hat (Jones 1981). Das Adrenogenitale Syndrom tritt sowohl bei genetisch weiblichen als auch männlichen Individuen auf. Bei letzteren führt die vermehrte Synthese virilisierender Hormone zu verfrühter Virilisierung mit Pseudopubertas praecox und Minderwuchs durch vorzeitigen Epiphysenschluß.
Setzt in Abhängigkeit vom Cortisol-Synthesedefekt die Überfunktion der Nebennierenrinde erst postnatal ein, kommt es nicht

zum angeborenen weiblichen Hermaphroditismus im engeren Sinne, sondern höchstens zu einer geringgradigen Virilisierung der ursprünglich normal weiblichen Sexualorgane.

12.2. Klinische Symptomatik

Als Grund für eine Vorstellung beim Arzt im Säuglingsalter kommen in Frage: 1. Virilisierung des weiblichen äußeren Genitale, 2. zwittriges äußeres Genitale, 3. in seltenen Fällen hypoplastisches männliches äußeres Genitale ohne Testes im Scrotum, 4. Gedeihstörungen infolge eines Salzmangel-Syndroms.
Bei Mädchen oder Frauen stehen die Virilisierung des weiblichen Genitale (meistens Klitorishypertrophie), Hypertrichosis, schwache Entwicklung der sekundären weiblichen Geschlechts-

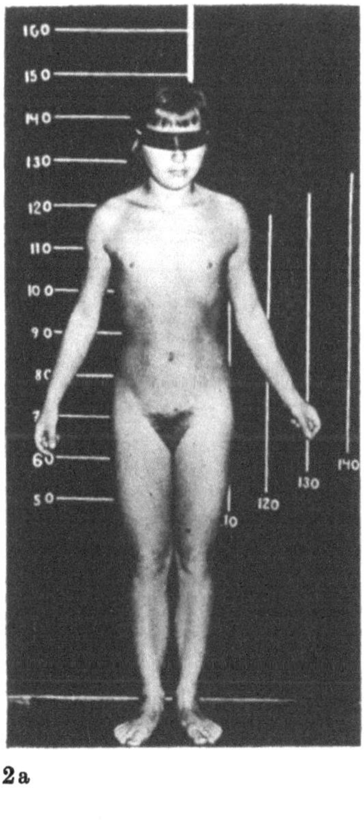

2a

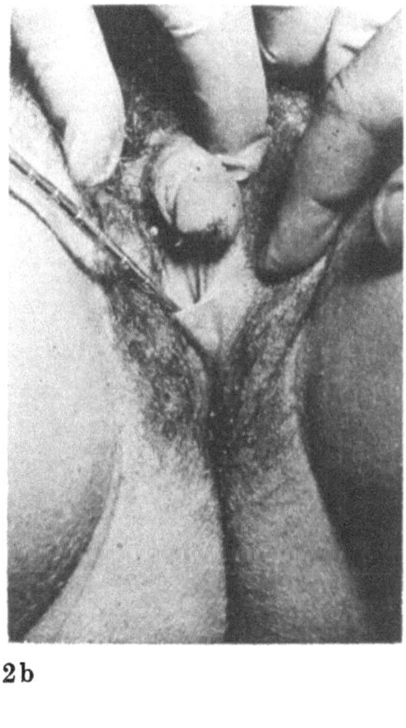

2b

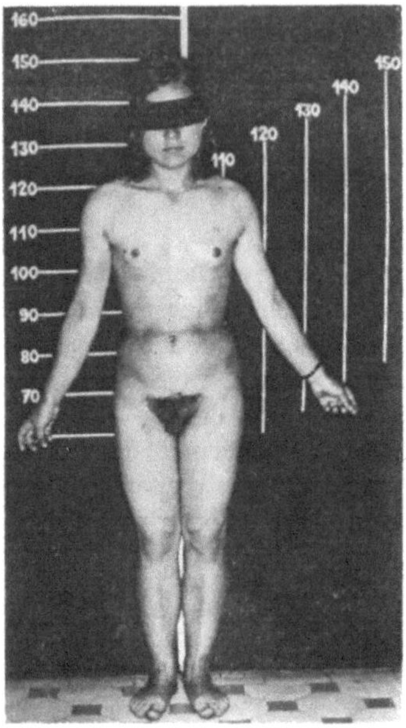
160
150
140
130
120
110
100
90
80
70
110
120
130
140
150

2c

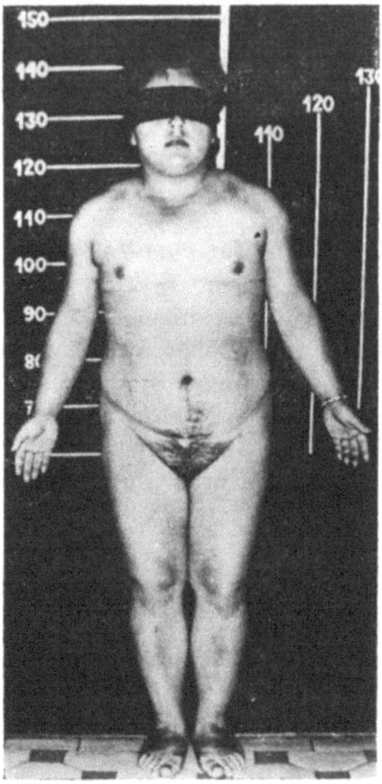
150
140
130
120
110
100
90
110
120

2d

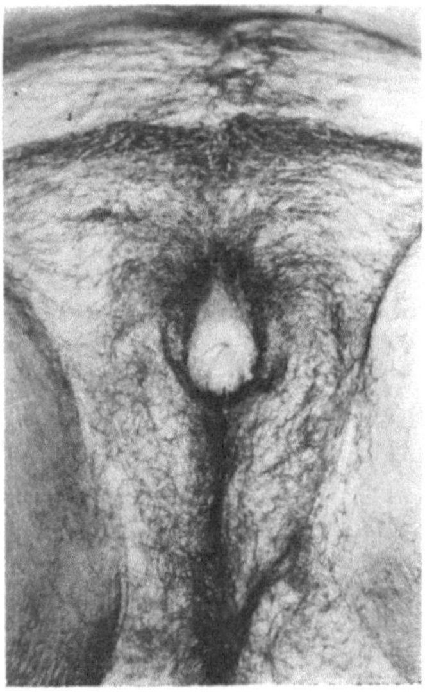

2e

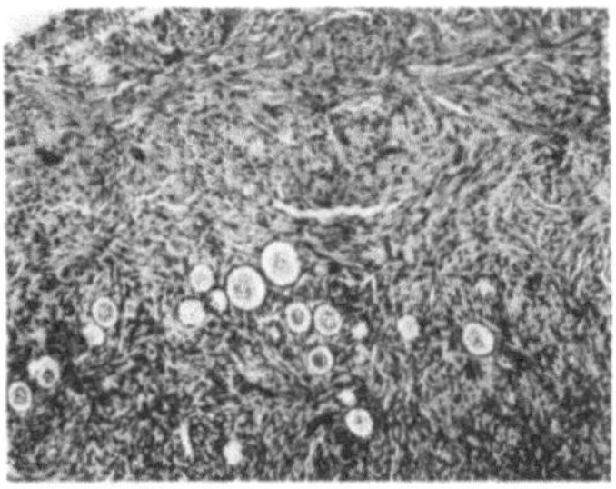

2f

merkmale während der Pubertät und primäre Amenorrhoe im Vordergrund. Die Entwicklung der Mammae muß nicht gestört sein.

Der Körperbau der Patientinnen imponiert als männlich mit gut entwickelten Muskeln, breiten Schultern, schmalem Becken, Hypertrichosis, Acne und Schläfenglatze. Daneben besteht Minderwuchs (Abb. 12–2, 3).

Charakteristikum des zwittrigen oder vermännlichten Genitales ist das Fehlen der Testes im Scrotum bzw. im Leistenkanal (Abb. 12–4, 5).

Selbst im Falle äußerer männlicher Sexualorgane sind die inneren weiblich mit Uterus, Tuben und Ovarien einschließlich Follikeln vorhanden. Die außerdem beim Adrenogenitalen Syndrom in beiden Geschlechtern auftretenden Störungen des Mineralhaushaltes können im Säuglingsalter im Vordergrund stehen und lebensbedrohlich werden (s. S. 213).

12.3. Biochemische Befunde

Die biochemischen Untersuchungen beschränken sich auf den Nachweis erheblich erhöhter Androgen- sowie 17-Ketosteroid- und Pregnantriolwerte im Urin.

12.4. Genetische Befunde

Das Adrenogenitale Syndrom ist genetisch heterogen, indem es durch unterschiedliche, jeweils autosomal rezessive Mutationen hervorgerufen wird. Es liegt immer ein dem Geschlecht der Gonaden entsprechender normal weiblicher oder männlicher Karyotyp vor.

Abb. 12–2. Zwei Schwestern mit Adrenogenitalem Syndrom. Minderwuchs, Hypertrichose und Klitorishypertrophie. a: 14jährige Patientin b: Äußeres Genitale, unterhalb der hypertrophen Klitoris, unter einer Hautfalte der Introitus vaginae. c: Dieselbe Patientin mit 16 Jahren. d: 15jährige Schwester der Probandin. e: Äußeres Genitale. f: Histologisches Bild des Ovars mit Primärfollikeln.

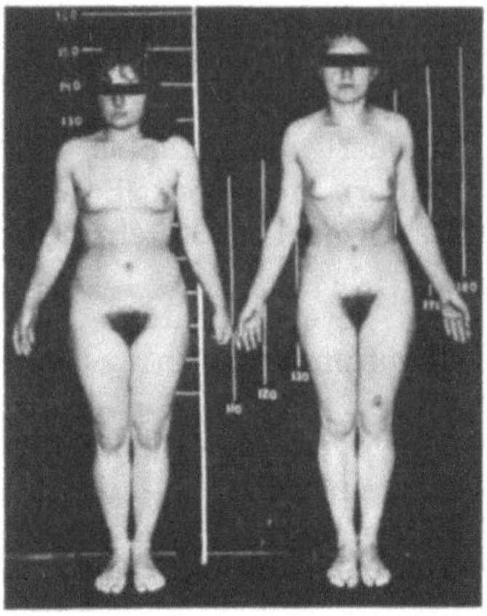

Abb. 12–3. Zwei Schwestern mit Adrenogenitalem Syndrom. Minderwuchs, Hypertrichosis und Klitorishypertrophie. Mammaentwicklung nach Hormontherapie.

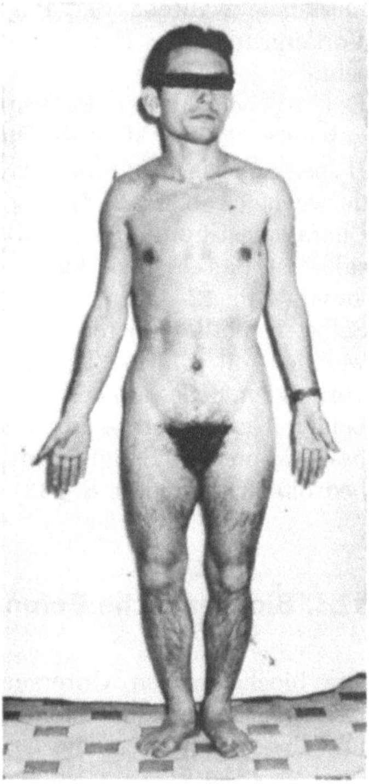

4a

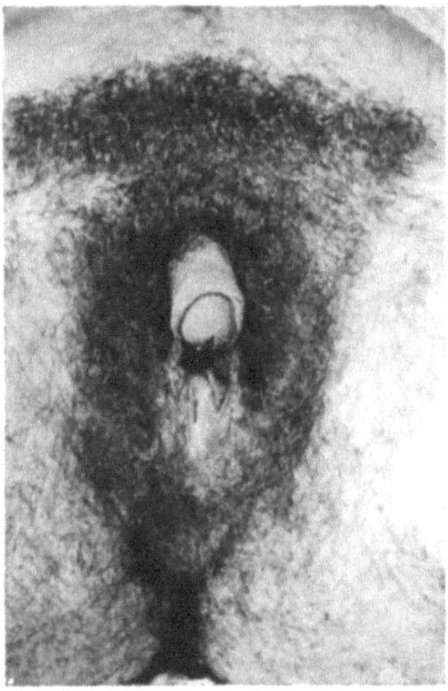

4b

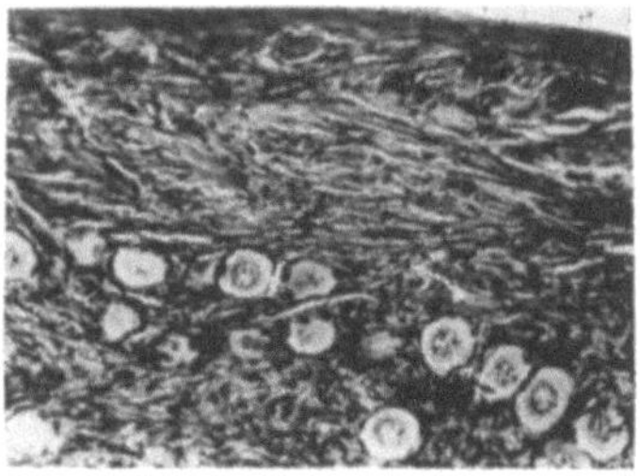

4c

Abb. 12–4. a: Patient mit Adrenogenitalem Syndrom und vollständiger Geschlechtsumwandlung. Karyotyp 46,XX. Soziales Geschlecht männlich. b: Äußeres Genitale. c: Primärfollikel in den Ovarien des Patienten.

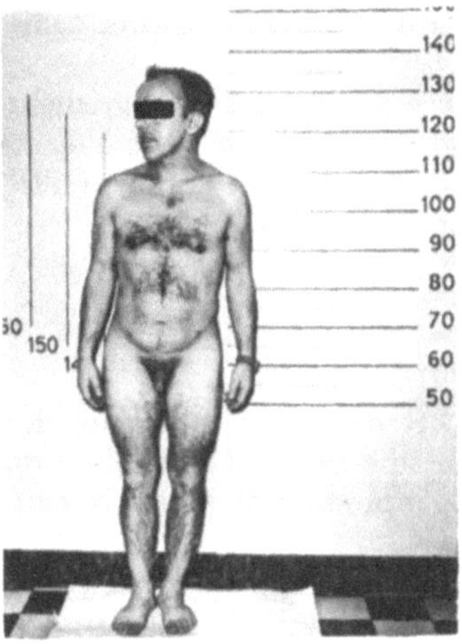

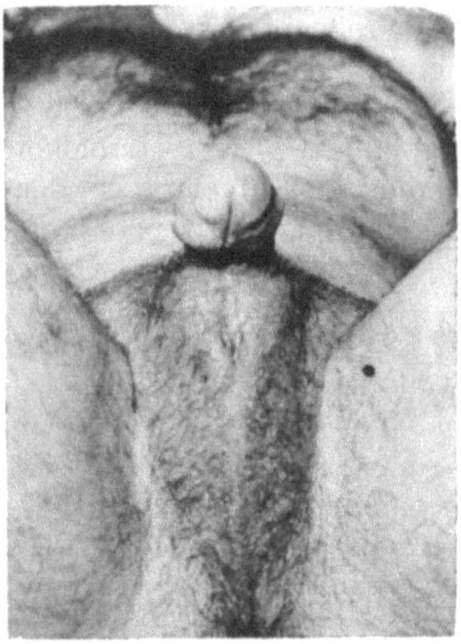

5a 5b

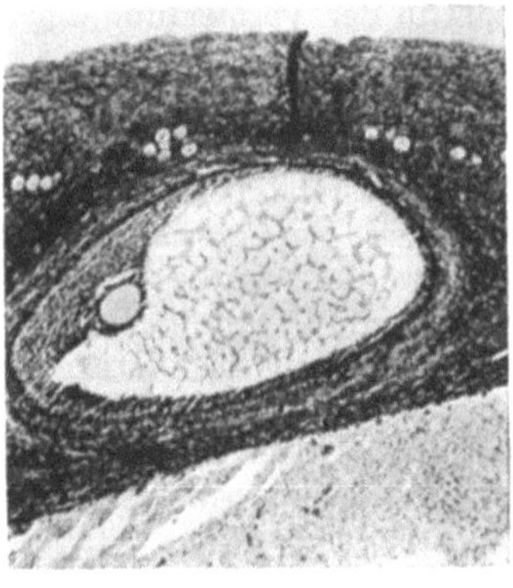

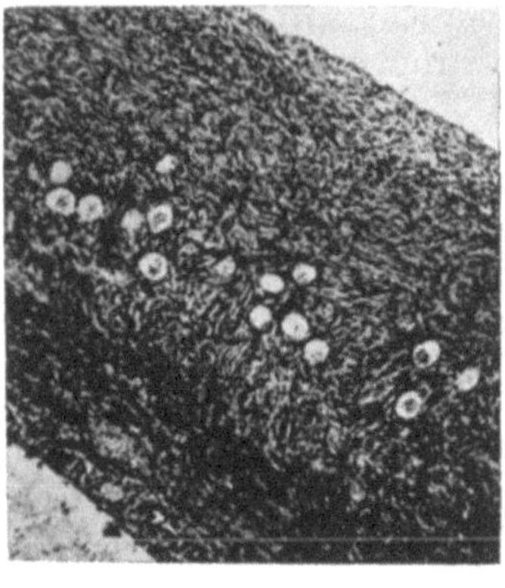

5c 5d

Abb. 12–5. a: Patient mit Adrenogenitalem Syndrom und vollständiger Geschlechtsumwandlung. Karyotyp 46,XX. Soziales Geschlecht männlich. b: Äußeres Genitale. c: Reifender Graafscher Follikel im Ovar des Patienten. d: Primärfollikel in den Ovarien des Patienten.

12.5. Differentialdiagnose

Vom männlichen Hermaphroditismus unterscheidet sich das Adrenogenitale Syndrom der Frau durch positives X-Chromatin, den weiblichen Karyotyp 46,XX sowie den erhöhten 17-Ketosteroid-

und Pregnantriolspiegel im Urin, an Hand dessen auch der echte Hermaphroditismus auszuschließen ist.
Bei plötzlich einsetzender Virilisierung, rascher Progredienz und hohem 17-Ketosteroidspiegel liegt der Verdacht eines Nebennierenrindentumors nahe, der sich endokrinologisch durch ACTH-Bestimmung und Dexametosen-Gaben überprüfen läßt.

12.6. Therapie und Prognose

Die Therapie des Adrenogenitalen Syndroms besteht in der Dauersubstitution mit Kortikoiden, die die ACTH-Sekretion hemmen und dadurch auch die Androgenproduktion in den Nebennieren senken.
Gewöhnlich beginnt man mit hohen Dosen von Cortisol (Inhibitionstest), um eine maximale Hemmung der ACTH-Sekretion in der Hypophyse zu erreichen, und geht dann allmählich bis zur Erhaltungsdosis zurück.
Bei Kindern besteht das Therapieziel in der Vermeidung einer verfrühten Skelettreifung und dient der Normalisierung des Größenwachstums. Zu geringe oder zu hohe Cortisol-Dosen führen zu vorzeitigem Wachstumsabschluß. Die Medikation kann per injectionem gegeben werden. Weniger belastend ist eine orale Medikation mit einer 2—3mal höheren Dosis. Die Cortisol-Tabletten müssen 3mal täglich eingenommen werden, da die Wirkung sehr schnell nachläßt. Der Inhibitionstest muß stationär durchgeführt werden. Erwachsene erhalten 100—150 mg/die Cortisolazetat, Kinder unter 2 Jahren 20—30 mg. Ein ausreichender Rückgang der Androgensekretion tritt innerhalb weniger Tage ein und läßt sich an Hand des 17-Ketosteroidspiegels im Urin erkennen. Es sollen folgende endgültige 17-Ketosteroidwerte im Urin erreicht werden:

Kinder unter 2 Jahren:	0,5 —1 mg/24 h
Kinder von 2—6 Jahren:	2 —4 mg/24 h
Kinder von 6—14 Jahren:	4 —6 mg/24 h
Erwachsene	8 —12 mg/24 h

Die Erhaltungsdosis liegt bei Erwachsenen zwischen 37—50 mg Cortisol, bei Kindern zwischen 10—25 mg. Der 17-Ketosteroidspiegel im Urin sollte regelmäßig kontrolliert werden. Wie bei jeder Kortikoidtherapie muß auf Ödeme, Striae und den Allgemeinzustand der Patienten geachtet werden. Bei Kindern mit geringem Salzverlust reicht zur Erhaltung einer normalen Elek-

trolytbilanz die Zugabe von 2—5 mg Kochsalz zur täglichen Diät. In ernsteren Fällen sollte man täglich 0,1 mg Fluor-Hydrocortisol geben.
Zwittrige Genitalorgane lassen sich chirurgisch korrigieren, wobei eine ausgeprägte Klitorishypertrophie eine teilweise Amputation erforderlich macht. Bei geringfügiger Klitorishypertrophie reichen Cortisolgaben aus. Die Kohabitationsfähigkeit der Vagina muß nach der Pubertät z. T. durch plastische Operation hergestellt werden.
Die Prognose hängt von der Form des Adrenogenitalen Syndroms, einem frühstmöglichen Therapiebeginn und der Cortisoldosierung ab.

12.7. Salzverlustsyndrom

Das Salzverlustsyndrom tritt bereits beim Neugeborenen auf, gewöhnlich in den ersten 2 Lebenswochen, selten nach der 5. Woche. Erste Symptome sind Nahrungsverweigerung, ausbleibende Gewichtszunahme, Apathie und Erbrechen, teilweise von Durchfall begleitet. Durch einen begleitenden Infekt oder auch ohne erkennbare Ursache kann es zu einem an Addison-Krisen erinnernden, schweren Krankheitsbild mit Gewichtsverlust, Zyanose, Exsikkose, Kreislaufkollaps, Herzrhythmusstörungen, Bewußtlosigkeit und Krämpfen (Rudder 1966) kommen.
Im Elektrolythaushalt ergeben sich folgende Auffälligkeiten: Deutlich erniedrigter Serum- und erhöhter Urin-Natriumspiegel, Chloride im Serum leicht erhöht, im Urin normal bei erhöhtem Kaliumwert. Über die Diagnose entscheidet der hohe 17-Ketosteroidspiegel im Urin, der beim jungen Säugling 9—10 mg/24 h beträgt (normal unter 1 mg).
Differentialdiagnostisch auszuschließen ist eine Pylorusstenose oder -hypertrophie, ebenfalls mit Nahrungsverweigerung aber niedriger Chlorid- und normaler 17-Ketosteroid-Ausscheidung im Urin. Bei älteren Säuglingen muß auch an akuten Darmkatarrh bzw. Toxikose gedacht werden. Leitsymptom ist hier Durchfall (Rudder 1966).
Lebensrettend sind Kochsalz, Cortisol und Mineralkortikoide. Kaliumhaltige Lösungen (z. B. Ringer-Lösung) müssen vermieden werden, eine weitere Erhöhung des Kaliumspiegels kann zu Herzstillstand führen. Die Kochsalzerhaltungsdosis beträgt 2—5 g täglich.

Literatur

JONES H. W.: Nonadrenal female pseudohermaphroditism. In: The Intersex Child. Ed. Josso, N., S. Karger, Basel 1981.

NEW M. I., LEVINE L. S.: Adrenal hyperplasia in intersex states. In: The Intersex Child. Ed. Josso N., S. Karger, Basel 1981.

RUDDER B.: Postępowanie w Nagłych Przypadkach Pediatrycznych Zagrażających Życiu. PZWL, Warszawa 1966.

STERN C.: Genetic Mosaics and Other Essays. Harvard University Press, Cambridge, Massachusetts, 1968.

Symptomatologie und Therapie

13. Maldeszensus der Testes und Anorchie

13.1. Kryptorchismus

Der Begriff Kryptorchismus bezeichnet das Ausbleiben des Deszensus der Testes in das Scrotum. Die Hoden können dabei an jedem Punkt ihres Weges aus der Bauchhöhle über die Leistenkanäle zum Scrotum liegenbleiben. Ursachen dafür sind anatomische Besonderheiten (Stenose des Leistenkanals, Verwachsungen, kurzer Samenstrang u. ä.). Von diesem echten Kryptorchismus unterscheidet sich die Hodendystopie, bei der die Hoden außerhalb der normalen Bahn des Deszensus liegen.
Bei 5–10% der männlichen Neugeborenen befinden sich ein oder beide Hoden nicht im Scrotum. Bei 2% der Knaben deszendieren sie innerhalb der ersten Lebenswoche. Bei Knaben im Alter von 5–11 Jahren liegt die Inzidenz des Kryptorchismus noch zwischen 1 und 6%. In vielen Fällen handelt es sich dabei um Pendelhoden, die nur zeitweilig im Scrotum liegen und erst während der Pubertät endgültig dort verbleiben. Bei 20jährigen Männern findet man deshalb einen Kryptorchismus nur noch mit einer Inzidenz von 0,5%.

13.1.1. Pathogenese

Während der Fetalentwicklung liegen die Hoden in der Inguinalregion. Sie erreichen das Scrotum erst im 9. Fetalmonat. Die Rolle des am unteren Hodenpol befindlichen Hodenleiters ist dabei unbekannt. Wahrscheinlich erleichtert er den Deszensus, indem er den Hoden in das Scrotum zieht. Allerdings kann der Deszensus auch ohne ihn ablaufen.
Der echte Kryptorchismus steht meistens mit einer testikulären Insuffizienz in Zusammenhang. Die Testes können deshalb häufig auch bei optimaler Therapie nicht zur normalen Hormonsekretion gebracht werden.
Nach der Pubertät kommt es infolge pathologischer Veränderungen der in der Bauchhöhle verbliebenen Hoden zu Symptomen eines Hypogonadismus. Die degenerativen Veränderungen können bei einseitigem Kryptorchismus auch den deszendierten

Hoden betreffen. Es liegen dann entweder eine gemeinsame Ursache oder reflektorische bzw. endokrine Mechanismen zugrunde. In der Bauchhöhle oder im Leistenkanal verbliebene Hoden müssen deshalb vor der Pubertät chirurgisch in das Scrotum gebracht und dort fixiert werden.

13.1.2. Klinischer Befund

Bei den Kindern fällt ein ein- oder beidseitig leeres Scrotum auf. Von den Eltern wird der Defekt häufig zunächst nicht bemerkt oder in seiner Bedeutung unterschätzt.
Oft bestehen noch andere Anomalien des äußeren Genitales, wie z. B. Hypospadie oder Hypogenitalismus. Ohne Behandlung kommt es zu einer Pubertas tarda mit Hypogonadismus, genitalem Infantilismus, rarifizierter Scham- und Bartbehaarung, hoher Stimmlage und eunuchoiden Körperproportionen.

13.1.3. Biochemische Befunde

Wenn kein Descensus testis erfolgt ist, liegt nach der Pubertät gewöhnlich ein erniedrigter Androgenspiegel bei normalem oder erhöhtem Gonadotropinspiegel vor.

13.1.4. Zytogenetische Befunde

Bei isoliertem Kryptorchismus ist der Karyotyp normal männlich.

13.1.5. Differentialdiagnose

Die Diagnose „Kryptorchismus" bedeutet Fehlen eines oder beider Testes im Scrotum. Sind beide Testes weder im Scrotum noch im Inguinalkanal palpabel, besteht der Verdacht auf Anorchie.

13.1.6. Therapie und Prognose

Bei anatomisch bedingtem Kryptorchismus erweist sich eine chirurgische Korrektur meistens als erfolgreich. Sie sollte vor dem 6. Lebensjahr durchgeführt werden.
Liegen normale anatomische Verhältnisse vor, beginnt die Therapie mit Gonadotropingaben im 5.—6. Lebensjahr. Die Kna-

ben erhalten 3mal wöchentlich eine intramuskuläre Injektion von 1000 Einheiten pro Kur. Bei ausbleibendem Erfolg muß die Kur nach 6—10 Monaten wiederholt werden. Meistens, insbesondere wenn sich die Hoden bereits im Leistenkanal befinden, erweist sich diese Behandlung als erfolgreich. Selbst bei unvollständigem Deszensus erleichtert die Verlängerung des Samenstranges einen späteren chirurgischen Eingriff. Diese Operation sollte vor dem 8. Lebensjahr erfolgen. Bei Pendelhoden ist eine Operation kontraindiziert, da es meist noch zum permanenten Deszensus kommt und das Risiko einer Gefäßverletzung nicht eingegangen werden muß.

Die Gonadotropinbehandlung zeigte bei beidseitigem Kryptorchismus bessere Erfolge (33%) als bei einseitigem (16%, Ehrlich u. Mitarb. 1969). Die Erklärung liegt in der unterschiedlichen Ätiopathogenese. Einseitiger Kryptorchismus entsteht häufig auf Grund anatomischer Anomalien.

Die Behandlung sollte so früh wie möglich abgeschlossen sein, da die durch die falsche Lage bedingte Degeneration des Hodens bereits im 6. Lebensjahr einsetzt und ab 10. Lebensjahr stark zunimmt. Andererseits besteht bei dem chirurgischen Eingriff ein gewisses Risiko für eine Verletzung der arteriellen Gefäßversorgung im Hoden, so daß zunächst ein Versuch mit Gonadotropin vorzuziehen ist. Es besteht dabei noch keine einheitliche Meinung über das therapeutische Vorgehen: Einerseits ist eine Behandlung vor dem 6. Lebensjahr erforderlich (Ehrlich u. Mitarb. 1969), andererseits reagiert der Hoden erst nach dem 10. Lebensjahr optimal auf Gonadotropingaben (Johnson 1969).

13.2. Anorchie

Bei der Anorchie fehlen die Testes vollkommen. Patienten mit Anorchie imponieren als männlich. Das äußere Genitale ist meistens hypoplastisch mit allen Abstufungen von Formen mit kleinem Phallus und leerem Scrotum bis zu solchen ohne Scrotum, mit rudimentärem Phallus und extremer Hypospadie (Abb. 13–1, 2).

13.2.1. Pathogenese

Die Entwicklung männlicher Genitalorgane läßt auf die Existenz von hormonell aktiven Testes während der Fetalentwicklung und eventuell noch in der frühen Kindheit schließen. Deshalb spricht

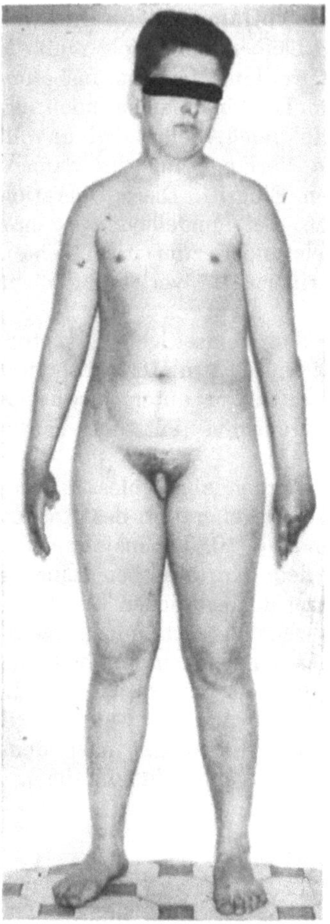

1a

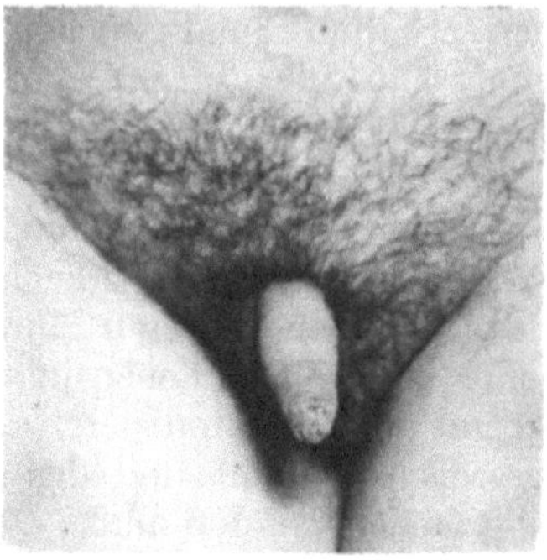

1b

Abb. 13–1. a und b: 16jähriger Patient mit Anorchie; Schambehaarung nach Hormontherapie.

man nicht von „Agonadismus“ bzw. Gonadendysgenesie, die nach Jost (s. S. 67ff.) eine weibliche Geschlechtsentwicklung zur Folge hätte. Die Ausprägung der primären Geschlechtsmerkmale hängt vom Zeitpunkt der Hodenregression ab. Je später sie einsetzt, desto geringer sind die Abweichungen vom normal männlichen äußeren Genitale.

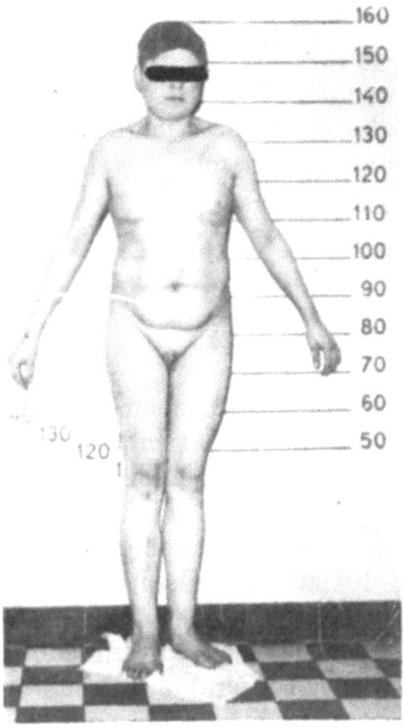

2a

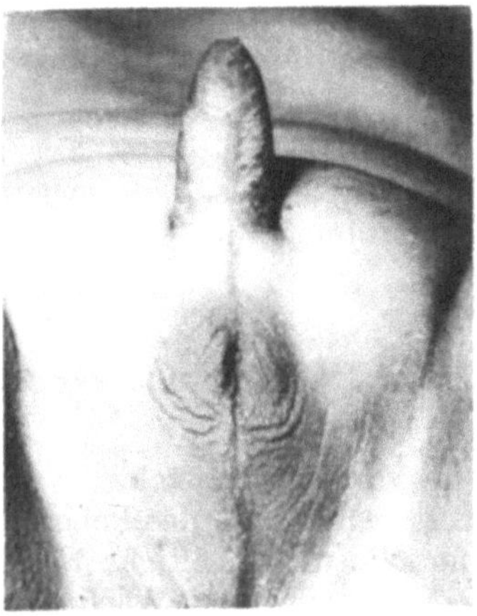

2b

Abb. 13–2. a und b: 19jähriger Patient mit Anorchie. Unterhalb des rudimentären Penis befindet sich eine kleine vaginale Vertiefung.

13.2.2. Klinische Symptomatik

Im Kindesalter findet man gewöhnlich eine Adipositas mit weiblichem Fettverteilungstyp und ein infantiles oder „mädchenhaftes" Äußeres. Im Pubertätsalter bleiben Stimmbruch, Bart- und Schambehaarung aus (ANSLEY GREEN u. Mitarb. 1976).

13.2.3. Biochemische Befunde

Der Androgenspiegel liegt unterhalb der Norm, der Gonadotropinspiegel ist nach der Pubertät erhöht.

13.2.4. Zytogenetische Befunde

Es liegt immer ein normaler männlicher Karyotyp vor. Familiarität kommt vor (HALL u. Mitarb. 1975).

13.2.5. Differentialdiagnose

Schwierigkeiten bietet vor allem die Differentialdiagnose zum Kryptorchismus. Eine sichere Diagnose gelingt nur mit Hilfe der Laparotomie.

13.2.6. Therapie und Prognose

Im Vordergrund steht die Behandlung mit Androgenen. Sie wird erst gegen Ende des Pubertätsalters mit kleinen Dosen begonnen, um einem vorzeitigen Schluß der Epiphysenfugen und damit einem vorzeitigen Wachstumsstop vorzubeugen. Nach Abschluß des Größenwachstums gibt man Testosteron in höheren Dosen. Um eine bestmögliche Entwicklung des äußeren Genitale zu erzielen, werden Depot-Präparate (entsprechend 100 mg Testosteron), anfänglich 2×, später 1× wöchentlich intramuskulär injiziert. Diese Dosis wird als Substitutionstherapie aufrechterhalten. Die Patienten fühlen sich unter der Therapie wohl und sind selbst an ihrer Fortsetzung interessiert. Bei Formen mit relativ gut entwickeltem Phallus ist ein normales Sexualleben möglich.

13.2.7. Agonadismus

Der Begriff „Agonadismus" bedeutet das angeborene vollständige Fehlen der Gonaden. Er wurde von Overzier (1963) für Fälle ohne Gonaden und mit rudimentären Sexualorganen eingeführt. Das äußere Genitale besteht dabei lediglich aus einem kleinen Genitalhöcker der an eine Klitoris oder einen rudimentären Phallus erinnert. Da es aber dabei zum Verschluß der Urogenitalspalte gekommen ist und keine weiblichen Sexualorgane vorliegen, müssen während der Fetalperiode über einen kurzen Zeitraum hormonell aktive männliche Gonaden existiert haben. Diese von Overzier (1963) als Agonadismus bezeichneten Fälle sind also eigentlich einer extremen Anorchie zuzuordnen, bei der sich die Testes zu einem sehr frühen Zeitpunkt zurückentwickelt haben. Ein Agonadismus im eigentlichen Sinne liegt damit nicht vor.

Literatur

ANSLEY GREEN A., ZACHMANN M., ILLIG R. et al.: Congenital bilateral anorchia in childhood: a clinical, endocrine and therapeutic evaluation of twenty one cases. Clin. Endocrinol. **5**, 381, 1976.

EHRLICH R. M., DOUGHERTY L. J., TOMASHEFSKY Ph., LATTIMER J. K.: Effects of gonadotropin in cryptorchism. J. Urology, **102**, 793, 1969.

HALL J. G., MORGAN A., BLIZZARD, R. M.: Familial congenital anorchia. Birth Def., Orig. Art. Ser., **11**, 115, 1975.

JOHNSON S. G.: Male Hypogonadism. In: "Selected Topies on Genital Anomalies. Ed. RASHAD M. N., MORTON W. R. M., THOMAS C. C. Springfield 1969.

OVERZIER C.: Intersexuality. Academic Press, London, New York, 1963.

14. Das Neugeborene mit Anomalien der Sexualorgane

Geburtshelfer und Pädiater entscheiden gewöhnlich über die Einordnung und Führung von Kindern mit Anomalien der Sexualorgane und damit bereits über das weitere Schicksal von Neugeborenen mit zwittrigem Genitale.
Als zwittrig gilt das äußere Genitale dann, wenn sein Aussehen keine Zuordnung zum weiblichen oder männlichen Geschlecht erlaubt. Meistens findet man dann einen Genitalhöcker, der einer Klitorishypertrophie oder einer Penishypoplasie mit Harnröhrenausgang an der Basis entspricht. Unterhalb des Genitalhöckers

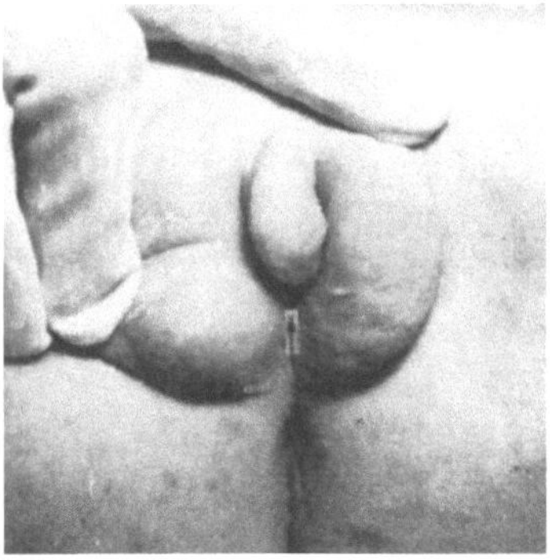

Abb. 14–1. Zwittriges Genitale beim Neugeborenen. Gonaden in den geschwollenen großen Labien tastbar. Unterhalb des rudimentären Penis Introitus vaginae.

befindet sich ein „Labio-Scrotum", das hypertrophen großen Labien oder einem hypoplastischen Scrotum entspricht (Abb. 14–1). Manchmal findet man in diesem „Labio-Scrotum" Gonaden, die histologisch meistens dysgenetische Hoden und ganz selten Ovotestes sind.
Zur Diagnostik müssen beim Säugling der Karyotyp und der Androgenspiegel bestimmt werden.
Bei Neugeborenen mit zwittrigen Sexualorganen liegt am häufigsten ein Adrenogenitales Syndrom oder ein männlicher Herm-

aphroditismus vor. Seltener handelt es sich um Zustand nach Maskulinisierung weiblicher Feten durch Hormonpräparatabusus der Mutter sowie um einen Hermaphroditismus verus.

14.1. Adrenogenitales Syndrom

Erhöhter Androgenspiegel und normal weiblicher Karyotyp 46,XX sprechen für die Diagnose Adrenogenitales Syndrom. In solchen Fällen muß noch an einen zwar seltenen aber doch möglichen Nebennierentumor gedacht werden.

14.2. Männlicher Hermaphroditismus

Bei Vorliegen des Karyotyps 46,XY und eines nicht erhöhten Androgenspiegels befinden sich höchstwahrscheinlich in der Bauchhöhle, im Leistenkanal oder im „Labio-Scrotum" dysgenetische Hoden.

14.3. Maskulinisierung durch Hormonpräparate

Ein normaler Androgenspiegel bei normalem weiblichem Karyotyp läßt auf Androgenisierung der Mutter während der Schwangerschaft (insbesondere in den ersten Monaten) schließen. Wenn auch bei der Mutter eine Virilisierung zu beobachten ist, liegt der Verdacht einer Nebennierenrindenhyperplasie oder eines Tumors der Nebenniere oder der Ovarien nahe.

14.4. Geschlechtseinordnung und Behandlung

Das Geschlecht sollte bei Säuglingen mit zwittrigem Genitale bis zum Ende des zweiten Lebensmonats festgelegt werden. Es ist wichtig, daß die Eltern informiert und aufgeklärt werden, so daß keine Zweifel über das Geschlecht ihres Kindes bleiben. Während der ersten Lebensmonate oder -jahre müssen auch die chirurgischen Korrekturen des äußeren Genitale vorgenommen werden. Es ist wichtig, auch später einen solchen Fall nicht seinem Schicksal zu überlassen. Weiblich geführte Patienten mit zwittrigen Geschlechtsorganen und nicht entfernten Hoden können in tragische Situationen kommen. Die Hoden be-

hindern insbesondere während der Pubertät die weibliche Entwicklung und ergeben die schwierigen Fälle eines männlichen Hermaphroditismus bei Erwachsenen.
Die einzige Diagnose, bei der die Orchidektomie nicht sinnvoll ist, ist die Testikuläre Feminisierung. Da diese Patientinnen immer ein weibliches äußeres Genitale haben, werden sie als Säuglinge oder Kinder meist nicht untersucht und gehören nicht zu den hier besprochenen Fällen.

14.5. Information der Eltern

Die Information der Eltern gilt der Aufklärung über die Anomalie und der Notwendigkeit der optimalen Führung und der weiteren Therapie für das Kind. Die Mitteilungen sollten sich auf das Notwendigste beschränken und dürfen auf keinen Fall Zweifel am Geschlecht des Kindes und seiner weiteren Entwicklung wecken.
Die meisten Fehler werden bei Eltern von Mädchen mit zwittrigen Sexualorganen gemacht. Diesen Eltern gegenüber sollte nicht von „männlichem“ X-Chromatin, sondern höchstens von „negativ“ gesprochen werden. In gleicher Weise ist vom Karyotyp 46,XY zu berichten. Überhaupt erscheinen Informationen über X-Chromatin und Karyotyp für die Eltern nicht unbedingt notwendig. In der Informationskarte genügt der Vermerk: X-Chromatin-negativ, Karyotyp 46,XY.
Es sollten auch solche Begriffe wie „Chromatingeschlecht“, „gonadales Geschlecht“ u. ä. vermieden werden. Das Geschlecht ist letztlich Ergebnis des Wirkens aller dieser Faktoren und sollte als endgültige Einordnung des Individuums als männlich oder weiblich verstanden werden.
Als schwerwiegender Fehler erweisen sich auch Mitteilungen an die Eltern über Hoden in der Bauchhöhle oder im Leistenkanal. Es sollte nur von Gonaden in der Bauchhöhle, die wegen krankhafter Veränderungen wahrscheinlich entfernt werden müssen, gesprochen werden. Den Eltern mitzuteilen, daß es sich um Hoden handelt, weckt Zweifel am weiblichen Geschlecht und der richtigen Behandlung des Kindes. Übertriebene Fürsorge und Sensibilisierung der Eltern wirken sich aber nachteilig auf die psychische Entwicklung des Kindes aus.
Andererseits müssen die Eltern in die Lage versetzt werden, Verwandten und Bekannten gegenüber eine sichere Meinung hinsichtlich des Geschlechtes des Kindes und der Notwendigkeit chirurgischer Korrekturen zu vertreten.

14.6. Hypoplasie der männlichen Sexualorgane

14.6.1. Hypoplasie von Penis und Scrotum

Mikrogenitalismus kann vorübergehend auftreten und im Verlauf der Kindheit oder Pubertät verschwinden oder bei degenerativen Veränderungen der Hoden persistieren. In letzterem Fall sind die endokrine Funktion der Hoden beeinträchtigt und der Pubertätseintritt verzögert und unvollständig. Der Karyotyp ist meistens normal, in einzelnen Fällen liegt ein Mosaik oder der Karyotyp 47,XXY vor.

14.6.2. Hypospadie

Die Verlagerung der Harnröhrenmündung bei männlichen Neugeborenen kommt isoliert oder zusammen mit Hypogenitalismus oder Hypogonadismus vor.
Hypospadie leichten Grades ergibt keine funktionellen Störungen und erfordert keine Therapie. Miktion, Erektion und Ejakulation verlaufen normal.
Bei Hypospadie schwereren Grades ist die Miktion beeinträchtigt. Deshalb und wegen Störungen bei Erektion und Kohabitation müssen chirurgische Korrekturen durchgeführt werden.

14.6.3. Hodenektopie

Der ektopische Hoden befindet sich meistens in der Bauchdecke zwischen der Haut und der Faszie des Muskulus obliquus externus abdominis, in der Oberschenkel- oder Leistengegend oder im Scrotum auf der gegenüberliegenden Seite. Am schwersten zu diagnostizieren ist die Hodenektopie in den inneren Schichten der Bauchdecke. Als Therapie kommt nur eine chirurgische Verlagerung in frühester Kindheit in Frage.

14.6.4. Anorchie

Die Diagnose Anorchie ist zum Zeitpunkt der Geburt durch Inspektion der äußeren Geschlechtsorgane nicht zu stellen. Sie muß in Erwägung gezogen werden, wenn es trotz Hormontherapie nicht zum Descensus testis kommt. Den Nachweis bringt die Laparotomie.

14.7. Defekte der weiblichen äußeren Sexualorgane

Die häufigsten Anomalien, Klitorishypertrophie und Hypertrophie der großen Labien, sind an Hand der Harnröhrenmündung und des Introitus vaginae von zwittrigen Formen abzugrenzen. Eine derartige Vermännlichung des äußeren Genitales tritt beim Adrenogenitalen Syndrom und bei Mädchen auf, deren Mütter während der Schwangerschaft hohen Hormondosen ausgesetzt waren. Auch die Einnahme großer Mengen weiblicher Geschlechtshormone (hauptsächlich Progesteron) im Rahmen einer schwangerschaftserhaltenden Therapie oder auch mißbräuchlich zum Schwangerschaftsabbruch kann bei weiblichen Feten zur Maskulinisierung führen.

Bei angeborener Vaginalaplasie ohne weitere Auffälligkeiten des äußeren Genitales müssen im Kindesalter Anomalien der inneren Sexualorgane ausgeschlossen werden. Sie kann Symptom einer Testikulären Feminisierung oder eines männlichen Hermaphroditismus sein. Meistens erweisen sich jedoch Ovarien und Uterus als normal. Bei Uterusmißbildungen muß an ein Mayer-v. Rokitansky-Küster-Syndrom gedacht werden. Zur Therapie wird im Erwachsenenalter eine Vaginalplastik durchgeführt.

14.8. Zusammenfassung

Bei Neugeborenen mit zwittrigen Sexualorganen läßt sich eine chirurgische Korrektur leichter in weiblicher als in männlicher Richtung durchführen.

Nach Festlegung des weiblichen Geschlechts müssen Operationen bereits in der frühen Kindheit angesetzt werden. Handelt es sich dabei um weiblich geführte männliche Hermaphroditen, sollten die dysgenetischen Hoden extirpiert werden.

Weiterführende Literatur

Boczkowski K.: Male hermaphrodites with female legal sex. Am. J. Obstet. Gynec., **108**, 474, 1970.

Boczkowski K.: Management and treatment of male pseudohermaphrodites. In: The Endocrine Function of the Human Testis. Ed. James V. H. T., Serio M., Martini L., Proceedings of the Serno Foundation Symposia. Acad. Press. Inc. vol. **2**, 247, 1974.

DEWHURST Ch. J., GORDON R. R.: The Intersexual Disorders. Baillière Tindall and Cassel, London, 1969.

JONES H. W., SCOTT W. W.: Hermaphroditism, Genital Anomalies and Related Endocrine Disorders. The Williams and Wilkins Company, Baltimore, 1971.

MONEY J.: Sex Errors of the Body. The Johns Hopkins Press: Baltimore, 1969.

RASHAD M. N., MORTON W. R. M.: Selected Topics on Genital Anomalies and Related Subjects. Charles C. Thomas, Publisher, Springfield, Illinois USA, 1969.

SCORER C. G., FARRINGTOM G. H.: Congenital Deformities of the Testis and Epididymis. Butterworth and Co., 1971.

15. Das Kind mit Anomalien der Sexualorgane

Während der Kindheit kommt es nicht zu entscheidenden Veränderungen in der Entwicklung der Sexualorgane, es sei denn, Neoplasmen der Gonaden, Nebennierenrinde oder Hypophyse bedingen eine Pseudopubertas praecox. Bei zwittrigen Sexualorganen sind diagnostisch folgende Syndrome in Erwägung zu ziehen:

15.1. Adrenogenitales Syndrom

Bei Vorliegen eines normalen weiblichen Karyotyps 46,XX und eines erhöhten Androgenspiegels bei einem Kind mit zwittrigem Genitale handelt es sich meistens um ein Adrenogenitales Syndrom (s. Kap. 12). Dabei können noch Störungen des Elektrolythaushaltes, insbesondere der Natrium-Kalium-Bilanz bestehen.

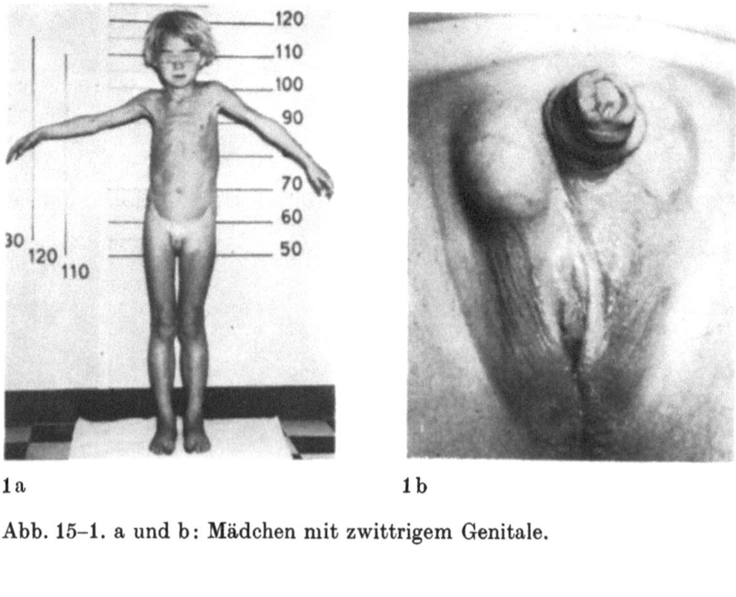

1a 1b

Abb. 15–1. a und b: Mädchen mit zwittrigem Genitale.

15.2. Männlicher Hermaphroditismus

Negatives X-Chromatin und ein niedriger oder normaler Androgenspiegel sprechen für die Existenz von Hoden in der Bauchhöhle, im Leistenkanal oder im Labio-Scrotum. Zytogenetisch lassen sich meistens der normale männliche Karyotyp 46,XY, selten ein Mosaik 45,X/46,XY oder strukturelle Aberrationen des Y-Chromosoms nachweisen (s. Kap. 10).
Echter Hermaphroditismus bei zwittrigen Geschlechtsorganen ist sehr selten (s. Kap. 11). Bei gesicherter Diagnose muß nach dem zweiten Lebensjahr des Kindes auf das inzwischen entwickelte Selbstidentifizierungsgeschlecht geachtet werden, während vorher die Reaktionen der Eltern und seiner Umgebung im Vordergrund standen.

15.3. Umwandlung des sozialen Geschlechts

Nach Money (1969) besteht allgemein die Meinung, daß nach dem 18. Lebensmonat keine Geschlechtsumwandlung mehr vorgenommen werden sollte, weil das der psychischen Entwicklung des Kindes schaden kann. Moneys Auffassung wird jedoch häufig oberflächlich und falsch interpretiert (Money — persönliche Mitteilung). Money betont, daß das Geschlecht des Kindes frühstmöglich festgelegt werden sollte, da sich Zweifel bei den Eltern und eine spätere Geschlechtsumwandlung negativ auf die psychische Entwicklung des Kindes auswirken. Trotzdem kann eine Umwandlung nicht unterlassen werden, wenn es sich als vorteilhaft herausstellt. Aus Moneys Arbeiten ergibt sich also lediglich die Schlußfolgerung, das Geschlecht eines Kindes mit zwittrigen Geschlechtsorganen möglichst früh richtig festzulegen, um eine spätere Umwandlung zu vermeiden. Eine notwendig gewordene Umwandlung sollte den Eltern als Korrektur und Wiederherstellung des eigentlichen Geschlechtes, das zur Geburt falsch bestimmt worden ist, erklärt werden. Der Begriff „Geschlechtsumwandlung" sollte zugunsten des Ausdruckes „Geschlechtskorrektur" vermieden werden.
Bei Entscheidung in weiblicher Richtung können im allgemeinen erfolgreiche chirurgische Korrekturen der zwittrigen Sexualorgane erfolgen. Dagegen zieht eine Einordnung ins männliche Geschlecht gewöhnlich eine Reihe mehr oder weniger erfolgloser Operationen und permanent schlechtes Befinden des Patienten nach sich, der

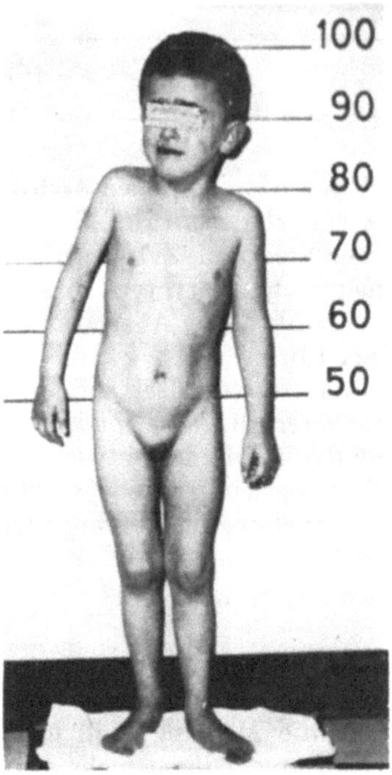

2 a

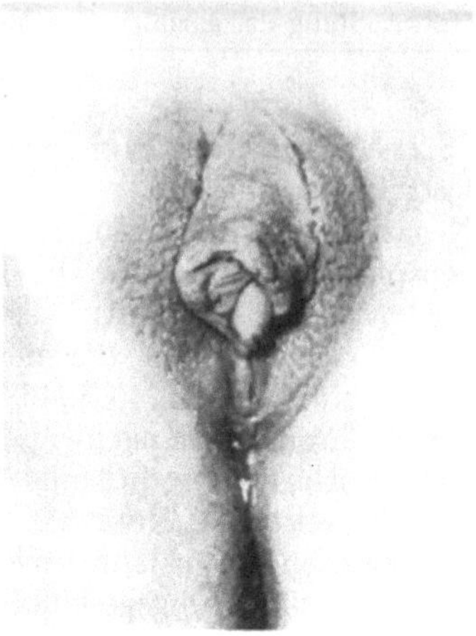

2 b

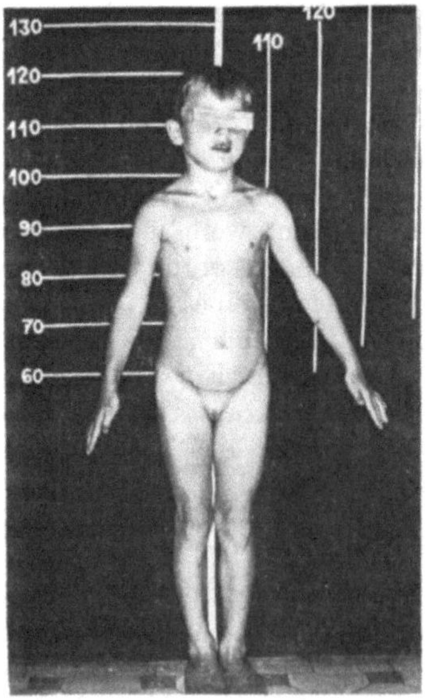

2c

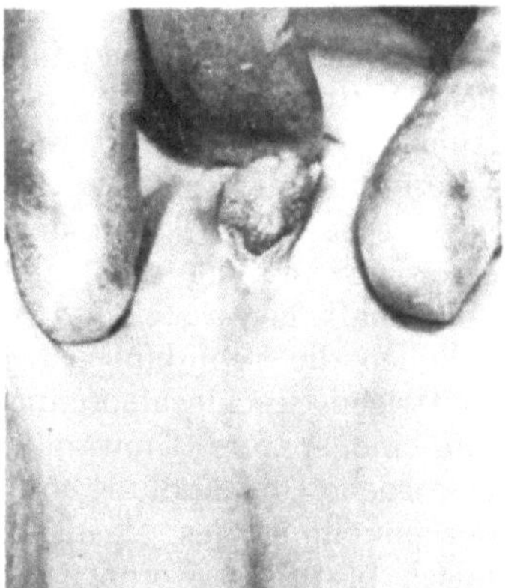

2d

Abb. 15–2. a, b, c und d: Zwei Knaben mit zwittrigem Genitale.

unter seiner mangelnden sexuellen Entwicklung leidet. Mit Ausnahme sporadischer Fälle mit gut ausgebildetem und kanalisiertem Penis endet die männliche Führung gewöhnlich mit einem Mißerfolg sowohl aus der Sicht des Arztes als auch der persönlichen Sicht des Patienten. Seine Anpassung als Mann kommt praktisch nicht zustande. Bei Patienten mit zwittrigen Sexualorganen vorhandene Hoden sind dysgenetisch. Deshalb müssen sie nach der Entscheidung für weibliche Führung extirpiert werden, ansonsten stören sie die aus ärztlicher Sicht und für den Patienten aussichtsreiche Entwicklung. Das trifft aber nicht auf die Fälle mit weiblichem Genitale ohne Maskulinisierung zu, wie z. B. beim Syndrom der Nichtansprechbarkeit auf Androgene. Da sie hier feminisierend und nicht maskulinisierend wirken, werden sie erst nach der Pubertät entfernt.

Im folgenden wird das Beispiel eines Gutachtens des Instituts für Klinische Endokrinologie der Akademie der Wissenschaften in Warschau über ein 4jähriges Mädchen mit zwittrigen Sexualorganen und dysgenetischen Hoden im Leistenkanal gegeben. Wegen vorhandener Hoden war eine Geschlechtsumwandlung vom weiblichen zum männlichen Geschlecht erwogen worden.

Diagnose: Hermaphroditismus, Hodendysgenesie, beidseitige Leistenhernie

Soziales Geschlecht weiblich, als Mädchen erzogen, Verhalten mädchenhaft (Abb. 15-3).

Äußeres Genitale weiblich, Harnröhrenmündung in weiblicher Position, Introitus vaginae vorhanden. Histerosalpinographisch rudimentärer Uterus und Tuben.

Zytogenetisch: Mosaik 46,XX/47,XXY

Gutachten: Im gegebenen Fall ist praktisch keine Möglichkeit für eine Korrektur der Sexualorgane in männliche Richtung gegeben. Würde diese Entscheidung gefällt, müßte eine Reihe von Operationen zur Verlegung der Harnröhrenmündung an die Penisspitze vorgenommen werden. Diese Operationen müssen wegen schlechter Ergebnisse selbst bei Männern mit normalem Penis häufig wiederholt werden. Letztlich würde eine männliche Person ohne Aussicht auf sexuelle Kontakte und Befriedigung entstehen, was für einen Mann, der eigentlich die aktive Rolle übernimmt, eine Tragödie ist. Ein solcher Mann hat nur geringe Chancen für eine gute Adaptation.

Dysgenetische Hoden können nur eine geringfügige Maskulinisierung sichern und ihre Funktion nimmt im Laufe der Zeit eher ab als zu. Die Führung dieses Falles in weibliche Richtung ist wesentlich einfacher und

prognostisch sowohl aus ärztlicher als auch aus der Sicht der Patientin im Hinblick auf die gesellschaftliche Anpassung günstiger.
Im genannten Fall ist glücklicherweise bei der Geburt das soziale Geschlecht als weiblich bestimmt worden. Somit ist es nicht notwendig, eine Geschlechtsumwandlung anzustreben und die Eltern bezüglich des Geschlechtes ihres Kindes zu verunsichern. Auch die Probleme der sozialen Adaptation nach einer Geschlechtsumwandlung bleiben der Patientin erspart.

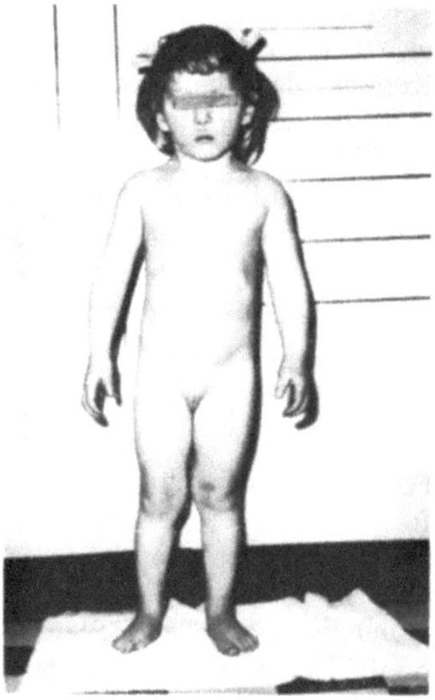

3a

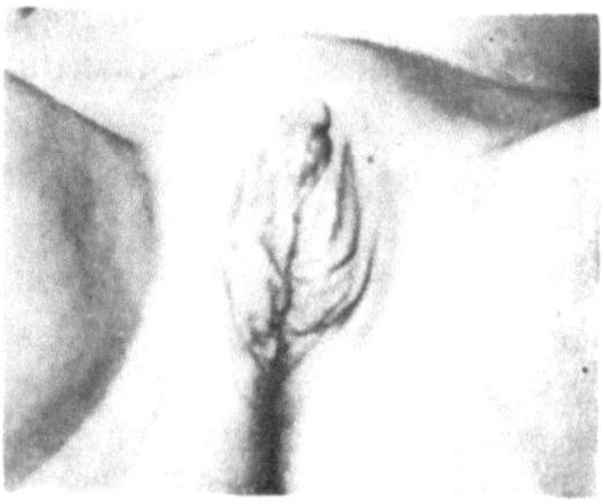

3b

Abb. 15-3. a und b: Mädchen mit zwittrigem Genitale.

Da die Hoden eine gewisse hormonelle Aktivität aufweisen, müssen sie entfernt werden. Für das Belassen der Hoden gibt es keinerlei Rechtfertigung, da sie zur Maskulinisierung völlig unzulänglich sind, die weibliche Entwicklung des Kindes aber stören. Außerdem sind maligne Entartungen in diesen Fällen relativ häufig und Todesfälle durch Tumoren dysgenetischer Gonaden bekannt.

Schlußfolgerung: Wir sind der Ansicht, daß das soziale Geschlecht des Kindes beibehalten werden und den Eltern die Möglichkeit einer guten Entwicklung zugesichert werden sollte, wobei so wenig wie möglich Zweifel am Geschlecht des Kindes zu wecken sind. Die dysgenetischen Hoden müssen in kürzester Frist entfernt werden. Eine operative Vaginavergrößerung sollte, falls erforderlich, erst vor Aufnahme sexueller Kon-

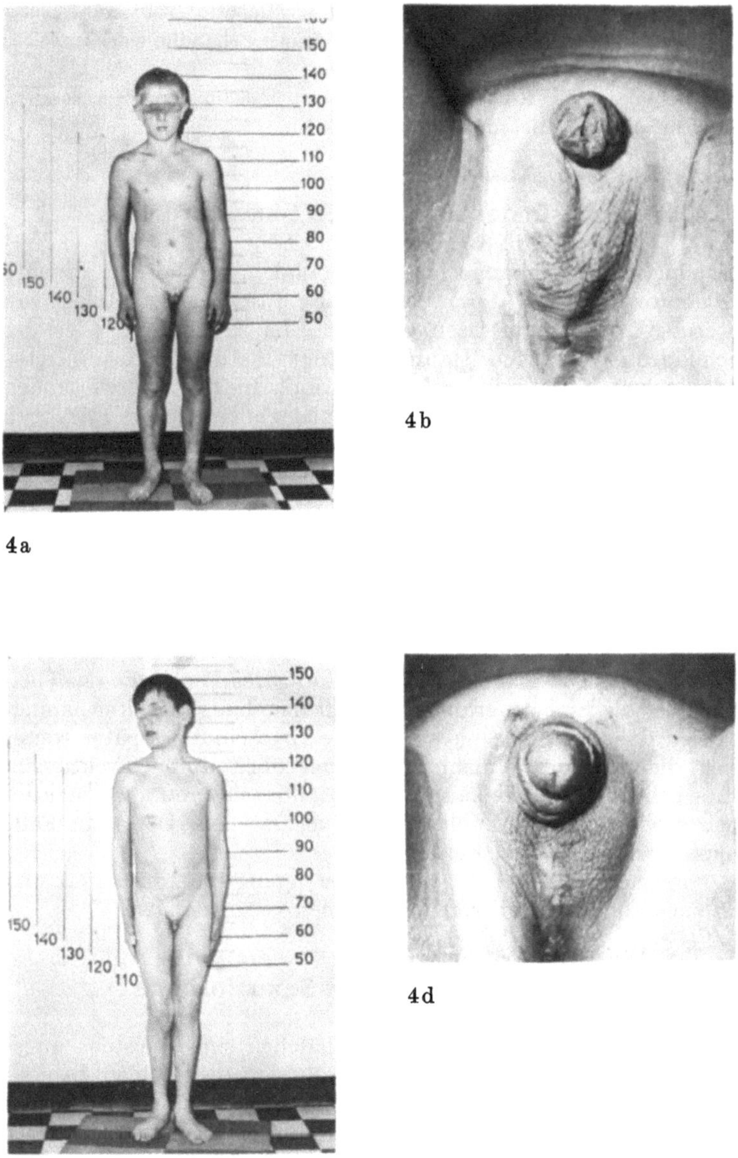

Abb. 15–4. a, b, c und d: Zwei Knaben mit Hypogenitalismus.

takte vorgenommen werden. Zu Beginn der Pubertät wird wahrscheinlich eine feminisierende Therapie und eine lokale Behandlung des Introitus vaginae mit Östrogenen notwendig werden.
Das Geschlecht des Kindes sollte auf keinen Fall umgewandelt, sondern aktiv in weibliche Richtung gefördert werden.

15.4. Hypoplasie der männlichen Sexualorgane

Hypoplasie der männlichen Sexualorgane kann durch primäre Hodentorsion oder durch testikuläre Insuffizienz infolge von Störungen anderer Drüsen, meistens der Hypophyse oder der Schilddrüse, entstehen. Häufige Begleitsymptome sind Adipositas oder schwache physische Konstitution. In der überwiegenden Mehrzahl der Fälle läßt sich normaler männlicher Karyotyp 46,XY nachweisen.
Bei Patienten mit positivem X-Chromatin und dem Karyotyp 47,XXY oder dem Mosaik 46,XX/47,XXY bzw. 46,XY/47,XXY handelt es sich gewöhnlich um das Klinefelter-Syndrom.

15.4.1. Phimose

Eine Phimose ist eine Vorhautverengung des Penis, die das Gleiten über die Eichel verhindert. Im frühen Säuglingsalter handelt es sich dabei um eine physiologische Erscheinung. Später weitet sich die Vorhaut allmählich, hauptsächlich durch Erektionen. Eine schwere Phimose kann die Miktion erschweren und Infektionen sowie andere Komplikationen verursachen. Derartige Fälle müssen sofort operiert werden.
Bei den meisten Knaben geht die Verengung spontan zurück und ist zum Ende der Pubertät vollkommen verschwunden.

15.5. Anomalien der weiblichen Sexualorgane

Anomalien der Sexualorgane bei Mädchen sind meistens angeboren. Im Vordergrund steht die Adhäsion der kleinen Labien: Bei ca. 10–20% der weiblichen Säuglinge kommen im ersten Lebensjahr Adhäsionen der kleinen Labien vor. Sie entstehen fast immer infolge von Infektionen. Schwere Fälle erwecken den Verdacht einer Vaginalatresie. Wesentlich ist bei der Diagnostik die Unterscheidung zwischen Ursache und Folge einer Infektion.

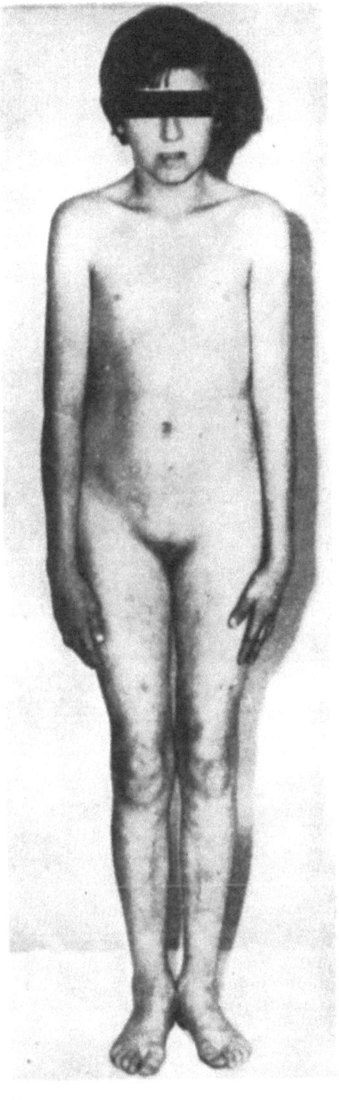

5a

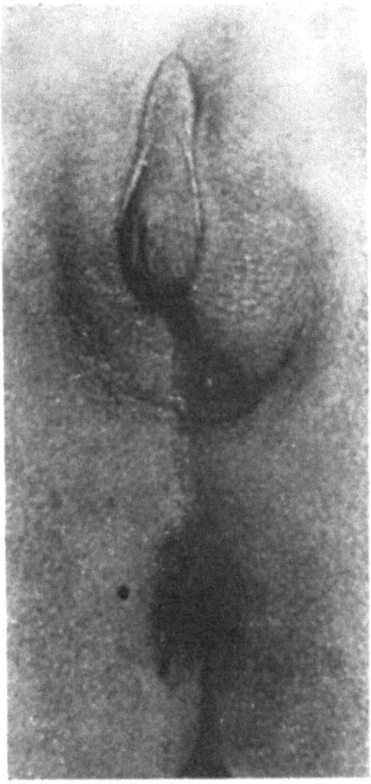

5b

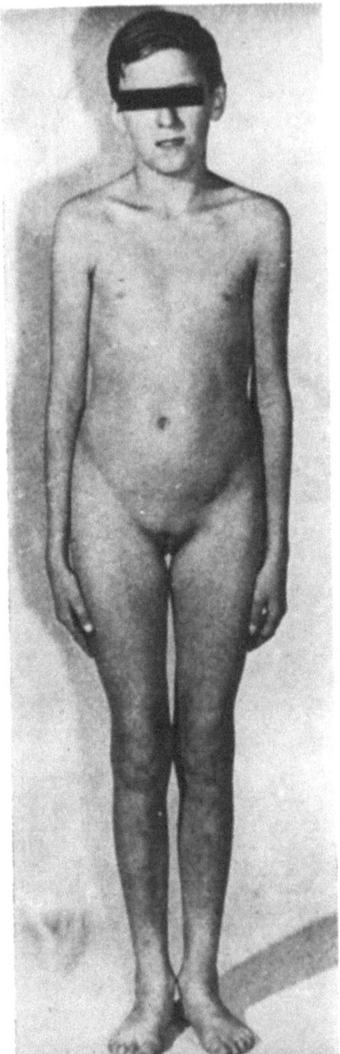

5c

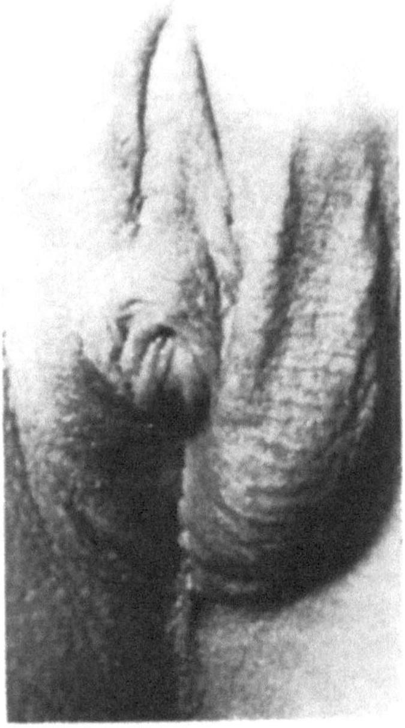

5d

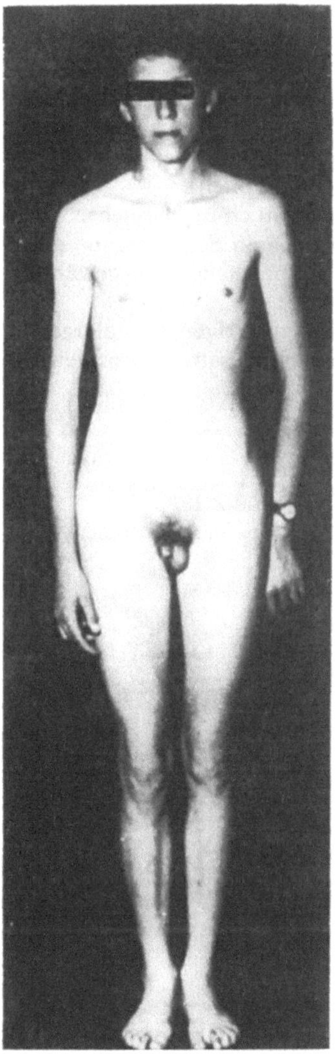

5e

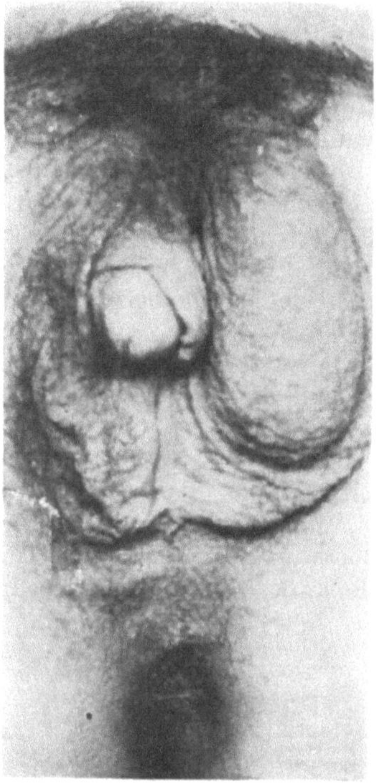

5f

Abb. 15–5. a, b, c, d, e und f: Patientin mit zwittrigem Genitale, als Mädchen erzogen (zur Geburt weibliches Genitale mit geringer Klitorishypertrophie), dysgenetische Hoden, nicht extirpiert. Dadurch typisch zwittrige Sexualorgane und Zweifeln am eigenen Geschlecht (Boczkowski 1970).

15.6. Zusammenfassung

1. Die Behandlung von intersexuellen Neugeborenen und Kindern ohne gut ausgebildeten Penis sollte in weiblicher Richtung orientiert sein, weil dabei die Prognose vor allem aus chirurgischen Gründen günstiger ist als in männlicher.
2. Die Therapie sowohl in männlicher als auch in weiblicher Richtung besteht in der Korrektur der äußeren Sexualorgane sowie in der psychologischen Führung entsprechend dem gewählten Geschlecht.
3. Bei weiblich geführten Kindern mit zwittrigen Sexualorganen sind die dysgenetischen Hoden im Kindesalter zu entfernen.

Literatur

Boczkowski K.: Interseksualizm. PZWL, Warszawa 1970.
Money J.: Sex Errors of the Body. Johns Hopkins Press, Baltimore 1969.

16. Frauen mit primärer Amenorrhoe

Der Zeitpunkt der Menarche ist individuell unterschiedlich und abhängig von ethnischen Faktoren, vom Klima, dem allgemeinen Gesundheitszustand, dem Milieu usw. Bei europäischen Frauen tritt sie durchschnittlich im Alter von 13 Jahren ein mit Schwankungen zwischen dem 11. und 16. Lebensjahr. Bei Ausbleiben der Menarche bis zum 16. Lebensjahr sollten Ursachen gesucht und pathologische Faktoren ausgeschlossen werden.
Von primärer Amenorrhoe spricht man bei Ausbleiben der Menarche über das 17. Lebensjahr hinaus. Sie muß in jedem Fall als unphysiologisch angesehen und abgeklärt werden. Einige als Ursache in Frage kommenden Störungen sind in Tabelle 16–1 zusammengestellt. Die ärztliche Untersuchung bezieht sich zunächst auf Konstitution, Pubertätszeichen und den Zustand der äußeren und inneren Sexualorgane. Zwei Gruppen lassen sich bei primärer Amenorrhoe unterscheiden: Patientinnen mit und solche ohne entwickelte sekundäre Geschlechtsmerkmale.

16.1. Patientinnen mit normal entwickelten sekundären Geschlechtsmerkmalen

Sekundäre Geschlechtsmerkmale, wie gute Mammaentwicklung, weibliche Körperproportionen sowie Axillar- und Schambehaarung, sprechen für einen normalen Hormonhaushalt. Als Ursache für die primäre Amenorrhoe kommen Uterusaplasie, Veränderungen des Endometriums oder Hindernisse im Blutabfluß in Frage. Ausnahmen von dieser Regel sind das Syndrom der Nichtansprechbarkeit auf Androgene und in gewisser Weise auch das Adrenogenitale Syndrom (s. d.).

16.1.1. Hymenalatresie

Im Falle der Hymenalatresie kommt es zur Monatsblutung in das Cavum uteri, das Blut kann aber nicht durch die Vagina nach außen gelangen. Während der ersten Menstruationen treten keine

Tabelle 16–1

Ätiologische Faktoren bei primärer Amenorrhoe

Genetische Faktoren			Teratogene Faktoren
Chromosomen-aberrationen	Chromosomenaberrationen oder Gen-Mutationen	Gen-Mutationen	
Turner-Syndrom	XY ← Hermaphroditismus masculinus → X/XY	Syndrom der Nichtansprechbarkeit auf Androgene	Hermaphroditismus masculinus
	XX X/XX		
	XY ← Reine Gonadendysgenesie → XYY		Reine Gonadendysgenesie
	Ovarialdysplasie		Ovarialdysplasie

Beschwerden auf, da das Blut zunächst durch Resorption an Flüssigkeit und damit an Volumen verliert. Nach einigen Monaten kommt es aber zur Überdehnung von Vagina, Uterus und Tuben. Dadurch entstehen Schmerzen, die sich entsprechend dem Menstruationszyklus alle vier Wochen verstärken und schließlich von kolikartiger Heftigkeit werden. Das Blut kann auch in die Bauchhöhle übertreten. Mit der Zeit entsteht ein sich deutlich vorwölbender „Tumor" hinter dem Hymen, der über der Symphyse leicht zu tasten ist.
Da hier immer die Gefahr einer Adnexitis, bei Inzision des Hymen sogar einer Peritonitis besteht, darf die Behandlung nur stationär und unter mehrtägiger antibiotischer Abschirmung vorgenommen werden. Das Hymen wird über Kreuz eingeschnitten unter Entfernung eines zentralen Anteils, um einen erneuten Verschluß zu verhindern.

16.1.2. Vaginalatresie

Eine isolierte Vaginalatresie ist bei Frauen mit normalen Ovarien, unauffälligen sekundären Geschlechtsmerkmalen, dem Karyotyp 46,XX sowie einem normalen Hormonspiegel im Urin (Östrogene und 17-Ketosteroide) äußerst selten. Manchmal ist der Uterus rectal tastbar. Die Therapie besteht in einer Plastik aus Eigengewebe der Patientin.

16.1.3. Vaginal- und Uterusaplasie

Bei Frauen mit Vaginalaplasie kann zusätzlich eine Uterusaplasie oder -dysplasie bestehen. Gewöhnlich werden diese Fälle dem Mayer-v. Rokitansky-Küster-Syndrom zugeordnet. Chirurgische Korrekturen, vor allem Vaginalplastik, sind angezeigt.

16.1.4. Syndrom der Nichtansprechbarkeit auf Androgene

Die primäre Amenorrhoe kann der erste Hinweis auf das Syndrom sein. Trotz normal entwickelter weiblicher Geschlechtsmerkmale und äußerer Sexualorgane findet man einen männlichen Karyotyp und Testes. Für die Diagnostik wichtig sind fehlende oder rarifizierte Axillar- und Schambehaarung (s. Kap. 9).

16.1.5. Adrenogenitales Syndrom

Minderwuchs, Virilismus und primäre Amenorrhoe sprechen für das Adrenogenitale Syndrom. Die Diagnose wird an Hand eines hohen Androgenspiegels bei weiblichem Karyotyp 46,XX gesichert (s. Kap. 14).

16.2. Frauen ohne sekundäre Geschlechtsmerkmale

Das Fehlen sekundärer Geschlechtsmerkmale bei Patientinnen mit primärer Amenorrhoe läßt auf einen hormonellen Defekt schließen. Als Ursache kommen hormonell inaktive Ovarien, Gonadenaplasie oder Hodendysgenesie in Frage.
Zur Diagnostik müssen zunächst das X-Chromatin und der Gonadotropinspiegel im Urin bestimmt werden. Ein niedriger Gonadotropinwert weist auf hypogonadotropen Hypogonadismus hin, der mit Gonadotropinen erfolgreich behandelt werden könnte. Negatives X-Chromatin und der Karyotyp 46,XY legen den Verdacht auf aplastische Gonaden bzw. dysgenetische Hoden nahe (s. Kap. 4 und 7).
Klitorishypertrophie bedeutet sowohl bei männlichem als auch bei weiblichem Karyotyp Gonadentumorverdacht.

16.2.1. Ovarhypoplasie, Ovarialinsuffizienz

Bei hochgradiger Ovarhypoplasie kommt es zur hormonellen Ovarialinsuffizienz. Die Hormonwerte im Urin können bis zu denen bei reiner Gonadendysgenesie erniedrigt sein, so daß es nicht zur Menstruation kommt. Der Karyotyp ist weiblich.

16.2.2. Männlicher Hermaphroditismus

Vereinzelt weisen Patienten mit männlichem Hermaphroditismus nahezu oder völlig weibliche, infantile äußere Sexualorgane (mit oder ohne Klitorishypertrophie) auf. Sie werden als Mädchen behandelt und erzogen und kommen meistens wegen primärer Amenorrhoe zum Arzt (s. Kap. 11).

16.2.3. Sekundäre Gonadeninsuffizienz

Die Ursache der primären Amenorrhoe kann auch im Hypothalamus bzw. in der Hypophyse liegen:

- hypogonadotroper Hypogonadismus
- Dystrophia adiposogenitalis
- Laurence-Moon-Biedl-Syndrom
- Hypophysentumoren

16.2.3.1. Hypogonadotroper Hypogonadismus

Die Ursache der Amenorrhoe liegt im Mangel an die Ovarien stimulierenden Hormonen. Die Diagnose wird bei Frauen mit ausbleibender sekundärer Geschlechtsentwicklung an Hand der Gonadotropinwerte im Urin gestellt: Sie liegen an der Grenze des Meßbaren (unter 5 IE). Die Hormonbestimmung muß 2—3mal wiederholt werden, da der Spiegel normalerweise stark schwankt. Es kann außerdem ein Minderwuchs bestehen (Panhypopituitarismus).

16.2.3.2. Dystrophia adiposogenitalis

Primäre Amenorrhoe und hochgradige Fettsucht kennzeichnen schwere Fälle von Dystrophia adiposogenitalis. Dabei muß der Gefahr eines zugrunde liegenden Tumors (Hypophysenadenom, Hirnbasis-Tumor) nachgegangen werden: Babinski-Fröhlich-Syndrom.

16.2.3.3. Hypophysentumoren

Hypophysentumoren vor der Menarche entstehen meistens in der Region der Sella turcica; dazu gehört z. B. das Kraniopharyngeom. Charakteristische Symptome dieses Tumors sind Wachstumshemmung, fehlende Mammaentwicklung, Polyurie, Adipositas, z. T. Galaktorrhoe und psychische Störungen.
Verkalkungen innerhalb des Tumors werden auf dem Röntgenbild als Schatten über der Sella sichtbar. Bei Erwachsenen sind Adenome die häufigsten Hypophysentumoren.

16.2.3.4. Laurence-Moon-Biedl-Syndrom

Wichtigste klinische Symptome sind Oligophrenie, Hypogonadismus und Retinopathien. Der Erbgang ist autosomal rezessiv (gehäuft unter Kindern aus Verwandtenehen). Zugrunde liegt wahrscheinlich eine hypothalamo-hypophysäre Funktionsstörung.

16.3. Gonadentumoren bei Frauen mit einem Y-Chromosom

Tumoren dysgenetischer Gonaden bei Intersexualitätsfällen sind sowohl in klinischer als auch theoretischer Hinsicht von Bedeutung. Sie entwickeln sich nur bei Fällen mit Y-Chromosom, meistens mit dem Karyotyp 46,XY an Gonaden, die histologisch dysgenetischen Hoden entsprechen oder entsprachen (PHILIP u. TETER 1964, TETER u. BOCZKOWSKI 1967, BOCZKOWSKI 1976). Da Hodentumoren zu 95% Keimzelltumoren sind, wird verständlich, daß bei Frauen mit Y-Chromosomen fast ausschließlich Keimzelltumoren vorkommen. Meistens sind es Seminome, Dysgerminome oder Gonadoblastome (Abb. 16–1, 2).

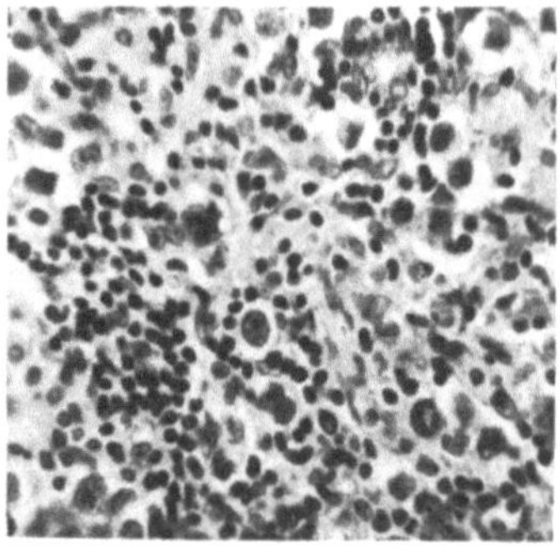

1a

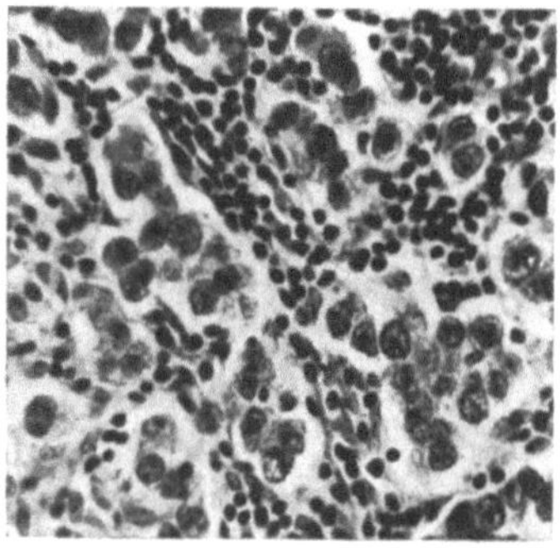

1b

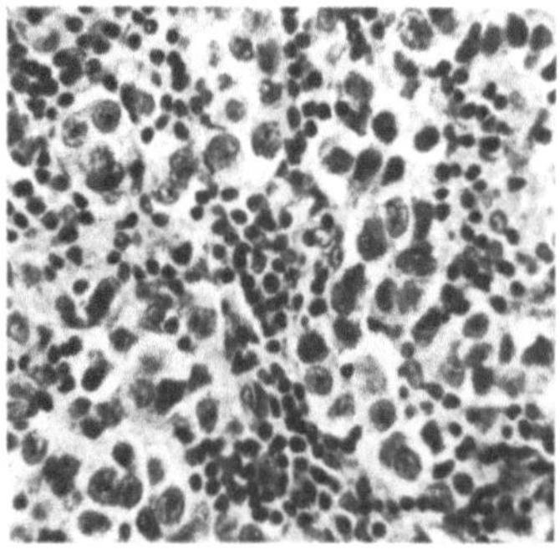

1c

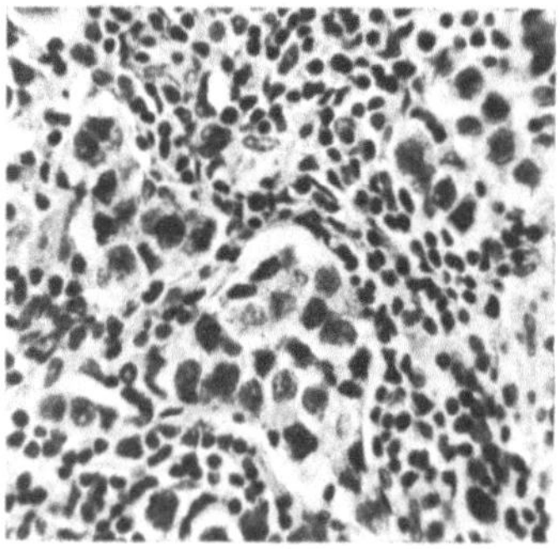

1d

Abb. 16–1. a, b, c und d: Histologisches Bild eines Seminom-Dysgerminoms. Große Keimzellen und Lymphozyteninfiltrationen.

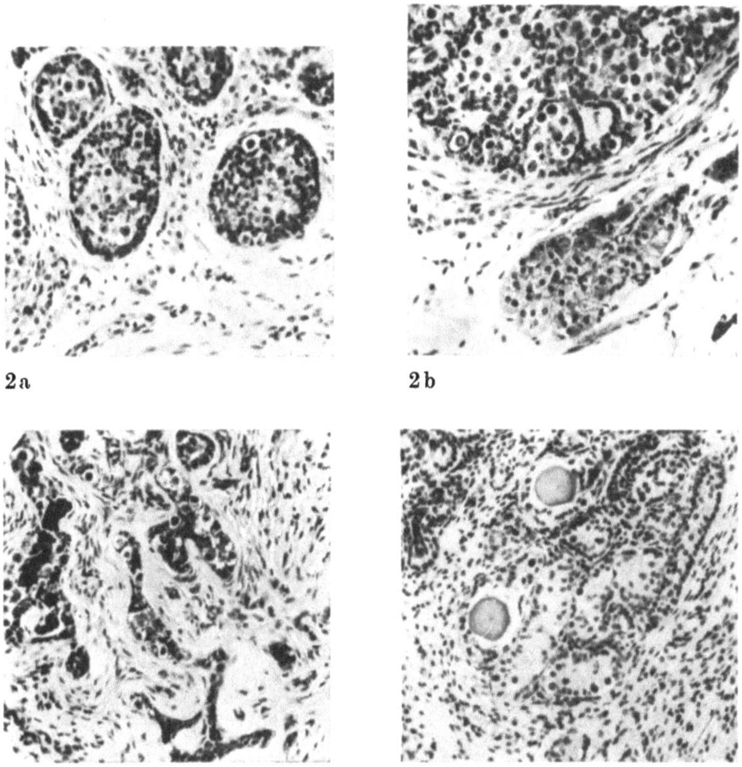

2a 2b 2c 2d

Abb. 16–2. Histologisches Bild eines Gonadoblastoms. a, b und c: Keimzellen und intratubuläre Körper, unregelmäßig von Sertoli-Zellen umgeben. d: Verkalkungen.

Häufigkeit: Zwischen der Histologie der Gonaden sowie dem klinischen Bild und der Häufigkeit der Gonadentumoren bei Frauen mit Y-Chromosom besteht eine Korrelation.
Bei Patientinnen mit dem Syndrom der Nichtansprechbarkeit auf Androgene (SNA) entsprechen die Gonaden infantilen Hoden (Hauser 1963, Jones u. Scott 1971, Morris 1953). Unter den 15 im Institut für Klinische Endokrinologie der Akademie der Wissenschaften in Warschau untersuchten Fällen befand sich keiner mit Gonadentumoren, die gutartigen Pickschen Adenome ausgenommen.

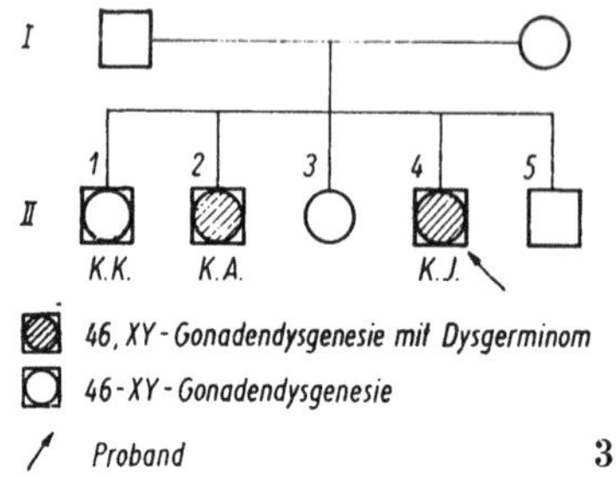

3a

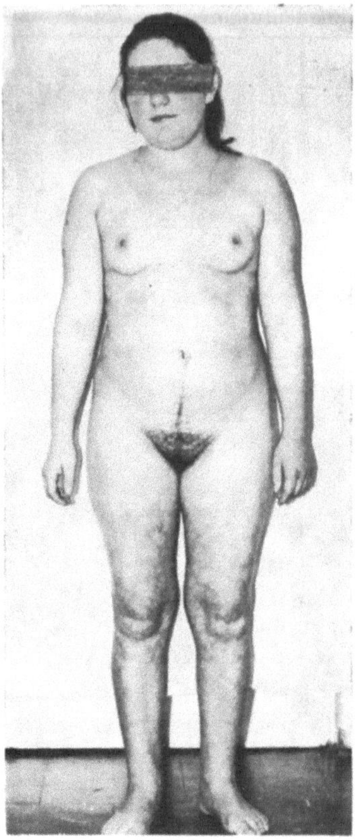

3b

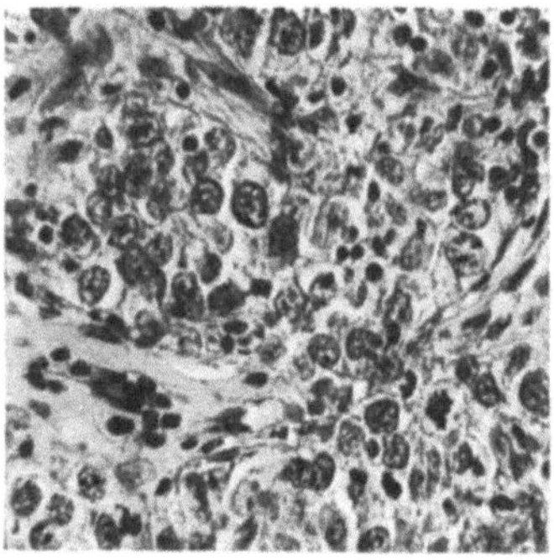

3c

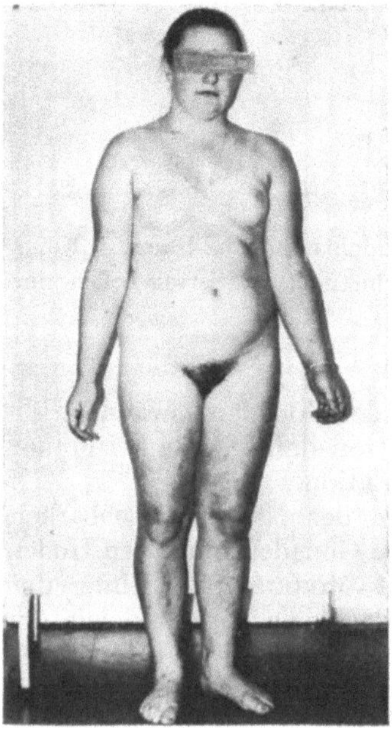

3d

Abb. 16–3. a: Sippentafel von drei Schwestern mit primärer Amenorrhoe, 46,XY-Gonadendysgenesie und guter Mammaentwicklung. b und c: 17jährige Probandin. Laparotomie: Rechts eine dysgenetische aplastische Gonade, links Dysgerminom. d: 22jährige Schwester (BOCZKOWSKI 1976).

Nach Morris (1953), Hauser (1963) sowie Taylor u. Mitarb. (1966) kommt es bei 8—9% der Patientinnen mit SNA zu malignen Entartungen der Hoden. Dewhurst u. Mitarb. (1971) dagegen fanden bei keiner von 44 untersuchten Patientinnen mit Testikulärer Feminisierung bösartige Tumoren. Diese Diskrepanz zwischen den Angaben von Morris (1953), Hauser (1963) sowie Taylor u. Mitarb. (1966) einerseits und denen von Dewhurst u. Mitarb. (1971) sowie des Instituts für Klinische Endokrinologie der Akademie der Wissenschaften in Warschau andererseits können dadurch zustande kommen, daß die Fälle heute eher erkannt und die dysgenetischen Hoden noch vor ihren malignen Entartungen extirpiert werden. Es können unter den vor Jahren beschriebenen Patientengruppen aber auch Fälle mit unvollständiger testikulärer Feminisierung gewesen sein, da die genauen diagnostischen Kriterien erst aus jüngerer Zeit stammen. Deshalb erscheint die von Jones und Scott (1971) mit 5% angegebene Häufigkeit von Gonadentumoren beim SNA als die wahrscheinlichere. Bis zum 25. Lebensjahr liegt die Häufigkeit wahrscheinlich noch niedriger. Eunuchoide Frauen mit Y-Chromosom ohne Entwicklung der sekundären Geschlechtsmerkmale (Abb. 16–4) neigen zu Gonadentumoren. Nach Angaben des Instituts für Klinische Endokrinologie der Akademie der Wissenschaften in Warschau (Teter und Boczkowski 1967) und des Instituts für Geburtshilfe und Gynäkologie der Akademie der Wissenschaften in Poznań (Baron 1972) liegt die Häufigkeit von Neoplasmen bei diesen Patienten bei über 30%. Einen entsprechenden Wert geben auch Barr u. Mitarb. 1967) an. Man findet gewöhnlich auf der einen Seite einen dysgenetischen, rudimentären oder gar keinen Hoden und auf der anderen Seite ein Dysgerminom (Seminom). Die Entartung tritt wahrscheinlich infolge abnormer Stimulation durch einen Überschuß an Gonadotropinen ein (Wolstenholme und O'Connor 1958). Trotzdem sind Tumoren der infantilen Hoden der Patientinnen mit SNA äußerst selten. Das hängt mit der Ätiologie des Syndroms, der fehlenden Androgenreaktivität, zusammen (Rosenberg und Paulsen 1970), indem testikuläres Gewebe, das auf Androgene nicht anspricht, weder auf physiologische noch pathologische Stimulation reagiert.

Die Häufigkeit von Gonadentumoren bei männlichem Hermaphroditismus allgemein kann erst nach einer genaueren Einteilung und diagnostischen Abgrenzung der einzelnen Unterformen eingeschätzt werden. Die gewöhnlich als männlicher Hermaphroditismus eingeordneten Fälle zeichnen sich durch unterschiedliche Androgenreaktivität aus (Park und Jones 1970, Rosenfield u. Mitarb.

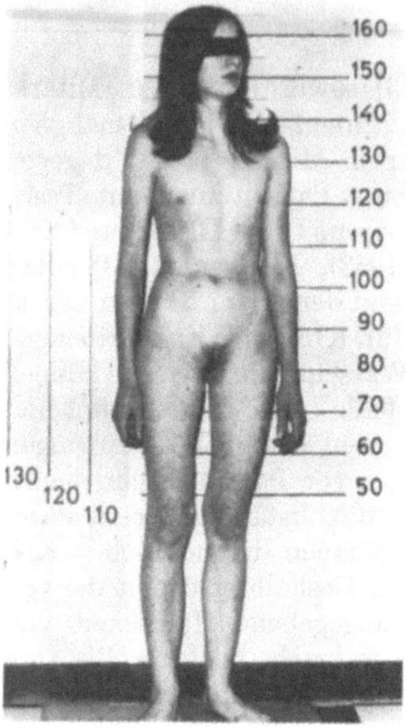

4a

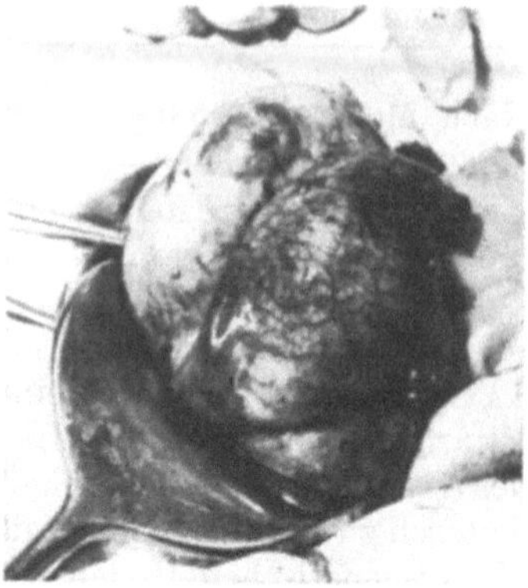

4b

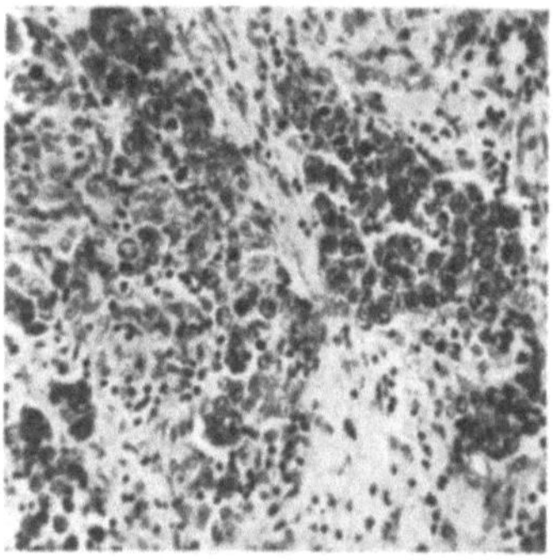

4c

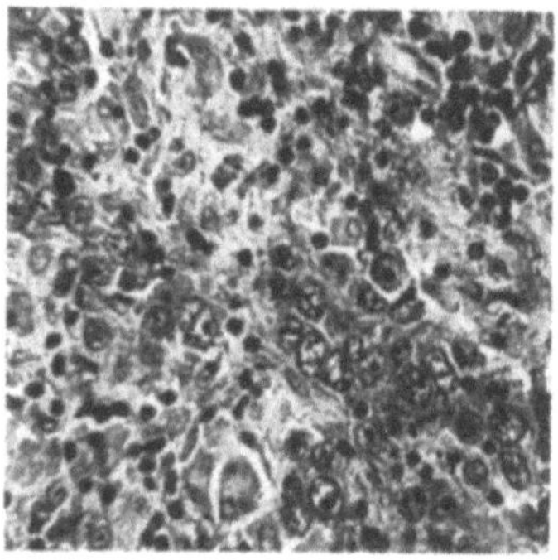

4d

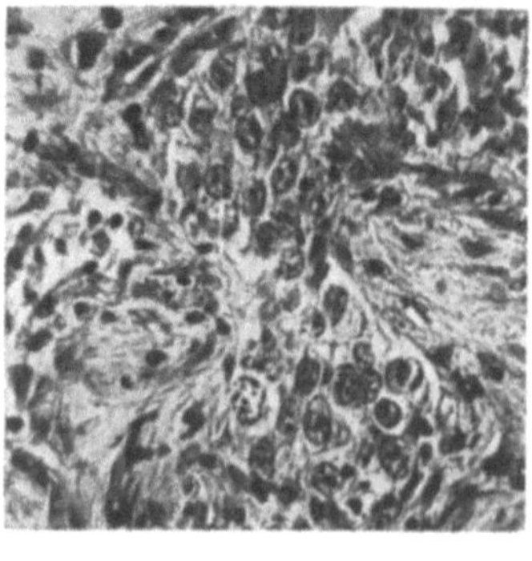

4e

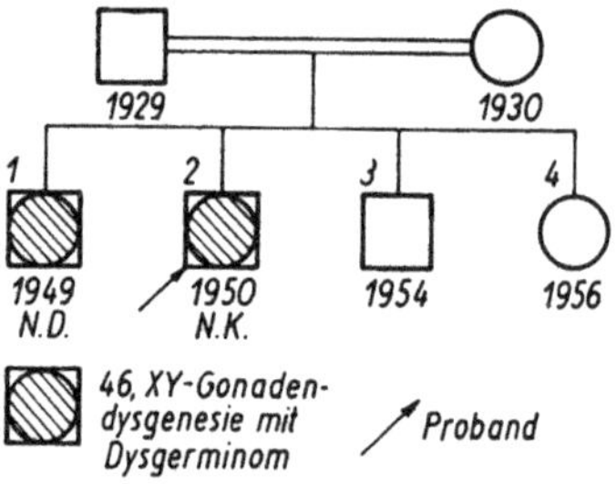

4f

Abb. 16–4. Patientin mit dem Karyotyp 46,XY. a: Eunuchoide Körperproportionen. b: Entartete Gonade. c, d, e: Histologisch Seminom-Dysgerminom. f: Sippentafel (BOCZKOWSKI 1962).

1971, SAEZ u. Mitarb. 1971). Sicher ist aber, daß Neoplasmen bei männlichen Hermaphroditen wesentlich häufiger sind als beim SNA (BARR u. Mitarb. 1967, CAMPENHOUT u. Mitarb. 1969, JONES u. SCOTT 1971).

16.3.1. Herkunft von Tumoren dysgenetischer Gonaden

POLANI (1970) kam nach dem Vergleich von 132 Fällen von ein- oder beidseitigem echtem Hermaphroditismus (einschließlich gemischter Gonadendysgenesie) zu dem Schluß, daß sich beim Menschen die rechte Gonade leichter zum Hoden und die linke leichter zum Ovar differenzieren. Eine entsprechende Tendenz stellten wir auch bei gemischter Gonadendysgenesie fest (BOCZKOWSKI 1970). Unter 7 untersuchten Fällen zeigten 5 rechts einen Hoden und links eine aplastische, dysgenetische Gonade, und nur in 2 Fällen erwies sich die rechte Gonade als aplastisch und dysgenetisch und die linke als ein dysgenetischer Hoden. Histologisch und zytogenetisch läßt sich das Gonadoblastom aus den dysgenetischen Hoden oder aus Fragmenten dysgenetischen Hodengewebes herleiten (PHILIP und TETER 1964, TETER und BOCZKOWSKI 1967). Es ist deshalb zu erwarten, daß die rechte Gonade häufiger entartet als die linke. SCULLY (1970) fand bei einer Zusammenstellung von Literatur- und eigenen Fällen 23 Patienten mit rechtsseitigem Tumor und 15 mit linksseitigem. In 13 Fällen war die linke Gonade aplastisch und die rechte entweder aplastisch mit Gonadoblastom oder ein Hoden mit Gonadoblastom oder völlig entartet. Nur bei 6 Patienten war die rechte Gonade aplastisch und die linke entartet. Beim Rest existierte nur einseitig eine entartete Gonade.

16.3.2. Nachweis des Y-Chromosoms

Wegen der großen Häufigkeit von Tumoren dysgenetischer Gonaden bei Frauen mit Y-Chromosom erweist sich der Nachweis des Y-Chromosoms sowohl aus klinischer als auch prognostischer Sicht als außerordentlich wichtig. Tumoren ohne Y-Chromosom kommen äußerst selten vor (SALET u. Mitarb. 1970).
Mit Hilfe der Fluoreszenztechnik gelingt der Nachweis des Y-Chromatins, das den distalen, heterochromatischen Teil des langen Arms des Y-Chromosoms repräsentiert. Das Y-Chromatin eignet sich für einen Screening-Test auf Personen mit Y-Chromosom sowohl bei der pränatalen als auch postnatalen Diagnostik (CERVENKA u. Mitarb. 1971). Bei Männern mit kleinem Y-Chro-

mosom, deren heterochromatischer distaler Anteil deletiert ist, und bei solchen mit einem Mosaik 45,X/46,XX kann das X-Chromatin allerdings fehlen (BORGAONKAR und HOLLANDER 1971, CASPERSSON u. Mitarb. 1971, CURTO LO u. Mitarb. 1972). Deshalb darf die Y-Chromatin-Diagnostik nicht die einzige Untersuchungsmethode bleiben. Im Vergleich zur X-Chromatin- ist die Y-Chromatin-Untersuchung in ihrem Ergebnis leichter zu interpretieren. Allerdings benötigt man dafür ein Fluoreszenzmikroskop. Die Anwendung der einen oder anderen Untersuchungsmethode hängt letztlich von den Möglichkeiten und Techniken des jeweiligen Labors ab.

16.4. Zusammenfassung

Als primäre Amenorrhoe gilt das Ausbleiben der Menarche bis über das 17. Lebensjahr hinaus. Zwei Ursachenkomplexe können zugrunde liegen:

1. Uterusaplasie oder den Blutabfluß behindernde Faktoren bei Frauen mit sonst normaler Geschlechtsentwicklung.
2. Hormonelle Insuffizienz, vorzugsweise der Ovarien, oder andere endokrine Störungen bei Frauen ohne weibliche sekundäre Geschlechtsmerkmale.

Literatur

BARON J.: Progress in the diagnostics and treatment of primary insufficiency of the ovaries. Material from the III Conference of the Polish Society of Gynecology (in Polish). Polfa. Białowieża 21—40, 1972.

BARR M. L., CARR D. H., PLUNKETT E. R., SOLTAN H. C., WIENS R. G.: Male pseudohermaphroditism and pure gonadal dysgenesia in sisters. Amer. J. Obstet. Gynec. **99**, 1047—1055, 1967.

BOCZKOWSKI K.: Interseksualizm. PZWL, Warszawa 1976.

BOCZKOWSKI K.: Familial occurrence of gonadal tumors in XY females with breast development. Hum. Genet. **33**, 289, 1975.

BOCZKOWSKI K., TETER J., STERNADEL Z.: Sibship occurrence of XY gonadal dysgenesis with dysgerminoma. Am. J. Obstet. Gynec. 113, 952, 1972.

BORGAONKAR D. S., HOLLANDER D. H.: Quinacrine fluorescence of the human Y chromosome. Nature, **52**, 230, 1971.

CAMPENHOUT VAN J., LORD J., VAUCLAIR R., LANTHIER A., BERARD M.: The phenotype and gonadl histology in XO/XY mosaic individuals: report of two personal cases. J. Obstet. Gynec. British Comm. **76**, 631, 1969.

CASPERSSON T., HULTEN M., JONASSON J., LINDSTEN J., THERKELSEN A., ZECH L.: Translocations causing non-fluorescent Y chromosomes in human XO/XY mosaics. Hereditas (Lund) **68**, 317, 1971.

CERVENKA J., GORLIN R. J., BENDEL R. P.: Prenatal sex determination. Detection of "Y body". Obstet. Gynec. **37**, 912, 1971.

CURTO LO F., SCAPPATICCI S., ZUFFARDI O., CHIERICHETTI G., FRACCARO M.: Non-fluorescent Y chromosome in a 45,X/46,XY mosaic. Ann. Genet. **15**, 107, 1972.

DEWHURST C. J., HAINES R. M., LUCAS M., DELHANTY J.: 46XX karyotype in four tissues of a true hermaphrodite. J. Obstet. Gynaec. Brit. Com. **78**, 1084, 1971.

HAUSER G. A.: Gonadal dysgenesis. In: Intersexuality. Ed. OVERZIER. Academic Press, London and New York, 1963.

JONES H. W., SCOTT W. W.: Hermaphroditism, Genital Anomalies and Related Endocrine Disorders. The Williams and Wilkins Company, Baltimore, 1971 (2nd ed.).

MORRIS J. McL.: The syndrome of testicular feminization in male pseudohermaphrodites. Am. J. Obstet. Gynec., **65**, 1192, 1953.

PARK I. J., JONES H. W. Jr.: Familial male hermaphroditism with ambiguous external genitalia. Am. J. Obst. Gynec., **108**, 1197, 1970.

PHILIP J. TETER J.: Significance of chromosomal investigation of somatic cells to determine the genetic origin of gonadoblastoma (gonocytoma III). Acta path. et microbiol. scandinav. **61**, 543, 1964.

POLANI P. E.: Hormonal and clinical aspects of hermaphroditism and the testicular feminizing syndrome in man. Phil. Trans. Ray. Soc. Lond. B. **259**, 187, 1970.

ROSEMBERG E., PAULSEN C. A. ed.: The Human Testis. Plenum Press, New York, London, 1970.

ROSENFIELD R. L., LAWRENCE A. M., LIAO S., LANDAU R. L.: Androgene and androgen responsiveness in the feminizing testis syndrome. Comparison of complette and "Incomplete" forms. J. Clin. Endocrin. Met. **32**, 625, 1971.

SAEZ J. M., FREDERICH A., BERTRAND J.: Endocrine and metabolic studies in children with male pseudohermaphroditism. J. Clin. Endocr., **32**, 611, 1971.

SALET J., DE GENNES J. L., DE GROUCHY J., MUSSET R., PELISSIER CL., YANEVA H., SEBAOUN M., NETTER A.: A propos d'un cas de gonadoblastoma. 46,XX. Amr. Endocrin. Paris, **31**, 927, 1970.

Scully R. E.: Gonadoblastoma. A review of 74 cases. Cance. **25**, 1340, 1970.

Taylor H., Barter R. H., Jacobson C. B.: Neoplasm of dysgenetic gonads. Am. J. Obstet. Gynec. **96**, 816, 1966.

Teter J. Boczkowski K.: Occurrence of tumors in dysgenetic gonads. Cancer, 20, 1301, 1967.

Wolstenholme G. E. W., O'Connor M. ed.: Ciba Foundation Colloquia on Endocrinology vol. 12. Hormone Production in Endocrine Tumours Churchill Ltd. London, 1958.

Glossar

Agonadismus — angeborenes, völliges Fehlen der Gonaden.

Anorchie — angeborenes Fehlen oder vollständige Degeneration der Hoden.

Aplastische Gonaden — rudimentäre Streak-Gonaden aus Bindegewebe, ohne Keimzellen.

Dysgenetische Gonaden — Testes oder Ovarien mit hypoplastischen und degenerativen Merkmalen.

Dysgerminom — Seminom — maligner Keimzellentumor.

Echter Hermaphroditismus (Hermaphroditismus verus) — Intersexualitätsform, bei der sowohl testikuläres als auch ovarielles Gonadengewebe in einem Individuum nachweisbar ist.

Gemischte Gonadendysgenesie — männlicher Hermaphroditismus mit einem dysgenetischen Hoden und einer aplastischen Gonade.

Geschlechtsmerkmale — primäre und sekundäre. Primäre Geschlechtsmerkmale entstehen im Fetalstadium und umfassen die inneren und äußeren Sexualorgane. Sekundäre Geschlechtsmerkmale entwickeln sich während der Pubertät und bestehen sowohl in einer Weiterentwicklung der Sexualorgane als auch im Erscheinen von Axillar- und Schambehaarung, Stimmbruch sowie Bartwuchs bei Knaben und in der Mammaentwicklung bei Mädchen. Diese Einteilung wurde im vorliegenden Buch angewendet im Gegensatz zur traditionellen, die als primäre G. die Gonaden, sekundäre G. die Sexualorgane (außer Gonaden) und tertiäre G. die in der Pubertät entstehenden Merkmale versteht.

Hypospadie — Mißbildung der Urethra, deren Mündung sich abweichend von der normalen Stelle an der Ventralseite des Penis bis zum Scrotum oder Damm befindet.

Kryptorchismus — Zustand bei ausbleibendem Deszensus der Hoden im Scrotum. Die Hoden liegen entweder in der Bauchhöhle oder im Leistenkanal.

Männlicher Hermaphroditismus (Hermaphroditismus masculinus) — Synonym: Pseudohermaphroditismus masculinus — Intersexualitätsform mit männlichen Gonaden, aber weiblichen inneren und äußeren Sexualorganen und sekundären Geschlechtsmerkmalen.

Männliches Turner-Syndrom — Hypogonadismus bei Knaben und Männern mit charakteristischen, somatischen Symptomen des Turner-Syndroms, Karyotyp meistens 46,XY.

Ovotestis — Gonade mit ovariellem und testikulärem Gewebe.

Phänokopie — unter Umwelteinflüssen entstehende Modifikation des Phänotyps, die eine oder mehrere genetisch bedingte Eigenschaften kopiert.

Proband — die Person, deren Beschwerden und Untersuchung die Aufmerksamkeit des Untersuchers auf die Familie lenken. Meistens ist sie der Träger eines bestimmten Merkmals oder einer Krankheit.

Pseudohermaphroditismus femininus s. Hermaphroditismus femininus.

Pseudohermaphroditismus masculinis s. Hermaphroditismus masculinus.

Reine Gonadendysgenesie — Synonym: isolierte Gonadendysgenesie — Zustand bei pränataler Gonadenaplasie mit infantilen weiblichen Sexualorganen, primärer Amenorrhoe, eunuchoiden Körperproportionen und fehlender Mammaentwicklung, Karyotyp männlich oder weiblich.

Testikuläre Feminisierung — Syndrom der Nichtansprechbarkeit auf Androgene — Synonyme: Morris-Syndrom, Goldberg-Maxwell-Syndrom. Intersexualitätsform mit makroskopisch gut ausgebildeten Hoden aber weiblichem Körperbau und weiblicher Mammaentwicklung bei fehlender oder rarifizierter Axillar- und Schambehaarung.

Weiblicher Hermaphroditismus (Hermaphroditismus femininus) — Synonym: Pseudohermaphroditismus femininus — Intersexualitätsform mit weiblichen Gonaden aber männlichen inneren und äußeren Sexualorganen und sekundären Geschlechtsmerkmalen.

Sachverzeichnis